中医思维学

王庆宪　王海莉　王海东　著

河南科学技术出版社
·郑州·

图书在版编目（CIP）数据

中医思维学／王庆宪，王海莉，王海东著．—郑州：河南科学技术出版社，2014.8（2024.6 重印）

高等中医药院校特色教材

ISBN 978-7-5349-7233-1

Ⅰ.①中… Ⅱ.①王… ②王… ③王… Ⅲ.①中医学-思维-中医学院-教材 Ⅳ.①R2-05

中国版本图书馆 CIP 数据核字（2014）第 173183 号

出版发行：河南科学技术出版社
地址：郑州市郑东新区祥盛街 27 号　　邮编：450016
电话：（0371）65788001　65788628
网址：www.hnstp.cn
策划编辑：马艳茹　高　杨
责任编辑：王欣朋　王淑敏
责任校对：柯　姣
封面设计：张　伟
版式设计：李松涛
责任印制：朱　飞
印　　刷：三河市腾飞印务有限公司
经　　销：全国新华书店
幅面尺寸：185 mm×260 mm　　印张：10.25　　字数：240 千字
版　　次：2014 年 8 月第 1 版　　2024 年 6 月第 2 次印刷
定　　价：49.80 元

前　言

20 世纪 80 年代初，社会上又一次泛起否定中医学科学性的思潮，其根据是中医理论没有经过严格的抽象逻辑推理。笔者依据十余年的临床实践陷入沉思：中医的临床疗效世人公认，如果肯定中医临床实践具有科学性，那么指导中医临床的中医理论也一定具有科学性；如果说中医理论没有经过以抽象思维为主导的认知过程，那么，人类通过思维反映存在的道路就不是只有抽象思维一条。中医学在中国文化的环境中经过了怎样的认知思维之路？带着这个问题，笔者凭借哲学、文化学和心理学等学科的浅薄底子，闯进了中医思维的王国，并于 20 世纪 80 年代末入围重庆出版社《当代中医丛书》，在谢先老师的帮助下出版了《中医思维学》专著，从而提出并创立了中医思维学体系。

此后，在中医高校的十余年教学管理工作中，亲历中医大学生在学习中医学过程中存在的困惑，笔者深深体会到中医教育的突出特点是在现代科学文化环境中，对打下现代科学文化基础的中学毕业生实施中国传统文化的教育。巨大的文化反差使学生们在中西文化碰撞中很难找到学习中医学的正确途径，应当从认知思维的视角为他们架起一座从现代科学文化通向中国文化的桥梁。基于上述思考，针对中医大学生学习中医学的突出问题，笔者在重庆版的基础上，调整体系，充实内容后，入围“中医院校课程体系改革系列教材”，于 2006 年由人民军医出版社出版《中医思维学》教材，并于当年在河南中医学院中医类本科四个专业开设《中医思维学》课程。

总结 7 年的“中医思维学”教学实践和思考，我们对中医学的科学本质，中医学特点及规律，中医教育的特征、重心及教学规律等问题，有了许多新的体会和认知。为了使《中医思维学》更有效地帮助中医类专业学生继承中医学，我们对前一版教材做了较大的调整：删去了第三、七两章；将原有的“中医思维的文化基础”与“中西文化殊途之谜”两章合为一章，立题为：“中医思维与中国文化”，置于第三章，突出中医思维与中国文化关系的讨论，并运用比较文化学的方法，对中西文化各自萌发的特点及其发展走向，做了重点阐述，意在为中医大学生寻找中西医学本质区别的文化渊源，提供认知层面的思路；增加了“中医教育与中医认知思维”一章，作为中医思维学应用研究的最后一章，意在使中医的教和学双方都能在文化和认知思维层面理解中医教育的特点、重点和基本规律；为引导学生了解中医思维学课程的意义，本版特在开篇增加了“引论”一章，意在将学生在认知中医事业、中医教育和中医学中产生的困惑引出来，促使他们带着学习和对未来的思索进入中医思维学的学习。

感谢新疆石河子大学袁今奇教授引导我们进入中医认知思维的领域，感谢河南中医学院梁华龙教授、张大伟教授对本教材和教学过程的指导与支持，感谢河南中医学院教务处全体同仁的热情鼓励和帮助！

著者

2014 年 6 月

目　　录

第一章　引　论

在现代科学技术实践中，唯有中医这个群体还可以主要依靠中国传统文化的知识，认识和解决人的健康与疾病问题，并且创造着客观效益。中医学，作为一门古老的科学文化，为什么在科学发达的今天还表现出强大的生命力，为什么以中医学为工具的传统社会实践体系——中医事业却在现代科学文化实践中遇到种种困惑，其实质就是传统科学文化与现代科学文化碰撞产生的反应，其根源则是传统思维模式与现代社会思维环境产生的矛盾。

第一节　关于中医、中医学和中医事业

中医、中医学和中医事业之所以以“中”界定其职业、学科和事业的性质，其含义有三：其一，中医是以中国传统文化为知识基础，认识和解决人的健康与疾病问题的社会实践主体；其二，中医学是以中国传统文化为知识基础，关于人的健康与疾病的本质、特点及规律的系统理论和技术体系；其三，中医事业是以中医人运用中医学知识和解决人的健康与疾病问题的社会实践体系。

一、中医

“中医”，有广义和狭义之分。广义的中医，泛指中医职业者、中医临床、中医教学、中医学生、中医学及中医事业等；狭义的中医，一般指人，即从事中医医学活动的人，有群体和个体之分，个体是指中医职业者，群体是指中医专业队伍。

1. 思维着的主体

“中医”的由来　我们的祖先自从脱离动物的那一天起，就开始了属于人类的思考，其中关于克服疾苦的思考，几乎与寻找和辨认食物的思考同时引起人们的注意。在经历了数万年的实践和思考之后，当时的中华民族中已逐渐形成一个从事认识和解决人的疾苦的专业性群体，但当时社会上并没有把这个群体称作“中医”，社会文化中也没有“中医”这个词语专属上述群体。

当西方文化像潮水一般涌入中国后，西方医学逐渐成为我国境内一种固定的医疗形式，当时的人们把从西方传来的医疗形式称作“洋医”“西洋医”或“西医”，而此时，传统的医疗形式仍然存在，而且仍然是中国民众主要依赖的医疗形式。为了区别这两种同时存在于我国国民健康事业中的医疗形式，人们才开始把传统的诊断和治疗疾病

的医疗形式称作“中医”，意为中国本土的医疗形式，从事此种医疗活动的人则为“中医”。目前，我国医疗卫生行业中的中医，仅指取得省级卫生行政部门颁发的“执业（助理执业）医师”资格证书，又被卫生行政部门批准从事中医各科医疗活动的执业者。

中医的本质含义 中医的本质含义是指从事医疗和健康事业的人必须依据中国传统文化的知识，依据中医学的理论和技术进行诊断和治疗疾病，或者从事以养生保健为目的的服务。

中医与西医的本质区别有三：其一，医学实践活动依据的文化基础不同，西医学的文化基础是西方近代科学，如物理学、化学、生物学等，从事西医的人主要依据这些文化知识、理论和技术，认识和解决健康与疾病问题；而自古以来在中国大地上从事医疗与健康服务者，主要以中国文化为知识基础，并据此去观察自然，观察人体及其活动，观察自然与人的关系，进而依据宏观观察的信息，揣摩人体内的功能活动和异常变化。其二，基本认识观不同，西医对人体疾病与健康的认识，是在自然科学构造性自然观的支配下，通过对人体实体结构和功能的观察、测量、测试等，形成以人体结构和功能为对象的概念体系；而中医对疾病与健康问题的思考，是在中国文化的有机动态自然观的指导下，依据人体在活动状态下表现于外的信息，揣摩体内的动态。其三，基本思维模式不同，西医主要经过的是以抽象概念为基本单位的抽象逻辑思维模式，其理论都具有可演绎的逻辑关系；而中医在思考人的功能活动和疾病状态时，运用的是以形象思维为主导的思维模式，中医理论体系不具有可演绎的抽象逻辑关系。

由上可见，中医的本质含义是“中”，是以中国传统文化为知识基础，在中国文化有机动态自然观的指导下，运用以形象思维为主导的思维模式，从事关于认识和解决人的健康与疾病问题的社会实践的专业群体。

勤于思考的群体 中医这个专业群体，在西方医学传入中国之前，社会上并没有用“中医”这个词来称谓他们，他们早在人类社会实践的初次大分工之后，就已经形成了一个专门思考和解决人的健康与疾病问题的群体。当他们从混沌的社会实践体系中分离出来以后，就以社会广大民众的健康为己任，勤于思考，勇于实践，为中华民族的繁衍昌盛做出了特有的贡献。

在抗击疾病和追求健康的实践中，自古以来的中医人总是不局限于现象，不停留在表面，不拘泥于经验，充分发挥思维的活力，不断把中医事业推向新的发展阶段。不了解中医的人们常常认为中医对疾病的认识只限于现象，没有深入到事物的本质，其实古时医者正是透过现象寻找事物的本质，思维是实现其跨越的桥梁，例如中医通过望、闻、问、切感觉到的虽是病人发热、恶寒、咳嗽、脉浮的现象，但在他们的思想中把握到的却是病人感受风寒之邪、肺气失宣的疾病本质，是思维活动使人们实现了从现象到本质的飞跃；不了解中医的人们还认为，中医对疾病和人体的认识只停留在表面，而没有深入到人体的内部。古时医者认为，人体的活动有诸外必有诸内，体外的表面现象只是体内活动的外现，中医正是依据机体在活动状态下表现于外的征象，经过特有的思维活动，揣摩到体内的情况。例如病人数日不大便、腹痛拒按、发热、谵语、舌红、脉实等虽是机体的表面病情，中医仍然借助思维的力量，把握到体内的宿食与热邪相结于中下焦的病机。中医学也不是纯粹的经验，经验只是中医人经历的实践基础，历代医家从来没有停止他们对疾病与健康问题的思考，当经验积累到一定量以后，是勤奋的思维使他们对医学问题的认识上升到理论，丰富多彩的中医各家学说、浩瀚的中医理论等都是历代中医在丰富的临床经验基础上，经过一系列思维活动创造的理论。

2. 实践着的群体

在中国古代社会文化的环境中，中医这个群体虽然属于文化人的大群体，但其社会活动却不以舞文弄墨为主，而是表现为一个注重实践，践行理论，以客观现实为准则的实践性群体。

重实践的文化人　在中国古代社会文化活动中，人们把从事诊断、治疗疾病与健康服务的专业人士称为“先生”，意为有文化的人。但这个文化群体不像其他文人那样以读书著文为主，而是在读书的同时，注重实践，将民众的疾苦作为最实际的观察对象，以民众的疾苦作为改变自然事物的实践对象，以为民众除疾健身为实务，始终站在社会抗击疾病的最前线。每逢天降疠气，民病丛生，古时中医总是不顾生命危险忙碌于疫区，依据先人的遗训，观察现实的病情，摸索抗击疾病的方法；每逢战乱四起，民不聊生，古时中医仍然以民之疾苦为己任，以最大的努力减轻战乱给民众带来的创伤；在无疫无乱的祥和年代，先辈们有了较多寻找防病强体方法的时间，多以自身体验为试验客体，在医理的指导下摸索适应自然、调节自我等养生保健的途径和方法，同时指导广大民众的养生之道，从而为后世留下了丰富的养生健身的宝贵财富。

社会文化的践行者　中国传统文化的主体是社会文化，突出体现着人本主义精神，无论是中国古代自然哲学，还是中国古代宗教理论，都把对人的研究、对人生的感悟作为中心议题，中医既是中国文化的认知者、创造者，又是中国文化的践行者，是他们将空洞的人本主义说教引入对人机体的认识，或作为寻找疾病发生、发展的理论依据，或作为指导调理人体活动、恢复健康的实践标准。其实践的结果及医者对人的健康与疾病的经验又充实着古代精神文化的内涵。例如道家思想关于“自然无为”“致虚守静”，以及逍遥自在的理论和人生感悟，是中医在临床实践中寻找疾病原因、疾病机制和调理机体活动的重要依据，从而把道家学说空洞的说教充以实践的内容，从另一个方面极大地丰富了道家思想的内涵。此外，中国古代民俗文化本来只在民间流传的文化形式，是中医人把广大民众对日常生活行为的认识、感悟运用于认识人体疾病和追求健康的实践，又以实践充实着民俗文化的内容。

坚持实践第一的原则　坚持实践第一的原则，是历代中医从事中医医学活动的准则。首先，历代中医人坚持实践出真知的原则。古时传承中医学，继承者须先拜师为徒，学徒从最基本的操作学起，如饮片、炮制、晾晒药材为最初，继之才能跟师持笔作辅助，待徒弟具备了一定的感性认识后，为师者才逐渐为其传授诊病调病之理、法、方、药；每个临床中医都注重临床经验的积累，而临床经验的取得必须坚持在诊治实践中不断地摸索、验证，才能获得真正的经验。历代中医各家之杰作，都是在丰富的实践经验基础上升华的结晶。如东汉张仲景的《伤寒论》和《金匮要略》，正是他在多年的实践中对经验升华的结晶。不坚持临床实践，是写不出符合实际的临床巨著的。其次，将实践的疗效作为认识活动的新起点。古时中医人已清醒地认识到，经过一两次接触病人是不可能完全搞清楚病情的，人们总是将实践的结果作为新的认知的起点，因此，先辈们总是非常认真地对待每一次临床诊治。其三，试探性治疗是中医临床实验的最佳形式。中医学没有建立起实验研究的体系，这是中医学的文化本质所决定的，但历代中医并没有远离实验这个科学的方法，试探性治疗则是先辈们坚持实践第一的最有力说明。

3. 传承着的群体

中医不仅是创造中医文化的群体，一个为社会民众解除疾苦而不断实践的群体，一个引导人们寻求健康之路的群体，还是一个继承、践行和传承中国传统文化的群体。

世代相传 首先，代代相传，从不间断。中医学形成体系以前，先民们同疾病做斗争的经验，以及寻求健康的体会和方法，均以口耳相传的形式代代相传；中医学形成体系以后，其理论和技术是职业从医者传给下一代继承者的核心内容。其次，家族传承。中医学传承的世袭性在中国传统文化表现尤为突出，因为这是人们生存的职业之道，在历史上出现过许多“中医世家”“祖传中医”的名医家。其三，师徒授受是中医文化世代相传的一种重要形式，也是中医学术思想多元化发展、学术流派丰富多彩的客观基础。

传承传统 “勤求古训”是中医学传承的一个特点，这种传承以崇古为著，崇古的观念虽然不是科学发展的可取之法，却是保存、保全、保留和保持传统的重要思想基础。历代中医正是在这种思想的指导下，一代一代地将传统中医学的理论和技术传承下来，没有这种传承，后世人就看不到中医学和中医文化的全貌了。

传承中医文化 中医学和中医文化有着一定的区别，中医文化是指历代中医人在认识和抗击疾病及追求健康的实践中创造的一切物质和精神的总和，其中精神文化既包括中医学的理论和技术，也包括历代医家在中医医学实践中所形成的社会活动的精神产物，如医德、医风及关于医家的传记、发生的故事和历史事件等；而中医学仅指中医的理论和技术体系。

在传承的过程中，历代医家不仅传承着中医学的科学系统，而且传承着先辈们留下的良好行医道德和行医作风，如唐代名医孙思邈就是古代医家传承中医文化的优秀代表。

二、中医学

中医学是中国传统文化的重要组成部分，是中华民族在同疾病做斗争和追求健康身体的实践中，经大脑思维的升华而形成的关于医学的理论体系和技术体系，它是一门古老的科学体系，是最优秀的中国文化，也是最具活力的中国文化。

1. 属于中国传统文化

中医学不是现代科学，也不属于近代科学，它是在中国传统文化环境中形成并发展起来的古代科学。

科学的相对性 科学不应当是一个特有的概念，科学应当是对一类客观事物正确反映的理论体系。人类对客观世界的反映是无休止的，人类不可能完全正确地反映客观存在。在一个相对的时间内，人类只能在一定程度上正确地反映存在，因此，任何科学的理论、知识或观念，相对于客观世界和人的社会实践，都是对客观世界相对正确的反映。中医学是在中国古代文化条件下，在一定程度上对健康与疾病问题的正确反映，其相对于健康与疾病等客观事物的无限性和复杂性，相对于后来人类对上述问题的深刻认识和医学的发展，中医学的科学性是相对的。

以中国文化为知识基础　任何科学都不是从一片空白中产生的，都必须有一定的文化环境和知识基础。中医学形成和发展的文化环境是中国传统文化，其知识基础是中国文化中关于自然和社会的知识。中医学所运用的最基本的文化工具是汉语言和汉字，其学术思想的传播、医学资料的保存、医患之间的交流等都是以汉语言和汉字为工具的；在认识医学问题时又不断地从中国文化的天文、地理、人文知识中吸收营养；中国文化中的许多理论、观念被中医吸收和运用，如中国文化道家学说中的人文思想观念，常被中医引来认识人的活动规律；中国文化关于认识客观世界的许多方法论的学说，被中医“拿来”直接用于医学问题的思考，如阴阳、五行学说的引用就是最典型的说明。

实践经验的升华　从理论上说，我们祖先同疾病做斗争的实践，是从脱离了动物的那天起开始的，不过在那漫长的岁月中，人们并不知道主动认识客观世界，也不知道主动寻找产生疾病的原因。当人类进入精神文化启蒙的时期，先民们才开始主动寻找疾病、健康与人的行为的因果联系，才开始有目的地借助工具与疾病做斗争和寻找健康的方法。《黄帝内经》成书以前的数千年间，祖国大地已经形成了一个以解除人的疾苦为目标的实践群体，他们通过口耳相传，后来又利用文字传播，从而积累了丰富的临床经验。经验不是科学，经验必须经过一系列的理性思维活动，将疾病的发生、发展与转归，将机体疾病与健康的内外联系给予系统的说明，建立起因果联系的理论体系，才能踏上科学之路。

2. 最优秀的中国文化

在中国的第一个文化盛期——春秋战国时期，中国文化已经形成了包括医学在内的多学科文化群，其中以文学、哲学、医学为主，其他还有历史、天文、算术等。在这些文化群中，只有中医学既形成了理论体系，又有相应的实践基础。中医学是中国文化体系中最优秀的文化学科。

拥有完整的科学体系　中医学是中国文化体系中唯一具有完整理论体系，又有相应实践基础的中国古代文化。首先，中医学拥有独立的认识对象。中医学相对于同时代的其他文化形式，最早拥有专属的认识对象，即人的生命机体及其自然存在、社会存在，以及人与自然和社会的动态关系。其次，中医学有着广泛的实践基础。中医学始终把人的健康与疾病作为首要实践任务，这是最普通的客观现象，使中医学牢牢地扎根于客观现实的基础之上。其三，系统回答了关于认识对象的“是什么”和“怎么样”。中医在《黄帝内经》成书时代就形成了“藏象学说”“气血津液学说”和“经络学说”等，完成了中医学基础理论的构建；阴阳、五行学说的引进，并用以说明中医医学事物的内、外关系，形成中医阴阳、五行学说系统，完成方法性理论的构建；病因、病机及治疗理论的形成，说明中医学在《黄帝内经》时代已形成了临床理论的雏形。上述三种理论的有机结合，则完成了中医理论体系的构建。

独立的认识对象、广泛的实践基础和完整的理论体系，使中医学在中国文化中最早完成了科学体系的构建，这是中国文化的其他自然文化如物理、数学、化学、生物、天文等以及社会文化的儒家学说、道家学说等所不及的。

融自然和社会文化于一体 中医学虽属于自然科学文化的范畴，但中医学并没有将人的机体主要作为自然体来研究，也没有将健康与疾病现象只作为自然现象研究，而是一方面充分吸收中国文化关于自然文化的元素，从人的自然属性认识人的机体；另一方面又吸收中国文化关于人的社会关系的文化元素，认识人的社会存在与健康及疾病的必然联系，使中医学表现出自然文化和社会文化双重属性，中医学成功地将中国文化的自然文化和社会文化融于一体。其认知思维的客观基础是人的机体原本就具有自然和社会双重属性；其认知思维文化基础是中国文化的人本主义精神；其认知思维的思想基础是古时医者认为人的社会存在是疾病发生、发展的“内因”，认为自然环境的变化无常是使居于天地之中的人发生疾病的“外因”。

全面体现中国文化的特点 中国文化在精神层面凸显人本主义精神，在风格层面讲究合和、圆满和中和，在表达方式上体现思辨性。这些中国文化的基本特点在中医学都得以充分体现。中医学在认识生命、认识人体、认识健康与疾病的过程中，都强调人的因素，人有极强的适应大自然的能力，同时又表现出极强的自身规律性；中医学的理论和临床诊治非常强调合和的协调性，追求圆满的归宿理念，把握不偏不倚的适度；古时中医在说理过程中通过思辨的方法，把复杂而深刻的医学理论有条不紊地表述出来。

3. 最具活力的中国文化

中医学不是一个自我封闭的学科，它以不断解决社会的医学难题为发展动力，以临床疗效作为检验理论的依据，不断吸收环境文化的营养，从而表现出极大的活力。

以社会疾苦为己任 中医学是中华民族在克服疾病困苦和追求健康的实践中诞生的，诞生以后仍以社会民众的疾苦为己任，时刻指导着从医者认识和解决疾病与健康问题。中医学自形成体系以后，一直在解决社会医学难题的实践中不断发展、提高和完善。典型的几次发展分别是：两汉医者战胜外感热病、金元时期四大家学术思想的形成及明末清初对温病的认识和解决。两汉时期，以张仲景为代表的一代医者，在以《黄帝内经》为代表的中医学理论指导下，仔细观察当时外感热病的各种表现，努力寻求发病、转归的规律，摸索治疗的方法和方药，终于创立了以《伤寒论》为代表的中医临床辨证论治的理论体系；金元时期，民间疾苦丛生，以刘完素、李东垣、朱丹溪、张从正为代表的一代医家，在中医学理论和前辈经验的指导下，在解决疾病难题的过程中，从不同角度阐发了他们的学术见解；明末清初，民间温病四起，新的医学难题摆在广大医者面前，以吴又可、叶天士等为代表的一代名医依据中医学的理论，吸取前辈经验和教训，反复实践，苦苦思索，终于创立了温病学说，为中医学增添了光彩。

坚持实践是检验理论的标准 中医学的基础理论及临床、方药理论，都是对实践经验升华而形成的理论体系，并在医疗实践中受到检验。历代中医始终坚持临床效果是检验一切理论标准的原则。在临床实践中，医者要验证所诊疾病的判断、治则、方药等是否切合病情，唯一的办法就是实践，因为中医没有建立实验研究的机制，临床试探性治疗则是最可靠、最现实、最及时的检验，也是中医学坚持实践是检验理论标准的有力证据。丰富多彩的中医历代临床经验，先辈们通过“医案”“医话”“札记”等形式传至后世，都是他们在实践中经思维的升华而得到的精华。古时中医著书立说及学术流派的创立等学术成就的取得，都是在实践中经过无数次的磨难，才悟出的具有深刻含义、对中医医学活动具有实际指导意义的中医理论成分。

不断吸收环境文化的营养　中医学在中国传统文化环境中，不断吸收社会文化的优秀成分，促进了中医学的发展，丰富了中医学的内容。中国古代哲学是中医学吸收最多、作用最大的营养源，如中医理论中的阴阳学说、五行学说、人与天地相应观念等，都是中国古代自然哲学的优秀成分；中国哲学的儒、道、佛思想体系更是中医学认识人的健康与疾病问题的重要思想来源；此外，中国古代天文、军事、历法、文学等是中医学认识医学事物和进行医学实践不可缺少的知识基础。

生命力最强　中医学与中国传统文化体系同时形成于我国春秋战国时期，在中国古代长达数千年的历史长河中，中医学为中华民族的繁衍昌盛做出了不可磨灭的贡献。当西方文化涌来，西方医学成为社会医疗形式的主体时，中医学以其特有的魅力和能力仍然坚守在抗击疾病的第一线，为国民健康事业继续发挥着不可替代的作用。

三、中医事业

中医事业是我国医疗卫生事业的重要组成部分，它以传统的中医学为知识工具，以特殊的表现形式服务于当代的国民健康事业，并做出了特殊的贡献。

1. 中医临床

中医临床是中医事业的主要阵地，是中医学的主要实践领域，广大中医临床工作者是这个实践领域里的主体，中医学及中国传统文化的相关知识、理论、观念等是中医临床实践的主要理论和知识工具，其实践对象是人机体的健康与疾病。中医临床的主要实践形式包括两个方面，其一是诊断和治疗疾病，解除民众的疾苦；其二是从事“治未病”的实践。

诊治疾病是中医临床事业的核心实践，因为医生的天职是为民众解除疾苦，这是古今中医临床职业者的核心职责。中医诊治疾病是在中国文化的知识基础上，在中医学理论的指导下，运用中医学的理、法、方、药诊治疾病，其涉及疾病的范围有内、外、妇、儿、骨伤、针灸、推拿等各科疾患。

中医诊治疾病的实践在中医事业中占有非常重要的地位，可以说，没有中医临床诊治疾病的实践，就没有中医事业的生存。在西方医学传入我国以前的数千年间，中医临床诊治有效地保障了中华民族的繁衍昌盛；在西方医学传入我国以来的数百年来，中医临床诊治仍然是我国医疗卫生事业不可缺少的组成部分。

“治未病”是中医临床实践的一种理念，是中医临床实践的重要指导思想，也是中医临床实践的一种形式。“治未病”理念的中心思想是预防疾病的发生和发展。中医运用养生健身的理论和方法践行于临床的各个环节，在诊治中一方面调理疾病，一方面预防疾病的转变；在与患者交谈中，结合病情指导患者抗病康复；在日常生活中，临床中医总是向社会民众深入浅出地讲解防病健康的理念，引导民众寻找适宜于个体的养生措施。

2. 中医教育

中医教育是中医事业的重要阵地，其基本特点是在现代科学文化环境中实施中国传统文化的教育，其目的是为中医事业不断地培养大批专业人才。

基本特点 中医教育的基本特点是在现代科学文化环境中，对打下现代科学文化基础的中学毕业生实施中国传统文化的教育。其具体表现为：首先，文化的反差大。对学中医学的大学生来说，刚刚结束现代科学文化基础的学习，进入中医药院校犹如突然掉入两千多年以前的文化深坑，陌生的语言，陌生的知识，陌生的思维方式，需要经过一定的认知思维调整才能进入学习状态。其次，环境因素的影响。大学生们要在现代文化环境的包围之中学到传统医学，须克服环境文化的影响，不能用现代科学文化的标准衡量传统的一切。最后，中西文化碰撞的反映。中医和西医都是讨论人的疾病与健康问题的，中西文化对同一事物的不同反映，很容易在师生的教学中产生矛盾心理，只有有效地驾驭中西文化，才能有利于中医学的学习。

基本任务 中医教育的基本任务是不断地为中医事业培养出大批的继承中医传统的专门人才。因此，中医教育的基本任务是培养继承性人才。继承性人才的培养应当注意如下几个问题：首先，必须对学生进行中国传统文化的教育，使他们拥有深厚的中国传统文化底蕴；其次，必须保证学生在牢牢掌握中医学后，再允许或鼓励他们学习和掌握其他知识；最后，必须引导学生相信中医、热爱中医、有志立业于中医事业。

基本原则 中医教育的基本原则是遵循中医学固有的认知规律。其含义有如下几个方面：其一，中医教育应当以培养真正能继承传统中医的专门人才为目的；其二，必须坚持特殊人才实行特殊教育方式的原则，因为中医专业人才是在现代科学技术环境中，应用传统医学的理论和技术，为现代人进行健康服务的专门人才；其三，其教学模式不能套用现代科学教育的教学模式，如教学计划的制订、课程设置的编制一定要适应培养专门中医人才的需要；其四，教学实习应当坚持有利于学生掌握中医理论和技术为原则；其五，中医教学应当坚持由有中医临床经验的年资较长的专职教师担任中医专业课的教学，因为只有这样的教师才能引导学生学到中医学的真谛。

3. 中医科研

中医科研是中医事业的重要组成部分。中医科研以研究中医的科学性、应用性为目的。中医科研应包含如下三个主要任务。

其一，发掘和整理。中医学是一门古老的科学，悠久的历史可能埋藏了许多有用的东西，中医研究可以利用现代科学仪器和技术，继续发掘祖国医学的宝藏，让那些先辈发明的技术和创造的理论重见天日，为今天的中医实践所用，为今天民众的健康服务；由于历史的原因，历代医家创造的许多理论和技术可能无序地、零乱地存在于陈旧的中医文献之中，中医研究应当以新的角度、新的视野审视陈旧的医学资料，予以归纳和整理，以利今人所用。

其二，揭示奥秘。从某种意义上说，中医学还是一个尚未完全揭示其奥秘的古代宝藏，需要现代人继续揭示她的奥秘。例如，关于中医学的认识论依据就是一个尚未完全揭示的奥秘，古代医家在当时的文化环境中和科学条件下，经过怎样的思维活动创造的中医学，至今仍是人们思考和希望揭示的奥秘。其他如中医学的生命观、疾病观，以及中医养生保健的理论和技艺，其中尚有许多今人所不知的、需要中医研究揭示的奥秘。

其三，探索未来。未来的医学难题需要社会调动一切积极因素去解决，中医在解决未来医学难题中能发挥多大的作用，未来有什么样的医学难题，中医学可能在哪些方面有所作为等，都是中医研究面临的问题，中医研究应当为中医事业走向未来探索更广阔的道路。

第二节 中医事业的困惑、症结和生命力

中医事业在近一个世纪以来的发展并不顺利，一个具有强大生命力的传统科学为什么会时常处于困惑状态呢？其根本原因是传统科学文化与现代科学文化发生碰撞，中医事业的从业者必须正视两种文化的存在，在中医医学实践中驾驭中西文化，才能有效地发扬中医特色。

一、中医事业的困惑

中医事业包括中医临床、中医教育和中医科研三个方面，近几十年以来，中医事业虽在规模方面得到一定的发展，但中医学的实质、中医的特色却没有得到充分的体现和发扬。

1. 中医临床事业的困惑

中医临床事业在各级政府的支持下，其医疗规模得到充分的扩展，但中医学实质意义上的乏人、乏术问题严重地影响着中医特色的发扬和传承。

中医阵地 如果说在西方医学传入中国之前，整个中国大地的医疗阵地都是中医的，那么西医的传入和发展就从形式上不断地分割着中医的医疗阵地，但医学的阵地并不能完全依医疗事业的规模分割，而应当体现于承担解决社会疾病与健康问题的能力。西方医学在中国没有成为主要力量之前，社会的医学难题主要依靠中医解决，中医学在国民健康这个阵地上起着主要作用。近一个世纪以来，社会的医学难题逐渐不主要依靠中医来解决了，中医逐渐失去了部分解决医学难题的机会，中医的阵地在渐渐地缩小。

新中国成立以来，党和政府十分关心中医事业，采取了一系列扶持中医事业的措施，特别是在20世纪80年代，国家决定自上而下成立了专业的中医医院及政府专业管理机构，使中医事业得以发展，中医阵地得以巩固。

30多年来，各级中医院的专业发展并不尽如人意，最让人担心的是，中医院的中医特色越来越淡，中医院里的纯中医科室不占主导地位，相当一部分中医科室并不是由有中医临床经验的中医坐诊，中医院的管理者没有将主要精力放在发展传统中医事业上来。

中医事业乏人、乏术 中医事业乏人、乏术的问题，在20世纪六七十年代就很明显地表现出来。中医事业乏人是指有中医专业技术专长的人太少，身在中医职业岗位，主要运用中医的理、法、方、药诊断和治疗疾病的人太少。有人依靠西医诊断，然后机械地套用中医的分型治之；有人名为中医，却基本上不用中药治病。现在真正潜心研究中医临床诊治技艺的人出现不足。

目前，在中医事业的各级医疗岗位上，真正坚守中医，坚持用传统中医的理、法、

方、药诊治疾病者，都是年事已高的老中医，他们拥有丰富的临床经验，怎样把老中医的临床经验传承下来，是摆在中青年中医面前的一个大课题，从国家到地方都建立了老中医临床经验传承的政策和机制，这其中有一个值得思维学研究的问题，即为什么中医临床技艺的传承，继承者必须经过数十年临床经验的积累，才能悟到老中医临床经验的真谛，而现代医学的从医者如一位有较好医学理论基础的外科医生，只需跟师1~2年，甚至更少，就可以学到老师的技艺。

2. 中医教育事业的困惑

在现代科学文化环境中实施属于传统文化的中医教育，文化的反差给教和学的双方带来许多困难，这是中医教育必须面对并认真解决的问题。

迷茫中医而亲近西医 对于刚刚走进中医院校大门的中医药类大学生来说，他们刚刚打下现代科学文化的基础，面对两千多年以前的中医理论，他们陌生其中的语言，不习惯其中的表述形式，迷惑其中的含义，找不到其中的逻辑关系。中医大学生进校前期对专业课的学习普遍感觉很迷茫、很困难，很难以理解中医理论的含义，而同时学习的西医基础课却容易理解，学生也普遍感到比中医课好学。使中医大学生大惑不解的是，中医也是属于医学的范畴，对象也是人，但中医学关于人体及其结构“是什么”和“怎么样”的阐述都不能在人的机体内找到实际的存在，而类似这样的问题，教师在课堂上也说不清这是为什么，学生只能糊涂地死记硬背。

学习中的负迁移 学习迁移是一种心理现象，是指人们在学习新知识的过程中，学习者原有的知识会对新的学习过程产生一定的影响，由于原有知识与新学知识文化的差别，原有知识对新的学习过程产生的作用也不同，凡是原有的知识对新的学习过程产生积极的促进作用现象，称作学习的正迁移；反之，如果学习者原有的知识对新的学习过程产生阻碍、误导等作用的现象，称作学习的负迁移。中医学的理论或知识都属于中国传统文化形态，而学生在中学阶段打下的文化基础，属于西方近代科学文化形态，这些知识对于理解中医理论都可能产生误导或阻碍作用，使学生不能正确理解中医理论的真正含义。不仅如此，由于中医学和西医学都是关于人的机体的科学，同时接受两种理论，很容易产生混乱。

中医大学生学习中医学负迁移现象普遍地存在于学生的学习过程中，在一定程度上影响着学生学习的效率，中医学教师在传授中医学时，因为没有相关领域的知识，基本无力引导学生如何克服学习中的负迁移现象。克服学习负迁移的根本途径是获取驾驭中西文化的能力，中医思维学研究将为学生获得这种能力提供思维学的原理，引导学生在分辨中西文化的基础上学到中医学。

课程设置的困惑 中医类专业教学的课程设置，本应绝对突出中医特色，保证中医专业课的教学学时绝对占主导地位。但是，为了学生将来能适应现代科学技术的社会环境，不得不在课程设置时考虑各种因素，外语、计算机等课程要占去一定的学时；现代医学的专业基础和专业课是仅次于中医学专业课的必修课，占有相当比重的总学时；还有需要开设国家规定的素质教育类课程等，真正落实到学习中医学专业课的总学时已很有限了。半个世纪前中医药类专业开设的中医学经典著作类课程或被取消，或被合并，或被削减学时。如果中医教育的课程设置的必要总学时不能保证，那么要实现中医教育的大目标是极为困难的。

3. 中医学科研偏离了方向

中医事业的基本任务是运用传统医学的理论和技术，服务于民众的健康事业，中医科研理应围绕这个宗旨，努力发掘、整理、继承和发扬祖国医学遗产，但是近半个世纪的努力却没有收到多少有利于中医发展的成效，究其根本原因，是中医研究失去了应有的方向。

首先，以近、现代科学为标准寻找中医学的符合元素，这种思路本身就是不相信中医，自然也不可能发现中医学中的优秀成分，更不可能深入发掘。

其次，开展多年的中医临床标准化研究，人力、物力、财力投入不少，却不见多少成效。所谓临床标准化，意在参照现代医学临床诊断疾病的依据统一标准，治疗程序也标准，用药及治愈指标都标准。实际上中医关于疾病的诊断依据、治疗原则和治愈标准自古以来从未统一过，而且也没有办法统一。

最后，中医临床的规范化、模式化研究成为许多中医科研的攻关项目，其研究成果虽然使“规范”和“模式”化了，中医的特色和风格却丢失了。如果中医临床诊治统一了模式，那么中医的辨证论治就失去意义了。中医临床诊治的个性化才是中医临床的灵魂，真正的中医研究应探讨中医个性化的特点和规律，探索如何使中青年中医医生能尽早掌握个性化诊治的特点。

二、中西文化碰撞的反应

中医事业所遇到的困惑有其必然的社会原因，这是由于在现代科学文化环境中从事传统文化的社会实践，必然出现中西文化的碰撞，如果不能遵循中医事业固有的规律，必将失去应有的重心。欲在现代科学文化环境中传承传统文化，必须驾驭中西文化，才能在弘扬传统文化中得到传承。

1. 现代文化环境中的中医学

医学的对象是人，人是有思想的，现代科学文化环境中的人们在认识和解决健康与疾病问题的思考中，常常倾向于现代，而很容易忽视传统。

医学对象的社会属性 医学的对象是人，人有自然和社会双重属性。当人们思考自身健康与疾病问题时，往往过多地注意人的自然属性，却不知作为医学对象的人的社会属性在医疗实践中起着重要作用。因为人是有意识、有知识的，人们在关注任何事物之前必然运用其掌握的知识评估事物的各个方面，而后产生对事物的态度。中医事业是关于国民大众健康的事业，当代的国人已不是20世纪以前的国人，他们不仅生活在现代科学文化环境之中，而且形成了用现代科学的标准衡量一切事物的思维习惯，健康与疾病问题关系到每个人最切身的利益，人们习惯地用现代科学的标准评价中医学，自然会产生许多疑问，这些疑问又转化为对待中医学的态度。

中西文化的碰撞 所谓文化碰撞，是指不同文化对同一事物的不同反映、不同观念、不同理解在人们思想中所产生的矛盾心理。中西文化分别是中华民族和古希腊民族在世界第一个文化盛期，在不同的生产方式、社会制度和文化积淀条件下形成的具有不同形态的文化体系，它们虽然都是关于社会和自然的意识反映，其内容和形式，以及反映的方式却不完全相同，如以古希腊为代表的西方民族在文明时代到来不久的社会实践中就把认识的对象投向了自然界，并且试图从物质世界的内部结构与功能来解释自然界；而中华民族却把注意力投向了人，注意人的社会存在及其人际关系，在认识自然时，注意自然环境在宏观状态下的相互关系。

中西医学是从中西文化的母体中分离出来的关于生命、人体、健康、疾病及其诊断、治疗和康复的两种医学体系。西医学主要从人的自然属性认识人，把人的机体看作一个自然体，努力从人体的实质结构及其可测的功能认识人体，并且形成了具有抽象逻辑关系的关于人的机体的理论，如解剖学和生理学。中医学则主要从人的社会属性认识人的机体，注意从人与自然、人与人的相互关系中把握人的健康与疾病的本质、规律和联系，在认识人的机体时，主要通过人在活动状态下表现于外的信息，揣摩体内的动态。西医学的特点是与文化环境的主流文化具有相同的文化形态；西医学关于人体的描述都是可见的实体，其功能活动可以借助现代科学仪器测试出来；西医学的理论具有抽象的逻辑关系。中医学与西医学相比较具有如下特点：中医学的理论和技术与现代的科学理论和技术没有文化的同构关系；中医学关于人体的结构与功能的描述不是人体的实体存在，关于人体构成和功能主要是想象性描述，中医学的理论不具备抽象的逻辑关系。

由于上述认识论层面的反差，广大国民在思考健康与疾病问题时，在思想上产生文化碰撞的矛盾，矛盾的心理导致认可重心的偏向，因为西医的直观性和逻辑推理的可靠性，更重要的是环境文化的主流文化，引导人们的认可态度偏向于西医，当人有不适的感觉时，首先想到的是到西医医院做各种检查。不可否认，社会上确有为数不多的人具有深厚的中国文化底蕴，他们在遇到医学问题时，对中医抱以信任的态度；更多民众对中医的态度是半信半疑，疑的是中医对疾病的认识不可靠，信的是其身体的许多不适，甚至疑难杂症，经过多方西医诊治无效时，无奈之下经中医药的调理获得较为理想的疗效，但是中医的解释却又让人听不懂，有些糊里糊涂治好病的感受。

被掩盖的传统 社会文化环境是指在一个相对的社会环境内由多种文化共同存在的文化综合体，社会中所有的人们在其认识和改造客观世界的实践中，都会充分利用环境中的文化。在我国现代社会实践中，现代科学文化是社会实践的主流文化。与主流文化共同存在于社会生活中的文化还有中国传统文化，它作为我国现时文化环境中的重要组成部分在社会实践中发挥着重要作用。

在认识和解决国民健康与疾病问题的实践中，现代医学是这个领域的主流文化，主导着文化发展的方向。中医学常常被遗忘，或者置于备用的地位。中医学及其临床技术的被动地位，不是因为中医学不科学，也不是因为中医临床技术在健康与疾病问题面前的无力，而是她的光辉和能力被现代医学的文化潮流所掩盖。中医学欲在现代医学文化生活中占有更多的成分，中医人必须在解决当代健康与疾病问题的实践中发挥更大的作用。

2. 应当遵循中医事业固有的规律

中医学近年来所处的困惑状态有客观因素，也有主观因素，客观因素是文化环境的变化，主观因素是践行中医学的人们没有遵循中医事业固有的规律。

中医事业的固有规律　中医事业是一种社会实践，任何社会实践必须遵循实践对象固有的客观规律。中医事业的固有规律是一种客观存在，虽然不能用一句话概括地表述，它应该是有多种因素构成的认识和实践的综合系统。其一，在现代科学文化环境中践行中医学，应当注意创造适应于中医学发挥作用的文化氛围，因为现代科学文化环境不适应于传统医学的理论和技术发挥作用；其二，中医人必须清醒地认识到面对两种医学文化，必须坚守中医学的科学本质，并且能够驾驭中西医学；其三，在诊断和治疗疾病的临床中，在指导广大民众追求健康的实践中，充分发挥中医的特色，在解决当前医学问题的实践中，显现出中医的特殊作用；其四，有效地传承中医临床技术，坚持以传统中医学的理论和技术从事医学活动；其五，利用一切机会和途径向社会宣传中医学的认识论依据，中医理论工作者应向科学界证明中医学是怎样经过符合人类思维发展规律的认识过程的，向服务对象深入浅出地说明中医是怎样认识和调节疾病的，怎样认识人的生命和健康的。

容易失去的重心　中医事业的重心是坚持用传统中医学的理论和技术服务于民众的健康事业，在为民众解除疾苦和引导民众寻求健康的实践中传承中医文化。但是，由于从事中医事业的人们没有深入探寻中医事业的客观规律，没有从社会文化环境的角度思考中医事业生存的环境因素，很容易在实践中失去弘扬中医特色的重心。

其一，整个中医队伍没有树立坚守中医，弘扬中医文化的坚定信念；其二，中医专业群体没有形成团结一致的中坚力量，没有明确的弘扬中医事业的目标；其三，广大中医专业人员，以各自为战的形式辛勤工作在诊治民众疾苦的第一线，常常简化或模式化诊治过程，坚持用中医的理、法、方药诊治疾苦，没有形成广大中医的共同理念和共同行动；其四，中医教育没有把培养继承性人才放在教学的重心；其五，各级中医事业的管理机构缺乏行之有效的激励中医事业发展的政策和机制。

3. 在现代科学文化环境中传承传统

时代在前进，文化在发展，顺应时代发展是文化发展的基本方向，在现代科学文化大发展的洪流中弘扬传统文化，似有逆潮流而动之趋。其实，文化发展的根本作用在于有利于人类的生存和幸福，传统的文化、古老的文化因为其中蕴藏着人类的生存和幸福生活所需要的文化内容，所以要弘扬。

艰巨的事业　在现代科学文化环境中传承传统的中医学，是一项艰巨的事业，需从事中医事业的人加倍地付出，不得有丝毫的懈怠。首先，需要克服来自正面的压力。所谓正面压力，是指现代医学的挑战。社会文化的潮流使民众很容易接受现代医学理论和技术，中医事业的兴旺不是要推翻现代医学的压力，是用事实和深入浅出的道理证明还有一条可以选择的道路，这条道路在某些情况下可能比通行的大道更好些。其次，需要加倍的努力。在不利于中医传统医学活动的文化环境中从事中医实践，应当加倍努力，用理想的疗效和有效的防病健身的措施弘扬中医文化。最后，振兴中医事业不是一朝一夕所能完成的大业，而是需要中医人长期的努力，甚至需要几代中医人不懈的奋斗，这是中医人的梦想，也是中医人的光荣使命。

驾驭的能力　在现代科学文化环境中传承传统的中医学，传承者必须获得驾驭中西文化的能力，否则是不可能得到传承的。首先，只有了解才能驾驭。中西文化并存于现代文化环境之中，中西医学并存于我国卫生事业的实践之中，这都是客观存在，不以人的意志为转移，只有正确面对，不可能避开任何一方。既然要面对，就得了解，熟知中西文化的本质、区别、联系和各自的规律，是中医人在现代科学文化环境中践行中医文化的基本素质之一，只有了解中西文化，才能驾驭中西文化，只有了解中西医学的文化本质、区别、联系和各自的规律，才能有效驾驭中西医学。其次，只有驾驭才能掌控。驾驭是指驾驭中西文化，驾驭中西医学，掌控是指在传承传统中医实践的王国里获得较多的自由。在认识和解决医学问题的实践中，盲目运用中西医学的理论，甚至混淆两种医学的理论或观念，必然削弱把握医学实践沿着中医方向发展的能力。最后，只有掌控才能传承。只有在中医临床、教育和科研的各个实践领域的每个环节都遵循中医学固有的规律，才能实现传承传统中医学的目标。

凝聚出活力 回顾半个多世纪中医事业走过的历程，中医事业之所以长期处于困惑的境地，一个不容忽视的因素是中医专业队伍没有形成一股坚强的力量，因此，复兴中医事业的条件之一是必须从中医队伍中凝聚起一种强势的力量，因为振兴中医事业需要团结的力量，而凝聚力量的形成又需要中医队伍思想的统一。首先，志投才能团结。中医人应当自强不息，人人树立振兴中医的理念，人人认清中医事业发展的形势，人人理解中医学的科学本质，人人自觉为振兴中医事业而贡献力量，只有这样，才能在志向相投的基础上团结一致。其次，团结才能合力。中医事业的三个领域从不同方面聚合力量，中医临床以疗效证明中医是社会不可缺少的实践力量；中医教育为中医事业不断输送信中医、爱中医、业中医的后备力量；中医科研为中医事业发掘出更多更能为国民健康事业发挥作用的中医宝藏。最后，合力才能攻坚。现时和未来有许多人类的健康与疾病问题需要解决，中医人要在现时和未来的医学实践中发挥特有的作用，中医学欲在实践中表现出极大的活力，中医事业欲要为人类的健康事业做出特有的贡献，人心的凝聚是前提，只有凝聚力量，才能挖掘潜力，才能体现活力，才能展示效率。

三、富有生命力的中医事业

1. 中医事业的生命力

近百年来一直有人试图否定中医学，甚至有人主张把中医医疗从我国卫生事业的领域中赶出去。其实，中医事业蕴藏着强大的生命力。

社会需要中医事业 如果现代科学，包括现代医学能够解决所有的健康与疾病问题，而且解决得比中医学好得多，那么中医事业确实没有存在的必要了。但事实是，现代的许多医学难题，以及人类对自身机体健康的要求，现代医学并不能完全解决，中医学却可以从另外的角度对其中部分难题给予不同程度的解决。人类面对未来的生存和健康，面对未来疾病的困惑，必须集中人类所有的智慧和力量，为自己创造更好的生存条件和幸福生活。因此，不论是现在还是未来，社会民众的健康事业都需要中医事业，需要掌握了中医学理论和技术的专门人才，与现代医学专业人员共同努力，去认识和解决医学难题；也需要中医为社会分担解决民众疾苦的压力；更需要中医教育为中医事业源源不断地培养出大批的中医人才。

中医事业的优势 相对于现代医学在人类健康事业实践中的作用，中医事业在许多方面表现出明显的优势。首先，中医对许多慢性、功能失调性疾病有着独特疗效，中医可以依据机体异常活动的动态，调节机体向着正常活动转化；其次，中药的不良反应远比西药少得多，中药的采集、种植、加工和选用，其程序都是在宏观手工操作过程完成的；最后，中医学的养生保健理论与实践，是行之有效的防病治病的文化源泉，在民间有着广泛的实践基础。

2. 中医思维的活力

评价一个实践领域有没有生命力的一个重要依据，是看这个领域里实践主体的思维活动有没有活力。中医学之所以历经数千年而不衰，中医事业之所以至今还为社会创造着客观效益，就是因为中医在认识和解决人的健康与疾病问题的思维活动中表现出极大的活力。

同构于文化环境　中医认识和解决人体健康与疾病问题的思维活动，与同时代文化环境中的思维模式具有相同的结构，中医人与同时代的人们都是在宏观状态下实现对认识对象的观察，又拥有相同的文化底蕴，经过的是不脱离客观事物形象的思维方式，与环境文化表现出相同的风格。中医思维同构于文化环境，文化环境的知识、理论、观念等，都可以被中医吸收作为思考医学问题的知识基础。

适应于社会生产力的水平　社会思维方式一定要适应于社会生产力的水平，如果思维方式超前于社会生产力水平，社会思维活动创造的理论或知识等很难有效推动生产力的发展。中国传统思维模式的思维产物是表象，表象可以直接作用于劳动工具的改造和劳动工艺的改进。中医思维的产物也是表象，它适应于以宏观观察为特点的中医临床诊治活动。

动态思维　古代中医还不可能把处在运动状态的事物在思维中静态化和微观化，只能在客观事物的运动过程中认识其本质、规律和联系，其思维的技巧是借助客观事物的动态形象，揣摩体内的动态。古代中医不论是在认识人体的正常功能活动还是异常表现，都是依据机体在活动状态下表现于外的信息，揣摩体内的动态。中医关于疾病的集中表述是证，其核心是病机，病机在医者的思想中，是生动的、动态的疾病发生发展的状态。中医辨证论治的实质是辨病机而施治。

整体思维　中医不是孤立地认识事物，而是注重事物之间的相互联系，从客观事物整体把握事物。在认识人的生存时，把人放在天、地之中，寻找人与天、人与地之间的联系，这就体现了从自然界的整体认识人体的思维活力。在认识人的生理和疾病活动的思维中，不是只注意机体局部的变化，而是把人的活动与天气的变化、与一年四季气候的变化联系起来，寻找自然界的活动与人的活动所产生的必然联系，此乃中医理论中“人与天地相应”观念的思维之源。在认知思维中总是从人的整体活动把握人的本质、规律和联系，其中人体的内与外，体内的脏与腑、气与血等，都是中医必须寻找的内在或内外联系的重要内容。这正是中医理论“整体观念”形成的思维基础。

第三节　关于中医学的科学性问题

中医学之所以在近百年来不断处于被怀疑的困惑状态，一个重要原因是中医学的科学本质不被世人所知，是中医学的认识论依据不被世人所理解。其实，中医学在中国文化环境中也经过了符合人类思维发展规律的认识过程。

一、关于中医科学性问题的争论

1. 一个世纪的争论

中医学科学性问题的争论从20世纪初就开始了，直至21世纪的今天仍没有平息。

西方医学的传入　在西方文化传入中国以前，中国大地只有传统医学形式存在，人们从来没有怀疑过以《黄帝内经》为理论基础的诊断、治疗疾病及养生保健理论体系的可靠性。西方文化的传入逐渐改变着中国大地的文化环境，也改变着人们的文化观念。西方医学随着西方文化渐渐传入中国，西医的医疗形式逐渐被中国人所接受，当社会上出现了可以选择的两种医疗形式，在人们的思想观念中也就形成了可以比较的两种医学文化，西医以其快捷、方便、可见性强等优势迅速引起人们的关注，一部分国人在媚外思潮的影响下，开始用西方科学文化的标准衡量中国传统医学。

废除与捍卫　当西方的医疗活动形成一定的规模，并成为我国大中城市的主要医疗形式时，对中西医学比较而形成的思想观念的倾向性就逐渐转化为对两种医学的态度，思想观念倾向于西方者主张医疗西学化，并提出了“废医存药”的主张，甚至有人提出“废止中医”的口号。与此同时，广大对中国文化怀有深情厚谊的文化人，特别是以传统医学为业的广大行医者，纷纷站出来反对否定传统医学的各种行径，以鲜明的态度捍卫中医，并以积极的态度更加热情而自觉地坚持用传统医学理论和技术解除病人的疾苦，提供对健康有益的服务。

以“废”和“存”为对垒的关于中医的论战，激战于民国初期，持续于民国时期，由于广大中医人的奋起捍卫和广大热爱中国文化的社会志士的支持，中医事业在新中国成立前的近半个世纪中，基本没有受到太大的冲击，中医的医疗阵地在中国广大的小城市和农村还有着坚实的基础。

争论的延续　新中国成立后，党和政府非常重视传统医学的保护和发展，虽然还有人提出“西学为主”的主张，但中医事业的发展却是空前的。自20世纪70年代末至21世纪初，不时有一些人抛出否定中医学的奇谈怪论，甚至声称要把中医从我国的医疗体系中赶出去。广大中医工作者一方面坚守中医阵地，坚持依靠传统的中医理论指导中医临床实践，为认识和解决当前的医学难题做出了特有的贡献，用理想的疗效和良好的养生保健理论及技术有力地证明着中医存在的必要性；另一方面，广大中医理论工作者引用哲学、文化学等学科的一般原理和成果，对否定中医学的种种论点，从未间断过针锋相对的批驳。具有文化学、哲学理论水平的理论家利用多种形式论证中医学的科学本质，使古老而传统的祖国医学不断焕发出灿烂的光辉。

2. 争论的焦点

关于中医学科学性问题争论的焦点是中医学理论是否达到科学理论的水平。

构成争论焦点的因素 其一，中医临床没有构成焦点，因为中医临床的疗效是众人皆知、有目共睹的，中药的调理作用是实现临床效率必不可少的。其二，倡导西学的人们有一个思维定式，他们认为西方文化、西方科学是衡量一切文化、科学的标准，用西方科学理论的标准衡量中医理论是天经地义的。其三，西方科学理论都是以抽象概念为基本单位的逻辑体系，这是近代科学家们的一个基本观念，倡导西学的人们自然要用这个标准衡量中医学，认为中医学的理论基本上没有形成抽象的概念体系，更没有建立起以抽象概念为基本单位的逻辑体系。其四，中医理论对客观事物把握的描述，基本都是经验的概括，中医理论对认识对象既没有质和量的规定性，又没有形成形式化的定义体系。其五，中医的社会实践和中医文化没有向社会说清中医理论的认识论依据，人们基本不了解、也不理解中医是怎样认识人体、健康与疾病的，其认识过程有什么特点和规律，这些特点和规律是否符合人类思维发展的规律等。

这些因素的实际存在足以使关心、关注中医学、中医事业的人们产生对中医学的疑问。

争论焦点 中医学科学性的争论焦点是中医理论的认识论依据，持否定观点者认为，中医理论中关于人体的结构、功能等都不是针对实体物质；都不是建立在对实体观察和分析的基础上；描述它们的名词或术语，都没有实体物质、物体为基础；关于人体结构和功能的理论，既没有抽象的判断，也不具备抽象的推理演绎关系。

针对否定者的论点，对中医学科学性持肯定观点者认为，中医学属于中国传统科学文化的范畴，中医理论在一定程度上正确地反映了客观事物，确实具有科学性。其一，科学本身不是绝对的，科学也具有相对性，不能把科学限定为某一历史时期，不能限定为只有符合近代科学理论标准的才是科学的。其二，人类的认识能力是不断提高、不断发展的，任何科学的理论都要经过由不成熟到逐渐成熟的过程，任何科学理论都离不开前人的认识成果。其三，所谓“科学”，其本质含义是人们对客观事物的正确反映。对具有个性的客观事物的正确认识是理性的认识，对一类事物的正确反映算得上是正确的理论，对一类客观事物的本质、规律和联系的系统理论，才能称之为科学。其四，人类对客观世界的认识是无休止的接近，每一次正确的认识都是无休止接近中的接近，因此，科学是发展的，科学永远不会停留在一个水平，将来的科学不应否定今天的科学，今天的科学也不应随意否定过去的科学性。其五，人类进入文明时代的两三千年后迎来了世界文化的第一个盛期，当时文明古国的人们已经开始在许多领域形成了许多能够相对正确地反映客观事物的理论和学说，我们有理由称其为古代科学。其六，中医学虽然不是近代科学意义的科学，她却是中华民族在中国古代文化的环境中，在对健康追求的实践中，在同疾病做斗争的思考和实践中，通过一个庞大的思考着、实践着的群体理性升华，确实已经在一定程度上相对正确地反映了人体、健康与疾病等客观事物了。

3. 无休的争论

西方近代文化至今已发展成现代科学文化，成为现代社会文化的主流。然而以现代科学文化支撑的现代医学并不能解决现在和未来所有的健康与疾病问题，中医学和中医技术却可以在许多方面解决现代医学还不能解决的问题，中医学还可以为人类的健康事业做出自己特有的贡献。中医学与现代医学的长期并存，中国传统文化和现代科学文化的长期并存，决定着中医学科学性问题的争论将长期存在。

另外，人们越来越重视自身的健康问题，当人们思考自身的健康问题时，往往会将中西医学进行对比，会发生中西医学文化碰撞，从而使中医学科学性问题的争论继续。

再者，处于现代科学文化活动环境中的中医人，在临床实践中对相同问题持有与现代医学不同的理念，凭借对中医学科学性的认识，坚守中医学的道路，必然引发中医学与现代医学的碰撞，从而使中医学科学性问题的争论继续。

中医人是践行中医文化的主力军，是推动中医事业发展的生力军，应当积极面对中医学科学性问题的争论。中医学科学性问题争论的发展方向关系到中医事业的生存和发展，关系到国民健康水平的提高，关系到中医文化乃至中国文化的传承。引导中医学科学性问题的争论向着健康的方向发展，中医人担负的责任是重大的，任务也是艰巨的。

首先，中医人应当坚守中医阵地，坚持用中医学的理论指导临床实践，坚持用中医学的诊治方法为民众解除疾苦，坚持用中医养生保健理论和实践引导民众从事健身活动。

其次，中医人应注重提高中医临床疗效。良好的疗效是证明中医学科学性最有力的事实依据，也只有取得了确切的疗效，才能打消不了解中医、不相信中医和不关注中医的人们认为中医学不科学的念头，才能在中医学科学性问题的争论中立于不败之地。

最后，中医人应积极参与讨论，正视问题，接受考验，以对中医学科学性问题的争论作为努力提高中医临床疗效的契机和动力，不断提高自身素质，发扬和光大中医学理论，从而繁荣中医事业。

二、中医学的科学基础

中医学之所以历经数千年而不衰，在科学发达的今天仍然保持极强的生命力，正是因为中医学拥有坚实的科学基础。构成中医学科学基础的三大要素是坚实的实践基础、优秀的文化基础和合理的思维桥梁。

1. 坚实的实践基础

任何科学文化都是在实践的基础上升华的。中医学有着中华民族数千年同疾病做斗争和追求健康的实践，有着最广泛的民众基础，有着依实践效果检验一切的科学态度。

数千年的实践 同疾病做斗争，从人类脱离动物界时就开始了，但是作为科学文化的实践基础，应当从文明时代开始之时算起。在人类文明时代到来之前的数千年间，是精神文化启蒙时期，从这个时期，人类才开始主动认识客观世界，才开始对与自己生存相关的客观事物展开思维，寻找其现象背后的现象，崇拜、神话传说和巫术是当时文化存在的三种形式，与抗病活动关系密切的是巫术。巫术既含有文化的因素，又含有实践的成分，借助巫术是文明时代到来之前人们抗击疾病的主要途径。

实践的基本特点是目的性，实践的目的来源于对客观事物的认识，巫术不能引导人们正确认识客观事物，文明时代的开启促使人们摆脱巫术的不合理说教，开始以客观实际为依据。因此在中医学形成体系之前的两三千年间，我们的祖先才真正开始以抗击疾病、追求健康为目的的社会实践。社会的初次大分工使一部分人能专门从事同疾苦做斗争的思考和实际操作，他们直接观察病人的各种表现，就地取材，利用熟知自然物的性能，消除人的疾苦。只是因为当时的文字还很不成熟，关于诊治疾病的经验都是通过人们的口耳相传，成为社会性的知识。当文字成为社会文化交流的重要工具时，借助文字保存和传播防治疾病的知识与经验，为医疗经验的积累提供了基本保证。

最广泛的民众基础　我国古代同疾病做斗争实践的最大特点是民众性。从王室贵族到普通百姓，从文化人到文盲庶民，人人都关心自己的健康，人人都思考自己的疾病，人人都尽最大努力利用各种条件寻找战胜疾苦的方法，摸索保持健康的途径。第二个特点是中国古代文化环境中的广大民众很少受到宗教观念的束缚，民众的思想观念是开放的。为了战胜疾苦，人们可以尝试多种可能，可以利用多种可利用的自然条件。第三个特点是传播广泛。从事医疗的专业人员与广大民众日常生活在同一个文化环境，专业医疗人员防治疾病的经验、知识随时可以在民众中传播，民众中常常有人摸索到点滴的、琐碎的防治疾病的知识，很快可以被专业人员获得，经过他们的专业性整理，最大限度地应用于诊治疾病的实践中。第四个特点是中国古时的文化人大多熟知医学理论和理解医家诊疗的技术，他们时常从非专业的角度为周围的人提供一些防治疾病的方法。第五个特点是在漫长的社会历程中，历代都有一批追求长生不老者。他们为了追求长生不老，尝试了许多方法，那些方法虽然没有科学价值，但却可以为医家探索防治疾病的实践技术提供多方面的参考，或者提供有价值的思路。

2. 优秀的文化基础

任何形式的科学文化都不可能孤立地生存和发展，中医学是在中国文化的土壤中滋生和发展起来的，中国文化不仅为中医学打下了优秀的文化基础，而且为中医学的发展提供了最适宜的文化环境。

中国文化是知识基础　在中医学形成体系的春秋战国时期，正是中国文化的第一个盛期，中国文化对社会和自然的认识已经形成了系统的理论体系与理论模型。实践于这个时代的古医家正是以中国文化为知识基础，展开了对人体及其健康与疾病的认识。首先，中国文化对人的认识，包括人的社会存在、人与人的关系、人与自然的关系等理论；对自然界的认识，包括自然界的变化规律、活动特点等；对客观世界一般规律的哲学思考等理论，都是中医人认识社会、认识人、认识自然及其相互关系的理论依据。其次，中国文化的人本主义精神深深地影响着中医学，中医学作为一门自然科学，在中国文化的影响下，一开始就没有把注意力投向自然的人，而是注重了人的社会属性，中医学特别注重人的社会存在与健康的关系。再次，中国文化的思维模式直接输入中医人的认识过程，他们对人体认识的动态性、宏观性的思维特点，都来自于中国文化的影响。

文化环境的丰富营养　中国文化的文化环境不断地为中医认识和解决医学问题提供丰富的文化营养，是中医学不断发展的重要原因。首先，文化环境中的自然哲学理论和观念是中医取之不尽的理论源泉，例如阴阳学说、五行学说本不是中医人自己的创造，而是中医人从中国古代自然哲学的《周易》和《洪范》吸收过来的，用以说明医学事物之间的相互关系；其次，中国古代哲学思想的重要理论之一——人与天地相应的理论被中医人引用过来认识人与自然的关系，并成为中医学整体观念的重要理论基础；再次，中国文化的中庸之道被中医人充分地吸收过来引入对医学问题的认识，中医理论的病因、病机学说及中医临床理论治疗原则的把握等都体现着中国文化的中庸思想。

宽松的社会环境 任何文化形式的生存和发展都受着社会环境的影响，中医学形成和发展于中国自给自足的自然经济环境，这样的社会形态较之于西方同时代的奴隶制社会环境，非常有利于优秀文化的生存和发展。首先，社会文化氛围的宽松为中医学学术思想的繁荣提供了客观条件，春秋战国时期的百花齐放、百家争鸣的文化氛围，激发着中医人思考和实践的热情；其次，中国古代社会，特别是以汉民族文化为主的社会，是世界上为数不多的很少受到宗教文化影响的社会文化环境，在这种文化环境中，人们可以相对自由地发表各种见解；再次，社会统治者的允许和支持，是中医学得以繁荣和发展的又一重要条件，因为健康问题是人人都关心的大问题，历朝历代的统治者们、权贵们更加向往健康和长寿，他们通过制定政策及他们的影响力，客观上起到了推动中医学发展的作用。

社会文化的践行者 如果说中国传统文化中的许多理论或学说只是空洞说教，那么中医人把它引入认识医学问题的实践中，就赋予空洞理论以实践的基础，从而焕发理论的活力。例如阴阳之术在《周易》中是用以占卜的符号，被医者引来说明人体结构、功能及其他事物的对立关系时，使自然哲学的阴阳观念质变为具有实际理论意义的阴阳学说。又如中国文化中的道家思想，许多论述空泛而无实际意义，当古时医者引来与人的生活方式相联系，就赋予其健康与疾病理论的实际意义。如道家主张人的身心活动应当“恬淡虚无”“志闲而少欲”等，当医者联系到一些心身疾病的病因时，就使原来的道家思想在医学实践活动中展现出客观意义。

3. 合理的思维桥梁

思维是座桥梁 任何科学文化都是人们在社会实践基础上创造的，但实践不可能自动发展成为精神文化或科学知识，中间还有一个过渡的阶段，就像必须经过的桥梁，只有人的思维活动才能使实践升华为精神、文化和科学。中医学之所以称得起“学”，是因为历代中医人不仅创造了辉煌的抗击疾病、保障中华民族健康的业绩，而且开动了思维的机器，把丰富的防治疾病的经验升华为具有完整体系的中医理论。思维是一种艰巨的脑力活动，只有正确而合理的思维，才能创造出既能正确反映实践，又能指导实践的理论，中医思维的合理性在于吻合于文化环境的思维模式，体现出优秀的思维品质，以及表现出符合人类思维发展规律的认识过程。

吻合于环境的思维模式 历代中医人在认识和解决健康与疾病的思考活动中，都保持着与文化环境相吻合的思维模式。中国文化思维模式的最大特点是宏观性和动态性，我们的祖先一开始就没有把认识客观世界的注意力投向自然界、投向物质世界的内部结构，而是善于在宏观状态下，在客观事物的运动中把握事物。中医人在认识人体的过程中，同样没有主要把人看作一个自然体，没有把注意力投入到机体的内部，而是依据机体在活动状态下表现于外的信息，揣摩体内的状态。其实，当中国文化还处在混沌状态，即关于认识和解决健康与疾病的思维活动还没有从社会思维混沌体中分离出来时，整个社会都是统一的思维模式，宏观观察能够把握客观世界，可以满足人们思考的需要，把握认识对象的动态过程，成为当时人们的思维模式，当这种思维机制可以满足人们生产、生活和生存需要的时候，其思维模式则自然固定下来。

中医人认识事物的思维模式同构于社会思维模式，决定着思维活动创造的观念、知识、思想等思维活动的产物，与社会文化具有相同的文化形态，正是因为这个原理，中医人可以自由地将社会的知识、观念、思想直接植入中医学的理论，使中医人可以不断地从社会文化的土壤中吸取丰富的营养，社会其他领域的人们很容易了解和理解中医的理论与技术。

优秀的思维品质 人类的思维活动是有品质区别的。一般说来，先进的思想、知识和理论都由优良品质的思维活动创造。历代中医优秀的思维品质主要表现在思维的活力、思维的广度和思维的深度。

中医人思维的活力首先表现在主动认识人体、疾病及所有与健康有关的事物，不满足于人体活动的表面现象，总是通过人体活动过程中表现于外的征象努力揣摩其内部的情景，中医理论的藏象学说、气血津液学说及病因病机学说等都是《黄帝内经》的作者们主动认识人体的成果，如藏象学说是对人体内部功能的阐述，“藏象”的真正含义是藏于内而现于外的意思，准确的读音应是藏（cáng）象，近人常常把藏象与脏象画等号，把中医的心、肝、肺、肾等同于解剖学的心脏、肝脏、肺脏和肾脏，是对古医家“藏象”的曲解。其次，中医在医学实践中崇古而不拘泥，善于在古训的指导下，大胆尝试新的理解，探索新的技术，如张仲景的六经辨证是在《黄帝内经》关于“六经”阐述的基础，结合自己多年的临床经验，把外感病的发生发展过程概括为由表及里的六大证型体系。再次，思维的灵活性是中医辨证论治的思想基础。中医对相同疾病的不同临床表现采用不同的方法因势利导，调节机体向正常状态恢复，叫作“同病异治”；对不同的疾病，只要疾病发生发展趋势相同，就采取相同的治法，称为“异病同治”。中医诊治的灵活性是中医临床的最大特色，创造其特色的思维灵活性是中医临床的灵魂。

思维的广度是中医人必须具备的思维品质，因为全面看问题是诊断和治疗疾病的需要，是正确把握人体的本质、规律和联系的需要。中医人在认识人的生命现象的思维中，不仅仅是把人看作孤立的生命体，而是把人的生命与大自然联系起来，把疾病的发生和发展与自然变化联系起来；中医人还把人的生命活动及疾病的发生、发展与社会联系起来，从而使中医学的理论体现出社会属性。中医思维广度的良好品质为中医学形成整体观念起到非常重要的作用。

思维的深度是体现中医人思维品质的一个重要方面。透过现象看本质是中医思考医学问题的基本任务，也是思维深度的集中体现。对临床医生来说，最大量的思考是如何从现象把握本质，人在大自然中生存，其机体内部是怎样的，各有什么功能活动，什么样的功能活动是正常的，有利于健康长寿，什么样的表现反映人的异常活动，有怎样的危害，如果过于看重解剖的作用，而人体的许多功能活动是难以测量的，所有这些都需要医学研究者深度思考。古时中医在当时的文化和科学条件下，利用各种途径，在掌握大量人的生命活动资料的基础上，思考生命的本质，思考生命活动的规律，思考人的健康长寿需要的环境条件和适应于生命规律需要的日常行为。如何以最大的努力减少疾病对人的危害是医者最核心的任务，也是思考的重心，依据机体异常的表面现象，通过思维的桥梁，寻找与机体内部的必然联系，而逐渐形成关于机体异常活动的具有整体联系的疾病发生发展状态的画面，这个画面是存在于每个诊断者的大脑之中的。认识疾病的目的是治疗疾病，医者的思维活动必须向纵深发展，开始构思调节异常的机体活动向正常活动转化的治疗原则，哲学研究称此过程是形成实践目的的阶段，最后才是调兵遣将、选药组方的思维活动。

同步于时代的思维 中医学与现代医学的本质区别是思维模式不同。现代医学是在近代医学的基础上发展而来的，而近代医学是在近代科学基础上形成的，近代科学的思维道路是以抽象逻辑思维为主导的思维模式，近代医学同构于近代科学的思维模式。

中国文化在萌发、形成和发展的过程中没有形成以抽象思维为主导的社会思维模式，是否中国文化就落后于西方，中国医学就没有认识论依据呢？否，人类思维发展的基本规律是从具体到形象再到抽象的过程，人类早期以动作思维为主，即人的思维不能脱离自身的动作，后来从动作思维向形象思维过渡，逐渐形成了以形象思维为主导的社会思维模式。以抽象思维为主导的社会思维模式最早在欧洲的近代科学中兴起。中国文化沿着人类思维发展的道路，跟随人类思维发展的步伐而发展着，在中医学形成时期，世界文化的社会思维方式仍然是以形象思维为主导，因为这种思维方式适应于较低的生产力水平，人们的宏观观察和以表象加工为形式的形象思维完全可以满足以手工劳动为主的社会生产需要，中国古代的劳动和科技发明正是充分利用了这种思维方式，创造了古代辉煌的社会生产力和古代科技。以古希腊为代表的西方社会虽然发现了抽象逻辑思维的规律，这种思维模式并不适应于当时较低的社会生产力水平。

《黄帝内经》时代的中国医家，充分发挥中国文化以形象思维为主导思维模式的优势，展开对自然、生命、人体、疾病等一系列现象的认识和实践，创造了世界上最早的医学体系。中医在认识和解决健康与疾病问题的思维中不仅吻合于中国文化环境的社会思维模式，而且同步于人类思维发展的步伐。

三、中医学的认识论依据

爱因斯坦曾经说过，一门自然科学的理论如果没有认识论作依据，那么这门自然科学再好也是站不住脚的。中医学和中医事业一个世纪以来所处的困境，正是与中医学的认识论有关。

1. 中医事业的处境与认识论

中医事业的兴旺与民众对中医学态度紧密相连，民众对中医学的态度取决于他们对中医学科学性的认识，影响人们对中医学科学性评价的重要标准是认识论依据。

中医学的认识论依据 中医学有自己的认识论依据，因为中医学自形成体系以来，一直是中华民族繁衍昌盛的重要保障，即使在西方医学大量涌来成为我国医药卫生事业的主要力量之时，中医学仍然保持着强大的生命力，不仅存活着，而且继续为民众的健康事业做出特有的贡献。应该说，中医学站住了脚，并且一直站在社会抗病健体的第一线。人们总是习惯地循着抽象思维的规律寻找中医学理论中的概念、判断、推理等抽象思维的基本思维形式和抽象的逻辑关系，因为中医学是形成于距今两千多年以前的医学理论，当时的社会主导思维模式并不是抽象思维，中医理论中的名词、术语所反映的事物，确实还没有达到抽象概念的水平，没有抽象概念作为理论的基本单位，自然不能建立起抽象概念之间的判断、推理等逻辑体系。

人类在通过思维反映存在的道路上不是只有抽象思维一条道路，中医学之所以能历经数千年而不衰，中医学的理论之所以至今仍能指导中医临床，创造理想的疗效，有效地指导中医养生的实践等，均说明中医学的理论确实有认识论的依据。如果说中医学不符合抽象思维的基本规律，那么就说明人类在通过思维反映存在的道路上肯定不是只有抽象思维一条道路。

从思维活动及其产物寻找认识论　思维科学主要从思考活动的层面讨论思维，哲学认识论主要从理论的发生、发展过程及其阐述结构寻找其中的逻辑关系。任何理论、任何科学、任何文化都是人类在社会实践基础上经过大脑的思维加工活动创造出来的，从这个意义上说，理论都是思维活动的产物。如果我们从中医理论本身找不到其认识论依据，不如从思考活动这个环节入手，从中医思维的发生、发展过程，从中医思维与社会思维的关系寻找中医学的认识论依据。

人们之所以找不到中医学的认识论依据，主要原因有三：其一，研究的思路，或者方法不对路，如果我们循着思维反映存在的过程，则可能寻找到思维反映存在的轨迹。在中医学形成和发展的年代，古代中医虽然没有走上抽象思维的道路，却可能走在另外一条通向理论的道路，这是一条怎样的思维之路，本书于后将着重讨论。其二，寻找中医学认识论依据的研究，属于社会科学中哲学研究的范畴，研究者必须具备系统的哲学理论水平和研究能力，同时必须掌握系统的中医理论，还必须有丰富的中医临床经验，这是一项艰巨的任务，过去我们在这方面缺少足够的重视和毅力。其三，没有形成一个中坚力量，把中医学的认识论依据展现出来。

依靠中医自己的力量　中医学的认识论依据不能依靠中医事业以外的力量进行研究。揭示中医认识和解决健康与疾病问题的思维活动的本质、特点和规律，还必须依靠中医人自己的力量。首先，中医理论工作者应当积极行动起来，认真学习、研究哲学认识论和思维科学的一般原理，展开对中医学的哲学研究，揭示中医思维的本质、特点和规律，并通过各种途径向社会展现中医学的认识论。其次，广大中医临床工作者也可以借助临床诊治疾病的过程，向民众深入浅出地介绍中医是怎样认识疾病的，怎样寻找外现的症状与内在机体联系的，介绍中医治病的基本原则，介绍中药调理机体的道理，这样不仅可以使病人了解病情，尤其可以使民众增加对中医诊治机制的理解，这是最有效的宣传中医学认识论依据的机会。再次，中医教育环境是最好的宣传中医学认识论依据的阵地，中医专业各学科的教师都应当结合授课的内容，努力讲解古代中医是怎样获得这些知识的，使学生们在接受中医学知识的过程中，同时了解古代先辈创造中医学理论和技术的文化环境及认知过程。

2. 中医学的主导思维方式

思维是人类认识客观世界的必由之路，思维方式是人们认识客观世界相对稳定的思考模式，主导思维方式是人们在认识客观世界过程中主要运用的思维方式。中医人在认识和解决健康与疾病的思维活动中，主要运用的是形象思维的思维方式。

思维是人脑的功能，是人的基本活动之一，思维是以大脑思考活动为表现形式，思维活动的主要功能是将人通过感官获得的关于客观世界的表面现象，经过思考加工，达到更深刻地把握客观事物的目的。思维活动表现在每个人的具体思维过程中，并不是简单地表现为某一种思维方式，而是多种思维方式的有机结合，总是充分利用人类思维发展进程中曾经经历过的思维方式。

主导思维方式 思维方式是人的大脑对客观事物或知识进行“加工”时必然表现的某种形式。主导思维方式是指在相对范围的思维过程中，虽然有多种思维方式的共同存在，但必有一种起主要作用的思维方式，主导着人的认识活动的发展方向。起主导作用的思维方式即可称为相应认知范围内的主导思维方式。例如在人类早期旧石器时代的漫长岁月中，人类的主导思维方式是动作思维；而从文明时代开始至近代科学兴起之前的数千年间，人类的主导思维方式是形象思维。

中国的社会思维环境一直沿着人类思维发展的模式缓慢地发展着，我们之所以称“缓慢地”，是相对于西方文化的古希腊文化思维环境而言的，古希腊的哲学家们创造了抽象的逻辑思维，但这种思维方式只存在于哲学家们的纯理论辩论中。与此同时代的中国文化人没有掀起关于物质世界本源的大讨论，仍然依据宏观观察，借助想象、联想和形象性构思等形象思维，主导着中华民族对客观世界的思考。

中医学的主导思维方式 实践于中国文化环境的中医人不可能跳出中国文化思维的大圈，先辈没有主要把人看作自然的人，却主要注意了人的社会存在及人的动态观察，在认识人的内部结构时，不主要依靠打开人的机体描述其构成，而是依据机体在活动状态下表现于外的信息，借助想象、联想和形象性构思，揣摩人体内部的结构及其功能，如在阐述五藏的“心”时，并非在打开人的机体，对心脏实体及其功能测试的基础上阐述心脏结构及其功能的，而是依据人在活动过程中表现于外的眼神、面色、舌质的颜色、智力活动，以及心脏的跳动与周身血脉的连带关系等，经形象性构思，逐渐在思想中形成一个功能活动的系统，这个系统是虚拟的，打开人的机体观察是测试不到中医理论所描述的“心”的。纵观中医理论的藏象学说、气血津液理论、经络学说及辨证论治的临床思维，都表现为以形象思维为主的思维方式（本教材将在第四、五章详述）。

3. 符合人类思维规律的认识论

衡量一门学科是否具有科学性的评价标准，不应当依其是否符合近代科学的标准，而应当看其是否经过了符合人类思维发展规律的认识过程。否定中医学科学性的人们仅仅凭着中医理论不符合近代科学的认识论标准就否定其科学性，这是违背科学研究规律的。中医学形成于我国春秋战国时期（正值世界第一个文化盛期），这是人类刚刚进入文明时代的文化发展期，整个人类的社会思维模式中也只有少数文明古国形成了较为成熟的以形象思维为主导的社会思维模式。春秋战国时期的中国，地处东方文明的中心，是人类社会思维活动最活跃的地区之一，也是人类文明发祥地之一、人类文化最发达的地区之一。当时中国的社会文化代表着世界文化的发展水平，代表着人类社会思维的发展水平。中医学就形成和发展于这样的社会思维环境中。

至于中国古代科学为什么没有走向近代科学，中国文化的思维模式为什么没有向抽象的逻辑思维过程发展，这是世界科学史一直被关注但尚未解决的大难题。有一点是可以肯定的，中医学在中国文化的环境中所表现的思维水平，完全可以代表当时世界思维的发展水平，中医人在创造中医学的过程中所表现的思维水平完全符合人类思维发展的规律。

4. 走进神圣的殿堂

中医是一座神圣的殿堂，人们渴望走进她的辉煌；中医是一个未知的世界，人们有心探索她的奥秘；中医学与现代科学有着深远的文化鸿沟，人们期待着一座通向彼岸的桥梁。走进中医药院校的大学生们，在中学阶段打下的是现代科学文化基础，又生活在现代科学文化环境之中，面临的却是继承距今两千多年以前的陌生文化，怎样才能打开中医学的大门，怎样才能得到中医学的真谛，怎样才能解开诸多的疑惑，中医思维学将从先辈们认识和解决健康与疾病的思维活动环节，揭示中医思维的本质、特点和规律，为在现代科学文化环境中学习中医学的人们搭上一座通向中国传统文化，通向中医学的理论和实践体系的桥梁。

需要树立的信念　要把中医理论和临床技艺学到手，需要树立对中医学的坚定信念。在现代科技活动环境中，唯有中医的医学活动还可以主要依靠中国传统文化的知识认识和解决健康与疾病问题，并且创造着客观效益。中医思维学研究将从思维的环节证明中医学的认识论依据，为初学者树立信念，为实践者坚定信念。

排疑解惑的启迪　当代的中学毕业生进入中医院校学习中医学，最大的困难是陌生，陌生中医学的语言、陌生中医理论所表现的思维规律；最大障碍是学习的迁移，学生们总习惯于利用已知的现代文化知识，去理解中医理论的含义；最大的疑问是为什么同样一个健康与疾病问题，会形成截然不同的两种医学体系；最大的困惑是中医药学的理论和知识难以理解，更不易识记，为了考试过关，只有临考时死记硬背等。所有这些问题的解决都需要借助中医思维学研究的帮助，本书将在相关章节分别讨论这些问题，为学生们能得到中医学的真谛提供思维学的帮助。

第二章　中医思维学概论

第一节　思维及关于思维的研究

一、思维的概念

思维是人脑的基本功能，是地球上最高级的物质运动形式。

1. 思维的含义

思维即是思考，是人类的基本活动之一。首先，人在清醒状态下每时每刻都在思维。人们在工作中要思考，思考被操作事物的特点，思考怎样做好工作；人们在学习中要思考，接受书本或他人讲授的知识，利用已有的知识理解新学的知识；人们在交往中要思考，思考对方表述的意思和目的，思考自己对交谈中事物的认识，思考怎样表达自己的观点；人们在安静时也思考，思考自己所观察到的事物，思考自己所做事物的经验、教训，思考自己的行动计划，思考实现自己人生目标的步骤。其次，思维伴随着人生的始终。人的思维与生俱来，初生婴儿睁眼看到世界的人和物，听到外界的声音，就开始了简单的思考；幼儿学说话，要思考，记忆人物和事物也要思考；儿童时代进入文化课的学习，青年时代转入科学知识的学习，都必须思考；成年时代要工作、要奋斗、要进步，是人生中思维最活跃的阶段；人到了老年，也在不断地思考，思考人生的经历，思考健康保健的道理与方法等。再次，人们做每件事都要思维。做事前要了解事物的特点和规律，计划做好这件事的步骤，构想做完这件事出结果时的情形。最后，每个人都在不停地思维，每个社会群体也在不停地思维，一个民族、一个国家都在不停地思维着。

思维是人脑的基本功能。人脑是中枢神经系统的一部分，由端脑、间脑、脑干和小脑组成。承担思维活动的端脑位于中枢神经系统的最高部位，左右对称，分为左半球和右半球。关于思维时大脑活动的微观机制，目前人类还不能用物理学和化学的方法描述其过程和机制。有研究表明，大脑的左、右半球在承担思维活动时，表现出不同的功能：正常人大脑的左半球以语言功能为主，人在进行抽象逻辑思维时以左半球活动为主；大脑的右半球在感知空间图像、感受音乐和艺术时很活跃。又有研究认为，大脑的左半球主要承担抽象逻辑思维，右半球则主要承担形象思维。

人类思维的客观性表现在如下几个方面：其一，人类的思维活动是通过大脑细胞的物质运动实现的，虽然人类今天还不能用物理学和化学的方法揭开思维活动的奥秘，但思维确实是一种特殊的物质运动；其二，思维活动表现为一个过程，占有一定的时间，如人们做一道数学题、计划一个工作方案、诊断一个病人的病情等都占有一定的时间，表现为一个客观过程；其三，思维活动本身是人们可以感知到的事物，人们通过自我思考过程的回忆，可以在一定程度上把握思维活动的本质；其四，思维活动是第一性的，思维活动不以主观意志而存在，不论人的主观意志态度如何，思维活动总是在进行着、思考着；其五，思维活动形成的思想观念、理论是第二性的。

关于思维的概念有两个层面的含义：其一是指思想、观念、理论，如逻辑学所说的"思维"，即概念、判断、推理等是思维活动的产物，这是在思想或理论的层面讨论"思维"；另一层含义是指思考活动，即人类依靠大脑细胞认识客观事物的思维活动。本书只在思考活动这个层面讨论思维，即把思维作为一种客观现象来讨论。总之，思维的含义包括以下三方面：其一，是指以人的大脑活动为表现形式的思考活动；其二，是人类认识和改造客观世界的桥梁；其三，是人类间接地、深刻地认识客观世界的必由之路。

2. 思维的起源

思维产生的时间　人类思维的发生应当与人类的诞生同步，如果说人类的历史已经有100万年之久，那么人类的思维也有100万年的历史了。其根据有如下几个方面：首先，思维是人类创造劳动工具的必要条件。制造劳动工具是人脱离动物、迈入人类的重要标志之一，而人欲制造劳动工具，必须思考劳动对象的特点和用于制造劳动工具材料的特性。其次，思维是人类创造文化的桥梁。人类诞生的根本标志是创造和使用文化，而创造和使用文化的过程，就是思维对客观世界反映的过程，只有思维活动才能创造出文化，如寻找生存的山洞、打制有棱角的石头等，都需要思维把客观事物在思想中联系起来。再次，思维是人具备社会属性的前提。人脱离动物、进入人类的重要特征之一是人的社会性，人可以通过语言的交流表达对事物的认识和态度，思维活动是人实现社会交流的必要前提，没有思维活动就不可能进行社会交往。我们不可能用实证的方法考证人类思维发生的具体时间，理论推理是我们研究思维起源的主要方法。

思维产生的条件　人类思维的产生是地球上生物进化的一个非常重大的事件，是人类诞生的关键性环节。在生物进化的数千万年间，是什么原因突然使一部分类人猿越出了动物进化的程序，使思维发生了质变，从而改变了一部分人猿的进化历程，朝着智人的方向发展。其一，大自然的刺激是激活大脑的直接因素。恶劣的自然环境如风、雨、雷、电、严寒、酷暑等直接威胁着类人猿，当他们的本能性动作难以抵御恶劣的自然刺激时，生存的欲望刺激着大脑的质性变化，由本能反应到主动思考，主动想办法；异类动物的伤害、侵袭等刺激着类人猿想办法更有效地躲避伤害或抗击侵袭。其二，良好的自然环境激发类人猿主动利用大脑，思考寻找适宜的生活环境，如寻找好的栖身地、获得更多的食物等。其三，生存的基本需求刺激着大脑的开化。要生存就得找食物，什么物品可食，什么物品不可食；什么食物好吃，什么食物不好吃；用什么方法得到食物，用什么方法获得更多的食物等，都需要大脑把记忆中事物的形象联系起来。其四，社会交往。原始人群内人与人有许多信息要交流：劳动过程需要协调、分工、合作，获得的食物需要合理分配等都需要人与人之间的信息交流。其五，记忆、语言、情感等心理因素的具备。记忆是思维的必备条件，没有对事物的识记和回忆，就不可能在思考中把事物联系起来，不可能进行思考；语言是人们之间交往的信息载体之一，它使关于客观世界的知识和关于社会活动的信息得以社会化，为人们的思维提供材料；情绪、情感是人们对客观事物态度的主体体验，没有这种体验，原始人就不可能激发思考的热情，思维也无从发展。

人的思维与动物思维的区别 思维不是人区别于动物的唯一标志，许多高级动物也有简单的思维，也有一定的情感反应，也有一定的记忆功能，因为它们也有大脑。人的思维与动物的思维区别如下：其一，人类的思维具有明确的目的性。为了生存，为了发展，为了争取更好的生存条件而思维；而动物简单的思维多出自本能反应，无目的性，个别动物简单的运算能力也是人工长期训练后获得的。其二，人的思维具有极大的自觉性和自控性。思维活动出于自愿的、可控的，即思考到什么程度为止、思考什么内容等都是人自己能把握的；而动物的思维是无序的、不自觉的。其三，人的思维有语言的参与。语言包括有声的言语、无声的表情、肢体的动作等，思维可以根据语言所载的信息直接进行思维加工；而动物的思维没有语言的介入。其四，人类的思维是社会性行为，在思维起源的时代，表现为简单的集体表象；而动物思维不具备社会属性。其五，人类的思维具有传承性。人可以通过口耳相传，或横向传达给他人，或纵向可以传给后代，这是人类知识积累的基本条件；而动物的思维不具备这个特征。其六，人类的思维发展快，思维方式不断演变，方法多种多样，内容不断丰富，思维发展的速度与人类知识的积累程度成正比；而动物的思维发展速度与人类相比等于原地不动。

3. 思维的发展

发展有两层含义，一是哲学意义的发展，是指事物质的变化、质的飞跃；一是泛指事物的变化，人类思维发展的过程中有量变，有表现形式的变化，也有质变的飞跃。

思维的发展主要体现在思维深度、表现形式及思维产物的质和量诸方面。所谓思维的深度，是指思维反映客观存在本质、规律和联系的正确程度。在原始时代的早期，人类的思维非常简单而表浅，只能把握事物表面现象的简单联系；在文明时代到来的前夕，社会处在神秘的神话时代，人类已开始主动认识客观世界，思维活动开始向事物的本质发展；近代以来，科学和技术之所以飞速发展，与人类思维的深入发展有着密切的关系。思维的表现形式是指思维活动本身所体现的某些特征，思维表现形式的变化，记录着人类思维发展的轨道。思维产物的质和量是指思维活动所创造的精神文化的科学水平和人类知识总量。

思维发展的动力 人类思维发展的根本动力来源于社会实践，来源于社会生产力发展的需要。具体表现在如下几个方面。首先，发展生产力的需要是思维发展的主要动力。人们欲获得更多的物质和文化生活资料，就必须发展生产，而发展生产的前提是正确把握客观事物的本质、规律和联系，实现这个目的的唯一途径是借助思维的桥梁，只有充分发挥人脑的功能，激发思维的活力，才能最大限度地正确认识客观事物，尽最大努力做出符合客观规律的决策。其次，社会实践的需要是思维发展的直接动力。人们的社会实践千行百业，每行每业都有需要解决的问题，例如一位病人的疑难杂症可以激活一位医师的思维，一个时期的医学难题可以激活一代医学家的思维，使一个专业群体的思维能力提高到新的水平。再次，求知的心理欲望是发展思维不可缺少的动力。在人类历史的发展中，确有无数的思想家、理论家在没有任何客观需求的情况下，凭着对真理、对知识渴求的愿望，长期处于思维状态，或独立思考，或与人辩论，从而推动了社会思维的发展，如以古希腊时期亚里士多德为代表的大批思想家的理性思索，在西方文化的发展史中起了非常重要的作用。

思维发展的基本规律　人类思维发展的基本规律，就思维的表现形式而言，呈现为由简单到复杂、由形式单一到形式多样的发展趋势。就思维的发展与人类社会发展的关系而言，思维发展的规律表现如下：其一，人类思维的发展同步于人类社会的发展，即人类实践的范围愈广，社会实践的层次愈深，思维发展的广度愈阔，深度愈深，每当人类社会生产发生质的飞跃的时候，也是人类思维发生深刻变化的时期。其二，思维发展的水平基本适应于人类社会生产力发展的水平。人类的任何思维都是在社会实践的基础上发生的，思维时刻在反映实践着的客观事物，因此，思维必须适应生产力的发展水平。其三，在少数特殊情况下，局部的、部分的群体或个体思维可能暂时超前于社会生产力发展的水平，出现暂时的生产力发展不适应思维发展水平的局面。

二、思维的作用

1. 思维是人类通向客观世界的桥梁

人类生存的地球是一个由复杂的物质世界和人类社会共同构成的客观世界，人类只有不断地认识这个客观世界，才能顺应它的规律，创造出大量的精神和物质财富。

思维是向客观世界的接近　客观世界存在于人的感觉和思维以外，人凭自己的感觉只能感知一部分客观世界的表面现象，而客观世界是无限的，人们在相对的时间内不可能完全彻底把握客观世界，但可以通过思维逐渐了解客观世界。因此，列宁说：人类的认识活动是向客观世界无休止的接近运动，而思维活动则是无休止接近中的接近活动。首先，人类需要把握客观世界。人类要征服宇宙，就需要了解宇宙的结构和运动规律；人类要增产丰收就需要了解农作物生长的特点和规律；医生要有效地治疗疾病，就需要了解疾病的实质。其次，客观世界是可知的。浩瀚的宇宙仅凭人的肉眼和各种望远镜观察是不能认识它的，只有经过人的思维才能逐渐认识它；农业种植仅凭观察也不能掌握作物高产的规律，只有思维才能获得丰收的秘诀；四诊只能获得病人疾病的症状，只有经过一系列的辨证才能把握疾病的实质。再次，思维是接近客观世界的唯一途径。仅凭观察是不可能真正把握客观世界的，观察只能使人们了解客观世界的表面现象，而不能把握客观世界的内在联系。例如，诊断一位病人，观察只能看到病人的神、色、形、态，只有合理运用中医辨证方法进行科学的思维，才能获得正确的诊断。经验也不能使人们科学地认识客观世界，经验的积累只是无数个性过程的重复，而不可能上升到规律的高度，只有把无数经验进行科学的归纳，升华其中的道理，才能成为具有指导意义的理论，其中的归纳和升华都是大脑思维的体现。因此，只有思维才能把复杂的客观世界规律化、系统化和理论化。

思维是深刻把握客观世界的唯一途径　人类的感觉只能把握极少一部分客观世界的

表面现象，客观世界的内在本质、内外联系及其各种规律等都必须经过大脑的思维才能把握。首先，思维可以使人们认识事物的本质。事物的本质一般都蕴含在事物的内部，思维可以根据事物在活动状态下表现于外的各种信息，经过判断、推理或构思等一系列的思维活动，达到把握事物本质的目的。如医者的检查只能获得关于病人发热、咳嗽、恶寒等症状，经过思维则可把握到风寒袭肺、肺失宣降的本质。其次，思维可以使人们把握事物的联系。客观世界的各类事物有着复杂的内部和外部联系，思维可以根据事物的特性、状态等寻找事物之间的关系。例如，中医理论中关于五脏之间的联系，是历代医家根据心、肝、脾、肺、肾等五脏功能的本质，结合内脏功能表现于外的信息，建立起五脏功能关系模式。再次，思维可以使人们把握客观世界的活动规律。世界上的任何事物都有自己的规律，只有思维活动，经过以归纳为主的思维方法，可以使人们认识到各种事物各自的规律。如古时医家通过对人在各个年龄段生理活动的特点，经过以归纳为主的思维，概括出“男子八岁，齿更发长；二八肾气……”的人体生理发育规律。

思维是一条成功之路 恩格斯在谈到思维与客观世界的关系时曾说，从客观世界和经验到理论之间有一条漫长的道路，谁肯在这方面下功夫，谁就能成功。恩格斯说的那一条漫长的道路就是思维，谁愿意在思维反映存在的道路上下功夫，谁就能在社会实践中获得更多的自由。

2. 思维是创造文化的无形工厂

人类区别于动物的根本标志是创造和利用文化，人类的文化主要有两大类，一类是物质文化，一类是精神文化，所有文化的产生都必须经过思维活动这个“加工厂”。

思维是创造物质文化的“模型工厂” 物质文化是人类创造的一切为人所用物质的总称。从原始人打制的砭石、为遮身而编制的草片、为捕猎而准备的木棒等，到现代人制造的飞机、宇宙飞船等，无不打上人类意识的烙印，所有人类生活、生产、学习所用的物品等都是物质文化。我们之所以称这些实物为文化，就是因为在它们身上体现着人类的意志和智慧，人类所创造的每一件实物都是人们希望获得的，都要经过人的思维才能实现。首先，任何物质产品创造前，这个物品的形状、结构、功用等都是在创造者的大脑中经思维逐渐形成的。如原始人建造住房，可能要经过数万年，若干代人的思索，才搭建起像今天西瓜地里看瓜棚式的“住房”；又如现代人乘坐的汽车、火车、飞机等交通工具，都是人们在一定的科学原理基础上经工程师们的构思、计算才制造的。纵观所有人类创造的物质财富，没有一样不凝结着人类的智慧。其次，任何物质产品的创造都必须通过个体思维才能实现。思维只能以个体形式存在，个体思维可以创造一定的物质产品，集体思维可以通过若干个个体思维的有机组合，完成具有复杂结构物体的创造。再次，人类物质文化的进步依赖于人类思维的发展。人类的物质财富有由少到多、由简单到复杂的发展过程，任何一个产品的改进或改造，都需要人脑的思维，都是在人的思维中形成新产品的形状、结构等思维中的“模型”之后，在大脑的支配下通过一定的操作过程才能不断创造出新的、改进后的物质文化。

思维是精神文化的加工厂 人类的一切精神文化，包括知识、科学、宗教、思想、艺术、法律、制度等都是思维的产物，思维是一切精神文化的加工厂。首先，思维是一切意识、知识和科学的加工厂。文化的源泉是人类社会实践，但实践本身不会生产精神文化，只有经过思维，在大脑中对客观事物的感觉进行加工，才能把对自然、社会的认识反映出来，形成各种文化。其次，思维使人们产生对客观事物的态度，形成各种情感，再经过想象、构思的思维形成艺术，艺术也是思维的产物。再次，思维是语言的基础。在人类语言的形成和发展的过程中，从理论上说思维与语言同步产生于人类的进化过程中，但语言毕竟是思维中形成了必须要表达的思想、情感后才刺激发音系统的；在现代人的文化交流中，同样是人们先经过思考形成一定的观念、观点、计划、思想或理论之后，才通过语言表达出来。

3. 思维指导人们改造客观世界的实践

认识和改造客观世界是人类社会实践的两大基本内容，都必须在大脑思维活动的参与下才能完成。改造世界的实践对人类的发展有着特别重要的意义。思维对改造世界的作用体现在人类实践的全部过程和全部环节，体现在人类改造客观世界的宏观过程和微观细节。

思维是社会生产力的核心因素 生产力三大要素中的主体因素是人，而人力的体现在于智力，智力的发挥是思维作用的外现。因此，所谓人在生产力发展中的作用，集中体现在思维的作用。首先，生产资料的获得需要人们的思维去发现，如矿藏的发现、土地的开垦等。其次，生产工具的制造和改造，需要思维活动才能发现旧工具的缺点，寻找改进劳动工具的途径和办法，构思新工具的功能和结构。再次，只有思维活动才能把关于物质世界的本质、联系和规律等原理及理论转化为指导生产力的活动计划和措施。

思维是调节社会生产关系的主体因素 生产关系是经济基础的重要组成部分，它能否适应生产力的发展，怎样适应并推动生产力的发展等，都需要人的思维来判断和调节。首先，思维调节生产资料的分配和管理，所有制性质的确定和调节需要大量的社会调查，研究其中出现的问题，寻找解决问题的办法。如我国在改革开放的前期，关于把农村经济转化为家庭联产承包责任制的决定，是经过了从中央到地方无数人的思考、论证，才做出的决断，没有艰苦而复杂的思维，就不可能获得农村经济改革的成功。其次，依靠思维调节社会生产的组织。生产愈发展，社会愈进步，思维对于社会成员在生产中关系的调节愈重要，例如当我国的计划经济已不适应有中国特色社会主义事业发展时，正是经过党中央的深思熟虑，决定调节为以市场经济为主导的经济方式。再次，思维调节着社会分配的制度。社会劳动成果分配是生产关系中重要的一环，处理不好必然影响生产的发展，管理部门总是依据经济管理的原则，精心计算各种劳动量和产品价值的关系，制定分配的原则，核出各层次分配的数额。

思维是指导微观实践过程的关键因素 人类的任何社会实践都是通过个体的实践实现的，在任何个体的活动中，思维活动贯穿于实践过程的始终，指导着实践的发展方向。首先，只有思维才能形成实践目的的表象。任何实践都是有目的的，而实践的目的是实践开始前就已经表象地存在于实践者的思维中，实践的目的不是主观愿望，是实践结束时实践对象的具体状态。例如，做鞋的目的是成品鞋，医生开方治病的目的是机体从病理状态向生理状态转化的情景。实践目的的形成必须经过实践者大脑的思维加工，其思维的过程是依据事物的本质和规律，经形象性构思，逐渐形成实践过程结束时的情形。例如，中医开方的目的是根据诊断的病机，依中医理论经形象性构思，形成机体从病机状态向生理状态转化的情形。其次，只有思维才能保证实践的效率。实践活动是由多种因素构成的复杂过程，实践者依靠思维的不断调节实践措施，以保证实践效率的获得。再次，只有思维能保证实践的连续，一种实践结束，新的实践必然要开始，人们欲争取更大的效率，必须不断总结实践中的经验、教训，从而保证新的实践顺利展开。

4. 思维促进人类的进步

思维促进人脑的发育 人类的思维有赖于大脑的进化。在人类步入文明的过程中，正是由于大脑的不断进化，才为思维准备了物质条件。反过来，思维活动又可以刺激人脑的发育，人脑发育的标志不在于体积和重量的增加，而在于大脑功能的增加。首先，思维可以刺激人脑的活力，经常思考问题，可以使大脑更加灵活。其次，思维可以促进心理活动的正常发育，如人格、品质等心理素质的培养，都需要通过思维促进人脑的发育。再次，思维可以延缓人脑功能的退化，因为思维可以增加大脑血流量。

思维使人类从野蛮走向文明 人类从野蛮走向文明的重要标志是文化，是人类获得创造和运用文化的能力，而文化的创造和运用必须经过思维的桥梁。因此，正是思维活动使人类逐渐认识到熟食的好处，认识到火对于生存的重要性，认识到人与人的关系应当和睦相处等一系列文明行为和生活方式的重要性，从而逐渐抛弃野蛮行为。思维的逐渐成熟是人类从野蛮走向文明的根本因素，只有思维才能找到怎样把生食变成熟食的办法；只有思维才能想出钻木取火的办法，才能找到保存火种的途径；只有思维才能处理好人与人之间的关系。

思维使人类不断增强综合能力 人类要生存，要获得更多的物质、文化生活资料，就必须不断增强自身的能力，而能力获得的基本途径是社会实践，其微观机制是思维能力的作用，只有思维才能促进语言的发展；只有思维才能引导人们怎样观察客观世界，才能提高人们的注意力和合理分配注意力；只有思维才能使人的情感、情绪等心理调节能力不断增强；只有思维才能使人的手、脚更加灵活，才能操作更加精细的仪器。总之，思维使人类不断增强各种能力，思维使人类创造出越来越多的物质和文化财富。

三、思维的分类

1. 思维的表现形式

思维是大脑的思考活动，大脑在对客观事物或知识进行“加工”时，必然表现出某些形式，由于多种因素的作用，使思维活动表现出多种方式，因此思维方式是人们在思维中表现出的相对稳定的大脑活动形式。如中国古代文化在思维过程中直接对感觉表象进行思维加工，而西方科学家在思维过程中首先对感觉表象进行抽象的规定，从而使中西方民族表现为不同的思维方式。

思维方法与思维方式不同，后者是相对稳定的、基本的思维过程，而前者是灵活的、可变的思维技巧，如比较的方法、想象的方法及推理的方法等。

思维活动是一种心理现象，目前还不能用物理测试或化学分析的方法描述它，只能通过思维活动的产物，如意识、思想、理论、艺术等文化形式，追溯创造文化的思维过程所表现的思维形式；通过思维者内省思维过程的特点，以确定其思维方式和方法的表现形式。

2. 思维分类的标准

关于思维的研究是一个永久的议题，人们希望通过关于思维的研究解决许多文化和科学本质的问题。但是由于没有规范关于思维分类的方法和标准，使得关于思维的研究处于一定的混乱状态。因此，规范思维分类的方法和标准是研究思维的前提。

思维分类方法的选择，只能从思维活动本身寻找其过程的特点和差别，而不应该依据思维活动的产物——思想、观念确定思维方式的差别，诸如"创造性思维""新思维"等关于思维的概念，多是依据思维产物的特点而划分的，这样并不利于思维活动本质、特点和规律的揭示。思维活动的特点和差异主要表现在思维脱离客观事物的程度，因此，以思维活动脱离客观事物的形式和程度为依据，考查各种思维的特点，寻找其中的差异是划分思维分类的理想方法，其划分的标准则依思维活动脱离客观事物的程度。

3. 思维的四种方式

依思维过程脱离客观事物的方式，人类的思维主要表现为动作思维、形象思维、抽象思维和灵感思维四种思维方式。

动作思维 思维活动中不能脱离自身的动作，如正在观察事物的注意，或正在操作中的劳动等，如果中断自身的动作，思维活动不能保持连续性。这种思维的特点是思维者关于思维内容的知识很少，相关知识记忆的时间很短。该思维方式主要表现在人类早期原始时代原始先民的思维活动中，他们关于认识对象的知识很少、很浮浅，而且对知识的记忆力很差，记忆时间很短，因此，思维过程很难脱离自身正在进行的相关动作；1～2岁婴儿的思维也表现为以动作思维为主，其原因如同人类的早期；此外，一些高难度技术操作过程的思维活动也可夹杂部分短时的动作思维。

形象思维 思维过程中虽可以脱离自身的动作，却不能脱离记忆中客观事物的形象，以客观事物的表象为思维加工基本内容的思维方式，称作形象思维。形象思维的最大特点是思维过程不能脱离客观事物的形象，包括感知的表象、记忆中的表象、想象中的表象和联想中的表象。形象思维主要表现在人类进入文明时代前后至大工业时代以前的古代时期，在此期间，由于知识总量的有限和生产力水平的限制，人们只能主要依靠表象的加工把握客观世界，进行正常的社会实践。形象思维也是现代人不可缺少的思维方式。其一，少年儿童的思维活动以形象思维为主，在儿童的思维中，主要表现为具体事物形象的联系；其二，聋哑人主要通过形象思维把握客观世界；其三，艺术家、文学家的创作思维过程以形象思维为主导；其四，所有人的思维，包括科学家在科学活动中的思维也体现有形象思维，爱因斯坦认为，形象思维是科学创造中的实在因素。形象思维过程中常见的方法有想象、联想、形象性构思、形象的比较、形象的分析与综合等。

抽象思维 以概念为基本单位，思维过程可以脱离客观事物形象的思维方式称作抽象思维。其思维的特点是先对感觉表象进行抽象的规定，在形成概念的基础上，再依概念的内涵寻找事物之间的逻辑关系，其方法有归纳、推理，概括、分析、综合等。抽象思维是人类思维发展到大工业生产时代以来的主导思维方式，近代以来的科学理论和技术主要经过了以抽象思维为主导的思维途径，抽象思维是现代人社会实践中的主要思维方式。

灵感思维 又称顿悟思维，思维者很难体会到这种思维的具体过程和方法，是一种由于人脑灵感而突然获得思维成果的思维活动。实际上，在灵感产生以前，思维主体已经对认识对象有了一定的了解，虽然人的主观意识没有感觉到在思考，而大脑的潜意识已经在运行着思维，一个偶然时刻大脑突然闪现出问题的答案。这种思维可存在于文明时代任何人的社会实践中，科学家许多发明的灵感都体验过这种思维。

4. 影响思维表现形式的因素

人们在认识和改造客观世界的思维活动中选择什么思维方式，受着自然、社会和主体心理等多方面的影响。

自然因素的影响 影响思维表现形式的自然因素主要有人类进化的因素、大脑的因素和地理环境的因素等三个方面。首先，人类的进化与人类思维方式的发展变化有着密切的关系，当类人猿还没有进入人类的时候，它们只有极为简单的本能反应；类人猿迈入人类的大门后，智人只能把正在活动中事物的形象建立简单的联系；当人类即将走出野蛮、走近文明时代时，记忆时间的延长，使梦境、想象、联想交织在一起，促使着末期原始先民思维方式发生质的变化；进入文明时代，人类已完全进入了现代人时代，其思维方式必然发生深刻的变化。其次，人类大脑的发育与结构也是影响思维方式的主要因素。人的发育是一个由简单到复杂、由幼稚到成熟的过程，它与人类思维方式的发展成正比，人类思维方式发展同样经过了由简单到复杂的过程。在人类的早期，人脑是不可能承担起复杂的抽象思维的；据现代脑科学研究，大脑左、右两半球的思维功能是有区别的，认为左半球以抽象思维为主，对抽象的逻辑思维、数据计算等较为敏感；而右半球则擅长于形象思维，对事物的形象、图形、艺术、音乐、表意性文学等较为敏感。再次，地理环境可以通过影响人的视野、锻炼人的性格、激发人的某些心理趋向，构成影响人们思维方式选择的重要因素。如古希腊人居住希腊半岛，三面环水、一面靠山的地理环境为他们提供了长年航海、经商、与外界交往的自然条件，从而为他们选择抽象的逻辑思维打下了实践的基础。

社会因素的影响 影响思维表现形式的社会因素主要有社会生产力水平、文化环境和知识的质与量等三大方面。首先，社会经济的因素主要指社会生产力水平，社会的人们选择以哪种思维方式为主导认识和改造客观世界，基本取决于当时的生产力水平，思维方式必须适应于生产力的发展水平。较低生产力条件下的人们运用简单的思维方式，例如原始先民社会实践的范围极为有限，他们的思维不能脱离自身的活动；古代时期自给自足的自然经济滋养着形象思维的发挥。思维方式作为社会意识的一种形式，有时也可能表现出超前于社会生产力水平的发展，但是它却不能对不适应的生产力产生积极作用，如萌发于古希腊时期的抽象逻辑思维，并不能适应于当时的生产力水平，从而没有发挥什么作用。其次，文化环境可以从社会群体的文化积淀等方面影响思维方式的选择。例如，中医学萌发和形成于中国传统文化的环境中，其文化积淀是古代中医经过以形象思维为主导的主要原因。再次，社会知识总量的多少和知识的性质也是影响思维方式的重要因素。当人类社会知识总量很贫乏的时候，人们不可能对少量知识进行抽象，也无从进行抽象的推理；如果社会知识的性质以事物的整体形象性观念为主，其社会思维方式必然选择形象思维。

心理因素的影响　思维是一种心理活动，是人类最高级的心理活动形式，是心理活动的核心。心理活动的智力因素如感觉、记忆、语言等都是思维活动的内在因素，智力因素的不同表现，可以从思维的内在结构影响思维的表现方式；心理活动的非智力因素如情绪、性格、意志等，可以从思维的心理环境影响人们思维方式的选择，如性格内向者多长于逻辑思维，性格外向、活泼者多长于形象思维。

5. 思维方式在社会实践中的体现

社会思维是多种思维方式的混合体，从人类思维的纵向发展过程看，人类思维的活动是一个对各种思维方式充分利用的过程；从社会思维的横向断面看，人类任何思维活动都充分利用各种思维方式。首先，从人类思维发展过程看，动作思维、形象思维和抽象思维分别是人类思维发展过程不同阶段的主要思维方式；在具体思维过程中，人们总是尽最大可能，充分利用已掌握的思维方式进行思维活动，如在形象思维主导的古代社会思维环境中也常常利用动作思维，同时也萌发了抽象思维。其次，从人类思维发展的任何一个断面看，社会思维总是呈现多种思维方式的共同存在，其断面相距于现代愈近，其社会思维呈现的思维方式愈多，而且多种思维方式的有机结合程度愈高。再次，现代社会之所以仍然存在多种思维方式的混合状态，是因为现时社会人群仍然受着地域文化、民族心理等多种因素的影响，从而表现出不同的思维方式。

个体思维过程是多种思维方式的有机结合体。人们在认识和改造客观世界的实践中，也不是单纯地只表现为某种思维方式，而是多种思维方式的有机结合，原因有三：其一，客观事物是复杂的、多变的，而人在相对时间内认识和改造客观世界的能力是有限的，人们只能充分利用自己掌握的思维方式，最大限度地把握客观世界；其二，认识过程中的某些假设、假说的形成需要形象思维，而假设、假说的证明却需要逻辑推理的证明；其三，实践活动开始前在大脑中形成的目的表象，是具体支配人们实际操作的目标，而实践目的的形成不能没有形象思维；其四，科学实践证明，人类的思维愈发达，愈表现为多种思维方式的有机结合，如爱因斯坦曾说，现代科学的思维离不开抽象思维和形象思维的有机结合，形象思维是现代科学思维中的实在因素。

思维活动对思维方式的选择和运用不是无主次的，在一个独立的思维过程中，一般都有一种思维方式主导着思维过程，主导思维活动的思维方式称为主导思维方式。如在中国古代科技发明创造过程中，其主导思维方式是形象思维；中国传统文化的思维之路也是以形象思维为主导的思维过程；近代科学的创造是以抽象思维为主导的思维过程。

四、关于思维的研究

1. 思维是人类探索的对象

思维活动是一种自然现象，更是一种社会现象，是人类最希望揭示其奥秘的现象，也是人类最难揭示其奥秘的现象。

人类的思维活动与人类同生存，是人类最早探索的现象之一。如果说人类探索大自然奥秘的实践是从进入文明时代开始的，那么探索人类自身思维现象的思考从文明时代的前夜——巫文化时代就有了萌芽，那时的先民通过神话解释人的思维现象。进入文明时代后，人类一刻也没有停止对自身思维的探索，特别是近代以来，关于思维的研究已是现代科学的重要课题。思维现象是地球上最高级的物质运动形式，是最难探索的现象之一，是人类不懈追求的目标。

思维活动是一种物质运动形式，但目前还不能用物理学或化学方法揭示它的奥秘。目前的研究只能发现思维活动有物理活动和化学反应的征象，但却不能揭示这些物理、化学现象与思维活动的产物——思想、观念的必然联系，更不能用物理学和化学的方法，描述思维活动的微观过程。目前关于思维的研究，仍然停留在宏观层次，通过思维者对思维过程的体验，以及思维活动的产物——思想、理论的表述，追溯思维主体所表现的思维特点、本质和规律。

2. 思维是哲学的基本问题

哲学的基本问题是思维与存在的关系问题，哲学认识论已解决了思维与存在关系中孰为第一性、孰为第二性的哲学党性问题；解决了思维能否正确反映存在的问题。但是哲学的基本问题决不仅仅表现在上述两个方面，还有一个思维怎样反映存在的问题，对这个问题研究的意义绝对不亚于前两个问题，其根据主要表现在如下几个方面。

被忽视的基本问题 恩格斯在谈到哲学基本问题时，已经认识到思维与存在的关系并不是只表现在两个方面，他说，从客观实践到理论的过程中还有一个漫长的道路，谁肯在这方面下功夫，谁就能成功。恩格斯在晚年已经意识到这个问题的重要性，并鼓励青年人在这方面下功夫。传统哲学认识论研究的重点只注意了哲学的党性问题上，忽视了思维如何反映存在的问题。

最基本的环节 人类一切有意识的活动，一切认识和改造客观世界的实践，都必须经过思维这个环节，只有思维才能在一定程度上把握客观世界，只有思维才能迸发出改造世界的决心和智慧。因此，思维是人类通向客观世界的桥梁，是人类通向客观世界最基本的环节，是必由之路。近几十年来，人们已经意识到研究思维的重要性，例如国外关于发生认识论的研究、认知科学的研究及国内关于思维科学的研究等都属于关于思维的研究。

最有活力的课题 哲学研究应当有所突破，应当循着哲学基本问题规定的方向发展。因此，关于思维活动的研究是哲学研究中最有活力的课题，近年来，哲学社会学研究一度出现困惑，是因为哲学研究没有紧扣基本问题，没有把思维活动这个具有自然和社会双重属性的基本问题纳入主要研究方向，这是一个最具活力的哲学课题。

3. 思维研究是揭示一切社会本质的重要途径

人类社会的一切事件、一切活动都与人的思维有关。因此，一切社会现象都可以通过对思维活动的研究，揭示社会活动的本质。社会的一切经济基础都凝结着人类智慧，都是在人类思维支配下的劳动创造的；社会的一切上层建筑如国际关系、法律、国家和军队等，都必须通过人的思维才能形成和实施；社会的一切经济活动如商业谈判、商品交易、市场调查及厂矿经营等的每一种经济活动方式，每一个活动的细节，都必须有思维的参与，只有思维才能体现人的主体意志。反过来，通过关于思维活动的研究，则可探求社会活动的本质、联系和规律。

4. 思维研究是揭示一切文化本质的重要途径

人类为什么有文化，怎样创造了文化，又如何利用文化，世界为什么形成了东方文化和西方文化，为什么出现民族，为什么产生宗教，为什么有艺术，艺术为什么能给人类带来文化享受等，这一切现象的发生都不能没有思维活动；反之，从思维活动的研究入手，是揭示一切文化现象奥秘的重要途径。关于文化问题的研究，已成为我国近年来理论界的热门课题，首先，思维研究是探讨中西文化分道扬镳的核心环节。精神文化是人类在社会实践基础上经思维活动创造的精神财富，如果我们能从思维这个环节追溯到中西文化萌发的源头，一定能找到中西文化分歧的思维因素。其次，思维研究是揭示中西科学技术发展轨迹奥秘的可靠途径。在世界第一个文化盛期之后，古代中国出现了科学技术发展的高潮，在整个中世纪一直领先于世界，但是，为什么近代科学没有在比较发达的中国古代科学技术基础上诞生，反而在中世纪科技几乎等于零的欧洲发生，仅仅是社会和自然因素吗？在思维这个环节必有深刻的原因。再次，思维研究是揭示教育本质、寻求高效教育规律的重要途径。因为教师传授知识离不开思维，学生接受知识更离不开思维。

5. 思维研究是揭示中医学科学性的根本途径

中医学是中国传统科学的重要组成部分，是我国现实社会实践中唯一存活的中国古代自然科学，是仍然创造着客观效益的传统科学，但是它的科学地位至今没有确立，使中医事业在现代科学文化环境中处于困惑之中，其症结在哪儿？一个重要原因，就是没有揭示中医学和中医临床活动的思维规律，没有证明其认识论依据。中医思维学研究是揭示中医学科学性的根本途径之一。

第二节　中医思维

一、中医思维是中医思维学的研究对象

1. 中医思维是一类客观现象

中医思维是中医在从事中医医学活动过程中的思维活动，主要包括如下几个方面：第一，是指中医这个群体的思维活动。中医是我国医疗卫生事业社会分工的一个专业群体，这个群体最早是在中医与巫医分离之后单独形成社会职业时形成的，数千年来，中医群体一直在实践着、思维着、创造着。第二，是指在从事中医医学活动过程中的思维，如运用中医理论和方法认识自然、社会、疾病和养生问题，运用中医的理、法、方、药诊断和治疗疾病，运用中医学理论指导人们实施保健、养生活动。第三，不包括中医专业人员从事西医医学活动中的思维活动。

中医思维是一种传统的思维模式。中医在从事医学活动的思维过程中，充分体现出传统思维的特点。首先，中医思维在中国传统文化环境中形成模式，并成熟和发展于这个文化环境。其次，中医思维主要依靠中国传统文化的知识。再次，中医思维同构于中国传统文化的思维模式。

在我国现代科技思维环境中，唯有中医思维仍以中国传统思维的模式存活，除此以外的中国古代自然科学，都在西方科学传入中国以后相继被西方科技所代替，如中国古

代数学、天文学等基本上已被近、现代科学所淘汰。

中医思维具有极大的活力，它在中华民族数千年的繁衍和发展中发挥了巨大的作用；在科学高度发达的今天，仍然能为人类的健康事业贡献自己的力量；并且能解决许多现代医学难以解决的难题；在如何养生、保健等方面，更能显示它的活力。

2. 自成体系的客观现象

中医思维不是偶尔少见的现象，而是一类客观存在的思维现象。首先，中医思维是客观存在。中医思维是中医专业从业者利用自己大脑细胞的活动把握和改造客观世界，认识和解决医学问题的实践活动，是一种特殊的物质运动形式，其物质基础是医者的大脑细胞。其次，中医思维是一类具有悠久历史的客观现象。中医思维自中医在社会形成独立的职业之时就已经开始了，并且一直存在于中国传统思维环境中，成为中国传统思维体系中一个不可缺少的、最有活力的专业思维体系。再次，中医思维是一类社会专业思维现象。在中国传统文化的环境中，认识和解决人体健康与疾病问题的思维普遍存在于医者的实践中，从自然与人的关系，到疾病的发生、发展、诊断、治疗，再到指导人们养生等，都是在中医思维的基础上进行的，即使在现代科学文化环境中，中医思维仍然是社会思维环境中客观存在的思维现象。

人类的思维活动是一类庞大的客观现象，中医思维属于医学思维中的一种形式，而且是一种传统思维的形式，在现代科学思维环境中，形成了一个自成体系的思维领域。首先，中医思维可以不依赖于现代科学的理论和技术，主要运用中国传统文化的知识和技术进行医学思维；其次，中医思维有自己的系统理论——中医学的基本理论作指导，又有一套适应于中医理论的实践体系，从而形成了完整的科学思维系统。再次，中医思维吸收了中国传统文化中自然科学思维的特点，又吸收了社会科学中文、史、哲等学科的思维特点，将两种思维有机结合于医学问题的思考，以适应人的自然和社会双重属性的需要。

综上所述，中医思维具备了建立独立学科的基本条件。任何理论都是对客观现象的理性解释，或称理性描述，任何一个学科都是对一类客观现象系统的理论描述，中医思维具备了一门独立学科研究对象的条件，即中医思维是一类自成体系的客观现象；是一类普遍存在的客观现象；是一类与人的生存和发展有着密切联系的现象。应当建立一门关于中医思维的理论体系。

二、中医思维是一类特殊的思维现象

1. 现代科学思维环境中的特殊领域

现代科学思维环境以现代科学文化为基础，其文化性质是在西方科学文化基础上发展而来的现代科学体系；其思维模式是以抽象概念为基本单位的逻辑体系；其技术是以现代科学技术体系为主导的实践环境。现代人已经完全适应了现代科学思维的环境。

中医思维领域是指在现代科学文化环境中，中医事业所涉及的实践范围，主要有中医医疗事业、中医教育事业和中医科研事业。中医专业人员在这三种实践中所体现的思维活动共同构成中医思维领域。中医医疗实践主要表现为运用中医学的理、法、方、药认识和解决健康与疾病问题，核心是诊断和治疗疾病；中医教育实践主要表现为教育者要遵循中医文化认知的规律，把中医文化传授给学生，学生以继承中医学知识和技术为目的；中医科研实践则以如何真正地继承中医学遗产、开发中医诊治技术为中心任务。

中医在医学实践中所表现的思维模式完全不同于现代科学思维，它自成体系，不依赖于现代科技而存在，更可贵的是它不仅能生存在现代思维环境中，而且还能通过它的思维方法解决许多现代医学难以解决的难题，为现代人的健康事业做着特有的贡献。

2. 特殊的临床思维

中医临床思维主要体现在四诊、辨证、治疗等几个环节。

中医的四诊主要有望、闻、问、切，与现代医学的视、触、叩、听在形式上相近，但实质却完全不同。现代医学通过视、触、叩、听获得病人机体实质病理的改变，并且主要依靠现代仪器获取与疾病相关的检测数据。中医通过四诊获得病人在活动状态下表现于外的征象，这些征象的特点具有：宏观性，是医者或病家可以通过感官直接感知的；形象性，四诊所获得的症状都不是抽象的数据而是机体病理活动的形象；动态性，四诊所获得的症状是机体病理活动的状态。

辨证是中医临床的核心环节，也是中医临床的特色，中医辨证的过程是对病情分析判断的过程，其思维活动不像现代医学那样依据定性定量的检测结果进行推理，而是依据宏观、动态、形象的症状，借助想象和形象性构思追溯出体内的病机，对病机高度概括的表述称之为证，中医的证不是一个抽象规定性的概念，而是机体动态性病机的观念。

中医治疗活动体现为以思维活动为主的过程，可分为制定治则，实施治疗和治疗反馈三个发展阶段。治则即治疗原则，制定治则的过程是以思维活动为主要形式的实践过程。与现代医学不同，中医制定治则不是针对机体的实质性病变经推理确定的，而是针对在辨证过程中形成的动态病机，根据病机的趋势，在想象和构思中因势利导逐渐形成扭转病机向生理状态转化的形象。中医治疗以内科汤剂治疗最有代表性，构思治疗的过程是一种改造客观世界的高级思维活动，其思维过程不像现代医学那样根据治则选用协定处方或执行模式化的治疗方案。中医治疗是针对病机状态，在治则指导下，精心选药组方，方中药物作用机制是一个生动的药力作用态势。治疗思维反馈是依据治疗的效果，反思诊治思维正确与否的过程。

3. 特殊的社会文化交流

中医临床诊治对象是人，人是有思维、有思想的，医者利用中医知识和技术为病人服务的过程有着复杂的文化交流，而文化交流的深层基础是中医思维模式与社会思维模式的交会。

医学的对象是人，作为自然的人，人类生存在大自然之中，受着自然规律的制约；作为社会的人，人们生活在社会之中，受着社会种种规律的制约。正是因为人的双重属性给医学实践带来了一系列特有的现象。西医重视人的自然属性，主要从自然属性思考人的疾病与健康问题。而中医一方面把人作为自然的人，从人与自然的关系思考疾病与健康问题；另一方面非常强调人的社会属性，注重社会因素和人的疾病与健康的关系。

中医的临床活动是一个有着主客双向文化交流的特殊思维过程，其表现有：中医要用传统的方法为病人诊治疾病，为健康人寻找养生之路，这是一个主体向客体的正向思维活动；作为有病在身的人，或是准备找医生咨询健康问题的人，他们在找医生以前，必有一个对医学、对医者反认识的思维活动，即依据自己对医学的了解，经过一个选择医学（找中医还是找西医）、医院和医生的过程，这是一个复杂的思维过程；中医诊治或咨询的过程，有着复杂的文化交流，其中主要是中医的传统思维与病人的现代文化思维的交会，是在现代文化环境中中西文化的碰撞在医疗活动中的体现。

三、中医思维是一类必要研究的思维现象

爱因斯坦在谈到中国传统文化的思维之路时不解地说，西方科学依靠形式逻辑和科学实验创造了整个西方科学，中国的先哲没有走这两步，却创造了辉煌的中国古代科技。爱因斯坦的谜至今没有彻底解开，中国传统科学和技术经过了什么样的思维之路，至今没有系统地描述，然而一个自然科学的理论没有认识作依据是站不住脚的。中医学欲在未来科学之林占据一席之地，中医事业欲在未来社会的发展中发挥更大的作用，必须揭示中医学的奥秘，揭示中医思维的本质、特点和规律。

1. 中医思维是一类没有揭示本质和规律的现象

中医思维是中国传统科技思维的重要组成部分，这是唯一存活在现代科学思维环境中的中国传统科技思维，是一类还没有运用现代理论描述的思维现象。

没有经过抽象思维的道路 任何科学理论都是以抽象概念为基本单位的逻辑体系，然而中医学的基础理论没有形成抽象概念体系，其理论阐述也没有建立起可演绎的逻辑体系。首先，中医基础理论关于自然、人体和疾病等客观事物是什么的名词、术语所表示的内容，都不是指事物的实体，如中医理论的“心”并非指心脏实物。其次，中医理论关于具体事物的含义，既没有严格的质的规定，也没有量的规定，没有形成形式化的定义体系，也没有建立起概念体系。再次，中医理论关于事物关系的论述，都是建立在对事物活动状态下宏观关系的动态描述。仅此三条，即可肯定古代中医在创造中医理论的思维过程中，确实没有经过抽象的逻辑思维，中医思维走了一条与西方科学思维完全不同的道路。

经过了符合人类认识规律的思维过程 中医学能存活数千年而不衰，至今仍创造客观效益，说明中医学具有科学性，说明人类在思维反映存在的道路上并不是只有抽象思维一条道路，中医思维符合人类认识的客观规律。首先，中医思维是在积累了丰富的实践经验基础上的升华。在中医理论形成以前的数千年间，中医群体已经积累了大量的各类疾病的诊治经验，并积累了对大自然和人体观察的大量资料，从而为中医思维准备了丰富而足够的思维升华素材。其次，中医学的理论已不是经验的描述，更不是客观现象的直观表白，而是经过了一系列的思维加工，如根据机体在外的动态信息，揣摩体内活动的情景；根据病人的体外征象，借助想象构思体内病机的动态形象；并进一步针对病机，因势利导，经生动的构思形成调理病机的原则；再根据调理的原则精选方药，力求制订最佳的治方。可见中医在把握客观事物的过程中，同样经过了艰难而复杂的思维。再次，中医思维使医者更深刻地反映了医学的基本问题，把握了疾病的本质，逐渐找到了理想的治病措施。

尚未进行科学描述的思维现象 现代哲学认识论对近代以来的科学活动，都给予了

思维本质和规律的描述。而关于中国古代科学的思维，还没有人进行系统而科学的描述，更没有人把中医思维的本质、特点和规律进行系统的描述。首先，中医理论之所以为理论，其理论结构的基本单位是什么，这些基本单位又处在思维反映存在的什么层次，其理论通过什么逻辑有机组合起来等，都没有给予理性的回答。其次，中医能看病、能解决许多临床问题，但是中医是怎样从外部现象深入到机体内部的，怎样把握疾病本质的，在认识疾病的漫长道路上表现了怎样的思维规律等，也没有系统的描述。再次，中医的实践是临床治疗，而治疗过程又充分体现着思维活动，这种思维与哲学认识论有什么关系等，仅凭传统的认识论是难以回答上述问题的。

2. 中医思维研究是传承中医遗产的需要

中医事业能否继续生存的关键是能否有效传承中医学遗产，但是由于中医思维与现代思维环境形成巨大的反差，只有站在文化学和哲学思维的角度，揭示中医思维的本质，才能使中医教育自觉按中医学的认知规律办学。

营造中国传统文化氛围的需要 中医大学生学习中医学的最大障碍是文化反差，而对中医思维特点、本质和规律的揭示及了解，是消除文化反差进入中医文化氛围的重要途径。文化反差的表现如下：其一，进入中医院校的大学生在中学阶段打下的是现代科学文化的基础，他们已熟悉和习惯于现代文化的内容和形式，而具有中国传统文化特点的中医学使他们产生极大的陌生感，茫然之中不知如何学习。其二，他们在中学阶段已经习惯于抽象逻辑思维的思维模式，当他们运用这种思维方式理解中医学的理论时，却不能理解其意。其三，中医大学生生活在现代科学文化环境中，文化环境与中医学亦形成文化反差。其四，刚刚进入大学学习的高中毕业生，并不具备辨别文化性质的能力，突然的文化反差很难激起他们学习的热情。中医思维研究将从文化的层面揭示中国传统科学文化及中医思维的本质、特点和规律，并以深入浅出的教材形式表述出来，必能为中医大学生学习中医学营造传统思维的文化氛围。

理解中医理论内涵的需要 大凡学习一门知识的关键环节是理解学习内容的内涵，否则是不能真正学到知识的，中医大学生在学习中医学时，很难进入中医思维的氛围，仅凭死记硬背应付考试，学业虽已结束，成绩虽已合格，却深深感到没有学到中医的真知。中医思维的研究，将为开启中医理论内涵的大门送来一把钥匙。首先，中医思维研究有助于正确理解中医理论的内涵，例如当学生们了解到中医学经过的是另一条非抽象思维的桥梁，就不会把中医理论的“心”当作解剖学的心脏去理解了。其次，有助于自觉遵循中医思维的规律而学习，中医学主要经过的是形象思维为主导的思维道路，想象、联想和形象性构思是中医思维过程中的实在因素。掌握中医思维的特点和规律，有利于学生自觉循着中医经典原著的语序，进入原著的语境，从而体味到其中的语义。再次，有助于分辨中西文化的本质区别，学习中医学的过程处于中西医学文化共存的环境，如果没有辨别中西医学文化的能力，很容易混淆两种知识的含义。反之，掌握了中医思维的规律，则可居高临下，自觉分辨中西两各种医学文化的区别与联系，从而激发学习中医学的热情，提高学习的效率。

3. 中医思维研究是抢救中医临床技术的需要

中医学是一门“活”着的传统科学技术，“活”着的主要标志是在我国现代社会实践中，有一个庞大的群体——中医临床工作者，还在运用中国传统文化的知识思维着，在认识和解决着医学问题。但是，随着文化环境的变化及其他多方面的综合因素，中医临床技术出现一定的乏人乏术现象，为使中医临床技术代代相传，继承发扬，必须重视临床技术的传承，而中医临床技术传承的最大困难是临床思维的社会化，即临床思维过程能否迅速被同行们所理解，先进的、正确的和高效的诊治技术能否迅速被同行们吸收。中医思维研究能为临床诊治技术的外化、吸收和交流提供思维学的理论和方法。

有利于临床诊治技巧的外化 人们常误认为名老中医的诊治技术不外传，其实不然，老中医的许多诊治思维技巧是在意会中领悟的，如果他们没有关于思维学的知识，是很难表述其思维过程的。中医思维研究将为人们提供系统的关于中医临床思维的理论和方法，以利于他们准确内省诊治思维过程，并通俗地表达其思维的细节，从而把中医临床思维最难描述的细节外化为具有社会意义的技能。

有利于临床诊治技艺的传承 中医临床技术发展的最大难题是继承名老中医临床经验。而名老中医经验传承的障碍在于徒弟难以体味老师诊治的技巧，徒弟在没有将经验积累到一定程度时，是难以体会到老师的思维技巧的。中医临床思维规律的研究，有利于年轻的中医迅速进入名老中医诊治思维的氛围，从而真切体味老师诊治思维的技巧。

有利于中医临床技艺的交流 一种技术能否在社会得到推广和发展，与这种技术的社会化程度有着很大的关系。中医临床诊治技术欲不断推广、传承和发展，必须最大努力地使临床技术社会化。中医临床思维研究有利于医者通俗地把诊治思维技巧表述出来，从而使优秀的、成功的临床诊治技艺迅速广泛交流。

第三节　中医思维学的概念和范畴

现代思维科学是近年来在我国兴起的新学科，它与国际上的认知科学、发生认识论等新兴学科相对应，以人类的思维活动为研究对象，是一门渗透于一切领域之中的基础学科，并可分为若干分支学科。中医思维学属于现代思维科学中一个分支。

一、中医思维学的概念

中医思维是一类在现代科学思维环境中存活的传统思维现象，是一类可以创造特殊的社会效益的思维现象，同时又是一类没有进行科学描述的现象，因此，中医思维是一类有必要进行理论研究的思维现象。

欲揭示中医思维的奥秘，必须选择最准确的角度，运用最恰当的学科。任何理论和技术都必须经过人脑思考的环节，中医学和中医临床技术是历代中医在实践基础上经过思维升华的传统科学，把历代中医作为思维的主体，把中医在医学活动中的思考活动作为研究对象，是中医思维学研究的基本任务。运用现代思维科学的理论和方法研究中医思维，是中医思维学研究的第二个任务，过去多从认识论的角度证明中医学的唯物主义问题，难以揭示中医思维的本质，现代思维学研究正是把人的思维活动作为研究对象，把中医思维看作人类思维的一种形式，运用现代思维学的一般原理和方法，展开对中医思维的研究，就形成一门独立的新型的交叉学科——中医思维学。因此，中医思维学是关于中医医学思维活动的本质、特点、表现形式、历史发展及其一般规律的科学。它含有以下几层含义：其一，中医思维学是运用现代科学对一门古老的传统科学的研究。其二，是对一个具有悠久历史的专业群体思维活动的科学研究。其三，是一种科学研究，具有系统性、深刻性、科学性和先进性。

中医思维学研究涉及心理学和哲学认识论、科学史、语言文字学等多个学科。思维本是心理活动的一种形式，思维过程又需要其他智力心理活动的配合，同时受到许多非智力心理活动的影响，所以，中医思维学研究需要利用心理学的一般原理和方法，解决中医思维中的某些心理问题。哲学认识论认为，理性认识是人们对客观世界无休止的接近，而中医的思维，正是人们在医学这个领域向客观世界无休止接近中的“接近运动”。中医理论是“接近”程度的标志或主观表达形式。辩证法和逻辑学本是关于思维产物的辩证关系和逻辑结构的研究，是因为有了辩证的和逻辑的思维活动，才可能产生理论的辩证和逻辑性。中医思维活动的产物必须通过语言表述出来，因此，中医思维与语言学也有密切的联系。

二、中医思维学的范畴

中医思维学是现代思维学研究的重要分支，它是现代科学大网的一个网结。中医思维学不是把人体的生理、病理、诊断和治疗等医学基本问题作为研究内容，不回答关于健康与疾病的问题，因此，中医思维学不属于中医学的范畴。但它是中医从业者知识结构中必不可少的部分。

中医思维学是思维学研究在中医实践这个领域里的具体研究。思维学是一个大学科，是关于思维的本质、特点、表现形式、历史发展及其规律的科学研究，人类社会实践的每一个领域都有思维的参与，都与思维有着密切的关系，每一个领域都可以通过思维学的研究解决许多与思维相关的问题。中医思维创造了古老的中医学，揭示中医思维的奥秘是思维学研究的重要任务，是思维学研究在中医领域里的具体体现，是思维科学研究的重要分支。

关于思维的研究属于智力研究的范畴，智力研究属于软科学的范畴，中医思维学研究当属于软科学研究的范畴。

三、中医思维学与有关研究的区别

中医思维学研究是关于中医在医学活动中思维活动的研究，它与中医学本身有着本质的区别，与中医哲学思想、中医辩证法研究、中医心理学研究等有着明显的区别。

1. 与中医学的区别

对象不同 中医思维学与中医学的研究对象有着本质的区别。首先虽然两者的对象都是人，但前者的对象是中医医学活动的主体，是作为一种社会实践的主体出现的，他们在中医医学活动中是掌握知识、科学，并利用知识和科学进行文化活动、创造客观效益的主体，因而只具有社会属性；后者的对象虽然也是人，但不是人的社会活动，而是人的机体，机体的疾病与健康才是医学的对象，因为疾病与健康问题和人的社会活动、心理活动有关系，所以，后者的人主要是自然的人，以自然属性为主，只是在研究机体的过程中涉及人的社会属性。其次，前者的研究对象是人在中医医学活动中的思维活动，其实质是人利用文化和科学进行的实践活动；而后者是人的生理和病理活动。再次，前者的对象是无形的，主要依靠医者的回忆和相关的医学资料作为研究对象；而后者是有形的，是客观存在的人的机体。

目的不同 中医思维学与中医学的研究目的不同。其一，前者的基本任务是为了揭示人在某一领域里的思维特点和规律；而后者是为了揭示人生理、病理活动的本质和规律。其二，前者的目的是提高人在某一实践领域里的能力；而后者是为了提高人的健康水平。

方法不同 中医思维学与中医学的研究方法各异。首先，获得研究资料的途径不同。前者可以通过研究对象对自我思维过程的回忆，得到一部分思维的资料，也可以通过医学文献如医案、医话、杂文、论文、著作等获得研究资料；而后者需医者通过感官直接感知机体的生理、病理活动信息，或通过病人及其监护人的表述获得病情。其次，前者可以通过对思维过程的分析、对中医文献资料的分析，追溯思维者的思维过程；而后者通过对临床资料的分析，逐渐形成机体内的病机形象，做出疾病性质的判断。再次，前者要形成系统化、理论化的现代科学理论；后者认识对象的目的是为了改造对象，认识继续向实践发展，并在实践中改变机体的现状向着有利于机体正常活动的方向转化。

2. 与中医哲学思想研究的区别

中医哲学思想的研究对象是中医理论和中医临床活动中所体现的世界观和方法论。而中医思维学则研究这些哲学思想是如何在思考中形成的。如前者要研究中医学中“天人相应”说的朴素唯物主义世界观及其在中医理论中的作用；后者则研究古医家是怎样把自然和人作为一个整体来思考的。前者要评价中医理论所达到的哲学水平，研究中医理论在反映医学现象时所达到的程度；后者则追溯中医家是怎样在思维中获得的医学理论，经过了哪些思维方式和方法，其过程是怎样发展的等。

3. 与中医辩证法研究的区别

中医辩证法是中医学与唯物辩证法的交叉研究，它的研究对象是中医理论和临床活动所表现的辩证法思想，是运用辩证唯物主义的基本原则或自然辩证法的一般原理，探索中医学在阐述生理、病理、诊断和治疗时所表现的普遍联系和发展的规律。中医思维学将寻找中医是如何进行辩证思维的，从辩证的思维到思维的产物——理论辩证法的客观过程。中医辩证法研究中医理论中哪些理论表现了对立统一观的思想，其水平如何，哪些理论表现了形而上学的思想，其影响如何。而中医思维学则主要在中医辩证法的基础上，分析中医是怎样动态思维的，怎样把握客观事物的普遍联系和运动发展规律的，如张介宾是怎样把“一丸红日之大宝”与人身真阳之宝联系起来的。

4. 与中医心理学研究的区别

中医心理学不是关于中医心理活动的研究，而是关于病人心理活动与疾病之间关系的研究。它以研究病人的心理为主，是中医学与心理学交叉研究的科学。它引用心理学的一般原理，研究中医理论中有关心理活动与疾病关系的论述，研究心理养生、心理治疗的规律等。而中医思维学则主要研究中医在医学活动中的心理活动与思维的关系，研究各种心理活动对中医思维活动的影响等。如中医心理学研究情绪与人的健康、疾病和治疗的关系，而中医思维学则研究中医的情绪对中医认识过程中的影响。

第四节　中医思维学研究的内容、任务和意义

一、中医思维学研究的内容

中医思维学研究的内容可分为基础研究、应用研究和开发研究三个主要组成部分。

1. 中医思维学的基础研究

中医思维学的基础研究是关于中医思维学学科本身的研究，即关于中医思维学基本问题的研究，如研究对象是什么、为什么成为一类独立的研究对象；该学科的基本概念是什么，它在现代科学之网中处在什么位置，与相关学科有怎样的联系等。因此，中医思维学的基础研究是关于本学科的基本概念、范畴、历史发展和表现形式及其一般规律的科学研究。

中医思维学基础研究的内容主要有如下几个方面。第一，关于思维一般原理的研究，思维有什么本质、特性和规律；思维的概念和分类；思维的作用；思维的表现形式及影响思维表现形式的因素等。第二，思维与中医医学活动的关系。第三，中医思维的文化基础研究。第四，关于对象的研究，即中医思维如何成为一类独立的、必要研究的客观现象，研究中医思维有什么作用和意义等。第五，关于中医思维学概念、范畴及与相关学科关系的研究，论述中医思维学的内涵，阐述中医思维学的范畴，理清它与相关学科的区别与联系。第六，追溯中医思维研究的历史。第七，中医思维学研究的方法。

任何一门学科的创立都必须进行该学科的基础研究，其意义在于：其一，明确研究的对象，因为只有划定了研究对象，才能展开一系列的研究。其二，选择研究所依据的科学理论。其三，规定研究任务和方向。其四，为该学科的研究奠定基础。

2. 中医思维学的应用研究

中医思维学的应用研究是本学科研究的主体和核心。

中医思维学的应用研究是运用中医思维学的原理和规律，展开对中医学和中医医疗活动的研究，以揭示中医在认识和解决医学问题时思维活动的本质、特点、联系和规律。上述表述包括如下几层含义：其一，应用研究的目的是揭示中医思维的奥秘。其二，科学研究必须有科学理论的指导，揭示中医思维学本质的科学理论是现代思维科学和中医思维学的基本原理。其三，应用研究是中医思维学研究的核心和归宿。

中医思维学的应用研究分为三部分：一是中医理论思维途径；二是中医临床思维研究；三是中医思维环境研究。中医理论思维途径的研究内容主要有：中医理论的文化学特点；中医理论萌发和形成的思维特点；中医理论思维途径的追溯，包括中医基本理论的形成；中医临床理论的形成；中医学术思想萌发的思维特点和形式等。中医临床思维研究可分为中医诊断思维、中医治则思维和中医治疗思维三部分。中医思维环境研究则

把中医思维放在社会思维的大环境中考察，从而分析中医思维在不同历史时期的社会思维环境中，中医思维的处境及其与思维环境的关系。

应用研究的方法 中医思维学应用研究的方法主要有两个途径。中医理论思维途径的研究主要通过对中医学文献资料的追溯，从文献的字里行间所显露的古代中医的思路，寻找其思维的经过和表现特点，中医临床思维研究亦可以依据中医临床文献，追溯古代中医诊治的思路；另一途径是对现代中医临床工作者进行调查或自我内省的方法，研究中医临床诊治思维。

二、中医思维学研究的意义

中医思维学研究对中医事业发展，对揭示中国文化的奥秘等都具有重要意义。

首先，揭示中医认知思维的奥秘。中医是怎样看病的，又是依据什么展开治疗的，其科学依据是什么等，是人们一直关心和思考却又没有得到合理答案的问题。本研究从创造中医理论和技术的核心环节——思维活动入手，探讨古代中医是怎样在丰富的实践经验基础上，在中国文化的土壤中，经过了怎样的符合人类思维发展规律认识过程创造的中医学，从而从理论上证明中医学的科学性，证明中医学的认识论依据，为怀疑和否定中医学科学性的人们正确对待中医学提供一个具有完整体系的认知思维研究资料。

其次，为揭示中国文化的奥秘提供一个方面的探索。世界许多著名科学家都关心中国文化，认为中国文化是个未解之谜，如爱因斯坦和李约瑟都想不通中国古代科学是经过怎样的思维之路创造的辉煌；中国许多科学家也认为中国古代文化是一个没有揭示的奥秘。中医思维学研究虽揭示的是中医领域，因为中医学与中国文化是子母关系，文化的形态相同，可以说揭示中医学的奥秘是打开中国文化的钥匙。

再次，提供一个与中医学具有立体结构的知识系统。在现代科学文化环境中为具有现代科学文化的民众进行健康与疾病方面的服务，只有关于中医医学的知识和技术已远远不够，因为医学是为人服务的，对方接受不接受服务，相信不相信中医对其身体情况的判断和即将实施的干预，是一个与医学有着立体关系的文化问题，其问题的解决，需中医在医学实践中向服务对象说明中医是怎样认识他们关心的问题的。说清中医施治措施的依据，要做到这些，必须掌握关于中医学认知本性和规律的理论，这个理论就是中医思维学，它是与中医学有着立体关系的知识体系。

另外，为广大民众了解中医提供科学认知的文化体系。广大民众为了自身的健康，他们希望了解和理解中医学和中医临床实践，专业性理论和技术民众不易理解，中医可以通过中医思维学研究资料，将深奥的中医诊治道理深入浅出地表达给患者。这样不仅使广大民众理解、相信了中医，巩固和扩大了中医的医学阵地，而且又丰富和繁荣了社会关于健康的文化生活，提高广大民众关于自我健康的文化素质。

最后，为中医实践提供自觉遵循认知思维规律的理论和方法。中医临床、中医教育和中医研究等是现代科技活动中的特殊实践，特殊的实践必然有着与一般社会实践不同的认知规律，中医思维学研究从认知思维的环节为实践者提供在中医思维领域里的认知规律的理论和方法，使实践者自觉遵循客观实际的规律，从而达到提高实践效率的目的。

三、中医思维学研究的任务

中医思维学研究的根本任务是引用现代思维科学、脑科学、心理学、哲学认识论和语言学等学科的一般原理及最新研究成果，追溯古时中医认知思维的特点、规律和方法，探索中医理论形成和发展过程所体现的思维规律，揭示中医临床诊治思维的特点和过程，建立中医思维学研究体系。

首先，要形成一支致力于中医思维学研究的队伍。全国各中医战线，中医教育的高校等都有一部分致力于中医理论研究的学者，他们中相当一部分有兴趣从文化学、哲学认识论等角度研究中医学，中医思维学研究常常融于上述两个方向研究之中。目前最紧迫的任务是在全国中医行业中形成一支致力于中医思维学研究的人才队伍，只有有了专注于此的人，才能集中精力，齐心合力展开中医思维学研究。

其次，在中医的专业队伍中形成一种共识。揭示中医思维的奥秘，不是一部分理论研究人员所能完成的大业，需要中医事业各个领域的中医专业人员形成一种共识，其共识的主要内容有：一方面，全体中医专业人员都应当关注中医思维的研究，积极参与中医思维研究，为致力于中医思维学研究提供丰富的素材；另一方面，全体中医专业人员都应意识到，中医思维学研究是非常必要的，关系到中医事业的振兴和发展。

再次，系统揭示中医思维的本质和规律。中医思维学研究的任务之一是揭示中医在认识和解决人的健康与疾病问题过程中所表现的认知思维的本质、特点和规律。一方面为中医临床、中医教育和中医科研提供急需的理论指导；另一方面让社会的民众都了解中医是怎样诊治疾病的；第三个方面是为广大中医专业人员在实践中弘扬中医特色，坚守中医传统获得指导性理论；第四方面是描述中医临床思维的一般过程，为广大中医临床人员内省自我思维过程，同时向服务对象说清中医诊治道理获得指导性理论。

最后，寻找中医学的文化基础。目前，相当一部分中医临床从业者把握不准中医的方向，认为中医也应与时俱进，也要吸收现代科学文化，用现代科学文化指导中医临床诊治。这是在文化层面混淆了中医学和现代科学文化，中医思维学研究应运用比较文化学的方法分别揭示中西文化在中西医学形成和发展中的作用，以引导人们自觉以中国文化作为中医认知医学问题的知识基础。

第五节 中医思维学的研究方法

思维活动与物体运动不同，物体运动视之有形、触之有感、闻之有声；思维活动也不同于社会活动，社会活动可以体察事件的始末。思维活动既看不见，也摸不着，目前虽然可以测试到人在思考活动时大脑电位的变化，却不能依靠物理学或化学的方法描述思维的微观过程。中医思维学研究只能依据思维的产物——中医文献和对中医思维活动的调查等方法，在一定程度上实现对中医思维的把握。

一、文献追溯法

文献是语言的记录，是思维活动外化的一种形式。追溯是循着文字语言所展现的思路，对产生文献时思维过程的逆向寻找。中医思维学研究的文献追溯法，是指依据中医的文献如著作、医案、医话、论文、报告、录音等思维产物的记录，追溯文献作者的思维活动，对其思维过程进行研究的方法。这是中医思维学研究的主要方法。因为研究者不可能接触到所有的中医，不可能体察到所有中医的医学活动过程，更不能观察到中医在医学活动中思考活动的实景，如大量的古代中医的思维过程，是研究者永远不可能体察到的客观现象。

根据研究对象的特点，文献追溯法可分为如下三类：其一，依据研究资料的直接和间接关系，可分为直接追溯和间接追溯。其二，根据研究对象的不同层次，可分为群体追溯和个体思维机制追溯。其三，根据文献的特点，可分为专门文献追溯和专人文献追溯。

1. 间接和直接文献追溯法

间接文献追溯是依据有关文物或历史资料，间接地推测当时医者的思维过程。如根据原始时代的砭石、骨针、壁画或其他有关原始文化的资料，推测原始先民是怎样发明砭石，怎样从砭石发展到骨针的等。直接文献追溯是根据中医理论或医案、医语等医学文献的阐述，直接从文献作者的思路研究其思维活动，分析他们把丰富的经验和零散的感觉上升到理论的思维过程，如根据《黄帝内经》关于水液在体内代谢的阐述，直接研究《黄帝内经》作者关于气化学说形成的思维活动。

2. 群体和个体文献追溯

群体文献追溯是根据群体性中医思维的产物，追溯其学术思想、学术理论或临床诊治技艺思维特点和规律的研究方法。例如金元时期的四大家，曾在中医学发展中起过重要作用，依据他们的学说，研究他们共同的思维特点，是这种研究方法的具体体现。同样，也可针对某一派别，追溯其学术思想是怎样在人们的思维中萌发的，其发展过程表现了怎样的思维特点，以便从中寻找对今天临床思维的启示。个体文献追溯是针对某中医个体的学术思想或医疗经验等，寻找其思维特点的研究方法。这种研究方法可以针对某一医家全部的资料，也可以针对其医家在某一阶段、某一学术问题上或某一具体诊治活动中的资料进行研究。

3. 专门文献追溯和专人文献追溯

专门文献追溯是对某些中医发展过程中有着较大影响的特殊医学文献，进行专门思维资料研究的方法。如《黄帝内经》《伤寒论》等中医经典著作或其他具有某种特色的中医文献，都表现了独特的思维方式与方法，把这些文献中的思维过程描述出来，有利于更好地继承中医遗产。专人文献追溯是根据某一中医名家的全部医学资料，追溯其思维发展过程，寻找其思维的特点和规律。此法与个体思维机制追溯的区别是，不在于寻求其医学文献本身的思维特点，而在追溯一个人的思维发展历史，研究他们在中医活动中所表现的思维技巧和风格。

二、调查法

调查法是研究者对从事中医医学活动中思维过程的自然状态，进行有目的的调查了解的研究方法。主要有观察、开调查会、个别访问和测试等形式。这种方法的特点是能在较短的时间内，获得大量的研究资料。其主要对象是现时的、正在进行的思维活动。

运用调查法应注意如下五个方面的问题：第一，要有明确的调查目的，在调查开始前，必须明确要调查什么，欲解决研究中的哪些问题等；第二，选择恰当的调查方法，其原则是尽量选择简便、易行，又能获得真实资料的方法；第三，拟定调查提纲，做哪些准备工作，怎样开头，先调查什么，后调查什么，都需恰当安排，做到心中有数；第四，做好调查记录，调查记录是关于调查对象的第一手资料，是进行中医思维研究的直接依据，应当认真记录，记录的内容以思维发展过程为主；第五，调查中应努力避免主观偏见，切忌按主观需要寻找符合自己观点的资料，应尽量使被试者反映他们思维的自然状态。

1. 观察

从事中医医学活动的人总是要通过各种途径反映他们的认识，如表情、举止、言语、动态、书写病历、开写处方等，都是在思维支配下的医学活动，通过对这些活动的观察和分析，可以追溯被试者的思维活动，构思他们的思维过程。这种方法的特点是在思维的自然状态下考察思维活动，不受被试者主观意识的掩饰，有利于获得真实的研究资料。

2. 开调查会

针对调查对象是群体的调查方法，宜采用座谈会的形式进行调查。其调查过程是研究者根据调查提纲，向被试者说明调查内容，然后通过自由发言或问答两种形式，获得调查资料。自由发言有利于反映被试者表述思维的自然过程，但被试者一般没有思维学修养，可能表述不完整，描述不准确；问答式则可弥补自由发言形式之不足，使被试者按照调查提纲提供必要的资料。座谈会的优点是与会者可以相互提醒，有利于获得生动、全面的资料。

3. 个别访问

个别访问又称谈话法，即研究者单独与被试者交谈，从中获得研究资料的方法。依谈话的内容是否直接涉及思维活动，可分为两种：一种是与被试者交谈有关医学理论或临床活动，研究者从交谈中分析被试者在萌发学术思维，概括中医理论和诊治过程中的思考活动；另一种是研究者启发被试者自我回忆医学活动中的思考活动。这种方法受被试者知识水平、表达能力的限制，有时不能正确反映自我思维过程。这两种方法的有机结合是谈话法的优化研究途径。

4. 测试

测试是向被试者提出含有一定内容的要求，由被试者用书面形式，回答自我思维中的一些问题。例如对中医进行心理研究时，可就学习研究中的记忆、情绪在思维中的影响等问题拟成答卷，由被试者按要求逐一回答。然后，收集这些答卷作为研究的资料。这种方法主要用于对群体的研究，而且问题又比较集中和统一的研究内容。其优点是可以不受时间、地点的限制，甚至可以通过通讯方式获得资料，以便在很短时间内获得大量某一特定内容的研究资料；缺点是不能与被试者见面。

三、内省法

内省法又称自我回忆法。由中医工作者对自我在从事中医医学活动中的思维过程，进行回顾性研究的方法。内省法的含义有广义和狭义不同，广义的内省法泛指中医工作者从事中医思维学的研究，其工作本身就是一种内省法；狭义的内省法是指被试者对自我具体思维过程的回忆。

广义的内省法是开展中医思维学研究的主要途径。我们不能单靠专业思维工作者来研究中医思维学。因此，对于有志于中医思维学研究的中医从业者来讲，目前的任务应是加紧学习思维科学、脑科学、心理学、哲学、逻辑学、历史等有关学科的知识，掌握这些学科的最新研究成果，建立起立体知识结构，迅速投入中医思维学的研究之中。

狭义内省法要求每个中医工作者都应不同程度地注重自我思维活动的回顾，寻找自我思维的特点和缺点，以利自我思维的训练。在从事临床和科研工作中，经常注意观察他人思维的方式方法，用以比较自我思维的差距，不断更新自我思维的方式方法，以利激发自我思维活力，不断提高思维效率。

四、实验法

实验法是研究者为了一定的研究目的，让被试者按照预先拟定的思维方式或程序，从事中医医学活动的研究方法。这种方法分实验室实验和自然实验两种。

实验室实验是在人为的条件下，借助现代化的设备，对被试者的中医思维活动进行仪器观察和分析。根据目前的条件，中医思维研究还不能主要依靠这种方法。

自然实验方法是指被试者按实验的要求，自然地进行医学活动。例如为了分析新、老中医临床思维的区别，可以把青年中医和老中医分为两个对照组，分别让被试者按抽象思维方式和形象思维方式，同时进行临床诊治，在获得观察资料的基础上，进行比较研究。

第三章　中医思维与中国文化

中国文化是中医认识和解决人的健康与疾病问题的知识基础，是中医学赖以生存的文化土壤，在现代科学文化环境中从事中医医学实践，必须驾驭中国文化。

第一节　中医思维的文化基础

思维活动是中医认识和解决健康与疾病问题中的主要活动，中医思维必须在一定的知识和理论的基础上进行，中医思维需要中国文化。

一、文化的作用及分类

思维是创造精神文化的加工厂，精神文化反过来又成为思维活动的必要材料。

1. 文化及其作用

文化是人类创造的，文化又被人类所利用并服务于人类的社会实践。

文化　中西方在古代都有许多关于“文化”解释的记载，其含义大致相同。我们今天常用的“文化”一词，其意义已经不完全相同于古代。为了理解的方便，综合各家论述，本章试对“文化”作一初步的探讨，它应含有以下几个层面意思：首先，它是人类智慧的结晶。其次，它是人类创造出来的，而不是在自然界自动生成的，人对文化的创造和运用，是人区别于动物的核心标志，人是文化的主体。再次，它的产生和运用都与人的劳动，尤其是大脑的活动分不开，所有文化形式、文化内容，以及关于运用文化的社会活动，都有人类智力活动的参与。综上所述，文化是人类在认识和改造客观世界的实践中创造和运用的一切物质和精神的总和。

文化是人类社会的产物　文化的产生必须具备如下三个基本条件，即实践着的社会群体、思维着的社会群体和可供传播的载体。

人类的社会实践是一切文化产生的基本条件，人类只有在创造物质财富的劳动中，才能产生对劳动对象、劳动过程，以及劳动中人与人的关系形成一定的思想意识，并在实践中相互交流，这些交流着的意识、思想是形成文化的原始素材，没有实践就没有对自然和社会的认识，也不能发生人与人之间的关系，更不能创造物质财富。

思维着的群体是创造文化的又一个必要条件。人类创造的各种物质和精神产品是人们希望获得的，是人们根据自己需要创造出的有用的产品。换言之，人类在社会实践中所创造的任何产品都打上了人类意识的烙印，没有人类的思维，就不可能创造出任何有用的物质产品，也不可能形成任何反映事物的精神产品。

文化载体是负载文化保存和交流的客体。物质文化的载体是物质产品本身，是人类智慧的物化体现，是人类文化的重要方面；文字、语言、表情、动作等是精神文化的载体，也是文化交流的介质。

文化的发展 精神文化一经产生，便随着人类社会实践的深入和社会的发展而发展着。那么什么是文化的发展？其发展的动力是什么？影响文化发展的因素有哪些呢？

发展，是指客观事物的发展，它有两层含义：一层含义是哲学意义的发展，指事物的质变；另一层含义泛指事物的变化，如事物从少到多的量变，从小到大的过程，从简到繁、从低级到高级、从旧到新的变化等。

文化的发展主要表现有三个方面：一是文化内容和表现形式的发展；二是文化活动的发展；三是社会文化环境的发展。

文化发展的动力来源于人类的实践。精神文化是人的创造，是人在社会实践中对认识对象和社会实践的意识反映，因此，文化发展的根本动力来源于三个方面：一是社会生产的实践，人类欲获得更多的生活资料，必须不断认识自然界，不断认识和改造劳动工具，不断创造更多的劳动产品，从而促进自然文化的发展；二是社会活动的实践，人类欲有效地组织劳动，创造美好和谐社会，必须研究社会的本质和规律，从而促进社会文化的发展；三是对人类自身活动的认识，包括人类自身的健康与疾病、人类思维活动和人类的心理情感活动等，从而促进关于人类自身文化的发展。

影响文化发展的因素主要有地域自然环境、民族心理特点、社会经济方式和社会思维模式。

地域环境是影响文化发展的自然因素。例如，中国文化的发祥地是在资源比较丰富的平原、丘陵和河流丰富的地域，因为只有这样的环境才能保证人的活动社会化，从而为创造物质文化和萌发精神文化提供基本条件。又如西方文化发源于古希腊，而古希腊一面靠山、三面临海的地理环境有利于当时的人们形成勤于经商和力图扩张的心理欲望，造就了古希腊文化起始的环境基础。

民族心理特点是影响文化发展方向的主观因素，不同民族的心理性格趋向影响着人们认识事物的方式和方法，从而形成不同的文化风格。如古代东方民族性格温和，追求事物的圆满；而以古希腊和古罗马为代表的西方民族性格刚烈，追求自我，敢于冒险等，表现出另一种心理趋向。民族心理活动特点的不同，是形成东西方不同文化体系的重要原因之一。

社会经济方式影响着文化发展的水平和方向。因为任何文化都是一定经济基础的反映，例如，在生产力水平很低的原始社会，由于人们的观察和劳动范围很有限，文化只能在很原始的水平反映客观世界；又如古希腊时代由于经商与扩张的社会经济基础，使当地的社会文化表现出强权和扩张意识，其哲学文化体现出纯理性特点；而与之同时代的中国经济基础处在从奴隶制走向封建制的过渡时期，田园式自给自足的自然经济决定着中国文化的人文特点。

思维活动是一切文化的“加工厂”。一切文化形式和内容都是在人的思维活动中才能产生，文化是人类思维外化的体现。人类的思维活动并不都表现为相同的模式，其思维加工的方式不同，加工出的文化产品也不同。例如，中国人是运用出入相补原理证明了勾股定律，而西方人则是运用三角原理经过复杂的运算才证明了勾股定律。

文化的作用　精神文化属于意识的范畴，意识对于客观存在具有能动的反作用。

首先，文化形成于人的社会实践，先进的社会文化正确地反映了社会的本质、规律和联系，它可以武装人们的头脑，通过人的思维活动，作用于人的社会实践，从而推动社会的发展。例如，五四运动开启了新民主主义文化运动，把先进的苏联社会主义文化引进中国，武装了中国人民，推动了旧中国向新中国的进步；以邓小平为代表的党中央关于改革、开放的思想，教育了全国人民，有效地推动了我国的现代化进程；反之，反动的思想或理论却可以引导人们错误地估计形势，做出违背社会规律的决定，从而阻碍社会的进步和发展。

其次，科学文化是人类认识世界和改造世界的指导理论，是社会生产力的重要因素。我国近半个世纪以来正是依靠科学文化，才使我国的社会生产力实现飞速的发展，也正是广大人民的科学文化水平的普遍提高，才使他们在现代化生产中发挥生力军的作用。

再次，文化是人类相互交往的工具。可以想象，如果当今世界没有文化，也没有文字、语言，没有科学，没有技术，那将是没有生机的世界。人类正是利用文化的传播作用，不断地学习先进文化，提高改造客观世界的能力。中医大学生们今天坐在教室聆听老师的讲授或接受书面知识的传播，从而获得中医学的理论和技术，将来才能从事为民众解除疾苦的事业。

最后，文化的传承作用。世界的一切事物，一切发明创造，一切知识，都可以利用文字、语言、图画、影视等各种文化载体保留下来，传给后代，使人类对客观世界的认识和人类社会拥有一个历史发展轨迹的记载。

2. 文化的分类

根据上述关于文化含义的规定，文化具有丰富而广泛的内容。广义地说，凡是人类创造的事和物都可称作文化，如原始人打制的石器、磨制的骨针、制造的盛物器皿、建造的土屋及原始人自身简单的修饰物等；原始人社会交往活动的表情、手势、简单的叫声等都是文化，是原始文化，或称远古文化；经考古挖掘出的古代文物等称作出土文物文化；人类创造的各种实物如房屋、教堂、铁路、公路、汽车、武器等称作物质文化；其他如思想、意识、伦理、道德、情感、文字、宗教、哲学、艺术、科学等属于精神文化……总之，文化的表现形式很多，根据文化的内容或形式通常可分为三大类，即物质文化、精神文化和制度文化。

物质文化是指人类创造的物质产品。凡是人类为生存和发展，在认识和改造大自然的社会实践中创造的一切物质，包括劳动工具、劳动产品、居住设施、生活用品等都属于物质文化，如古埃及人建造的金字塔，中国古人建造的长城，今人创造的神舟航天器等都是最典型的物质文化。

制度文化是人类在社会活动中为规范和统一人们的行为而建立的各种规章制度、组织形式，以及在长期社会交往中形成的、并被社会所公认的习俗等。如中国古代的“礼”“三纲五常”，现代社会的法律等都是制度文化。也有人把制度文化归于精神文化的范畴，认为它毕竟是在社会实践基础上经人们思考酝酿逐渐形成的，具有许多精神特征的文化形式。

精神文化是人类意识产物的总和，是人类在长期社会实践中，在认识和改造客观世界过程中经人的思维而形成的意识、观念、道德、思想，以及对于客观事物本质、规律和联系的认识。本书主要在精神文化的层面讨论中国文化和中医文化的发生、发展、本质和规律。精神文化是人类最宝贵的财富之一，它的内容非常丰富，涉及人类活动的各个领域和各个角落，其数量已无法统计。早在中国古代，当时的医家形容中医图书书籍之多可“汗牛充栋”，至如今科学发展的程度已难以统计各类精神文化的总量。精神文化的内容包括宗教、艺术、文字、民俗和科学等多个方面，其中科学文化又可分为自然科学文化、社会科学文化和思维科学文化。自然科学文化中有物理学、化学、生物学、医学等；社会科学文化如哲学、心理学、语言学、美学、社会学等；思维科学是一门关于人类思维的发生、发展、本质和规律的新兴学科，20 世纪以来出现的认知科学、发生认识论等，都属于思维科学文化的范畴。总而言之，关于自然现象的科学知识属于自然科学文化；关于社会现象的科学知识属于社会科学文化，而关于思维现象研究的文化属于思维科学文化。

近年来，关于文化的研究成为一个热门，关于文化的冠名也非常多，如饮食文化、酒文化、网络文化、民族文化、东方文化等，这是人们依据不同的参照系对文化分类的表述，常见的文化分类参照系主要有如下几种：依文化形成的历史年代可分为远古文化、古代文化、近代文化和现代文化；依社会发展的特点划分有原始社会文化、奴隶社会文化、封建社会文化、资本主义文化和社会主义文化等；依文化对社会发展的作用方向可分为先进文化和落后文化或称腐朽文化；依创造文化主体的民族冠名分如中华民族的文化、汉民族文化和伊斯兰文化等；依具体事物的特点可以形成特色文化，如酒文化、影视文化、饮食文化、网络文化等；如果依文化的民族性和世代继承性相结合划分文化，可以形成传统文化和时代文化。总之，划分文化的方法和途径很多，由于文化的范围极广，包含的内容很多，人们可以根据不同的需要进行文化分类。

3. 文化是思维的基础

精神文化是人类在社会实践基础上经大脑的思维加工活动创造的意识产品；反过来，文化又是人类思维活动必不可少的材料，是人类展开新的思维活动的基础。

文化是一切认知活动的必要条件 人类自从经历了精神文化的启蒙以后，尤其是进入文明时代以来，人类的一切认识活动都是在一定的文化基础上进行的，人们总是利用已有的知识去认识新事物，即常说的人们总是站在前人的肩膀上认识客观世界。这就是人类不断进步、知识总在增长、文化总在不断地繁荣和发展的重要原因之一。在人类的具体认知过程中，人们对任何事物的认识都是最大努力地利用一切可利用的相关知识。人们在新的认识活动中所利用的相关知识主要有两类：一类是在书本上学到的，或在与他人的交往中得到的；另一类是自己经历过的，已经作为经验保存下来的。在新的认知活动中，人们会迅速调集大脑中储存的相关知识，运用于对新事物的认识之中。例如，一个医生在临诊时观察到病人的一种舌苔，很快会回忆起曾经诊治过的病人的这种舌苔，做出对当前舌苔的判断；如果没有经验，必须迅速回忆书本上的有关知识，甚至找来相关资料，对观察到的舌苔进行分析、辨别。

文化是微观思维构成的重要因素 如果把人的具体思维活动做微观剖析，它应包括：思维的主体（处在认知思维中的人）、思维的材料（思维活动“加工”的内容）、思维的过程和思维活动的产物。其中思维的材料有两大内容，一是感性认识活动获得的感觉材料；一是认知主体在认知过程中从大脑知识库中调集的相关知识。医生的临床诊治思维活动是这样，气象预报员对天气变化的认识也是这样，所有的认知活动都是这样。可见，知识是人们认识一切事物的思维活动中不可缺少的重要因素。

二、中国传统文化与中医文化

1. 传统文化及中国传统文化

传统文化具有鲜明的世代性、民族性、积淀性和特色性的特点，中国传统文化充分地体现了上述特点，中医学是中医文化的核心，中医文化是中国传统文化的重要组成部分。

世代性 世代相传是传统文化最基本的特点，其主要特点是代代相传、不间断、有相对稳定的社会基础和文化的基本结构不变。

世代相传的文化自形成一定的规模之后，通常在稳定的社会群体中从上一代继承下来，再传给后代。例如，中国传统文化自从春秋战国时期形成基本体系以后，一直在中国大地上，在以汉民族为主的社会群体中一代接一代地承袭，中间从未间断过，直到目前我们所接触的中国传统文化，都是我们祖辈传承下来的。中国传统文化是世界上极少没有中断过的传统文化之一。

任何文化都是人们在一定的社会实践中创造和传承的，相对稳定的生产方式是文化世代相传的基本条件，因为文化本是社会存在的反映，如果社会生产方式处于激烈动荡之中，那么，作为上层建筑的文化模式也难以世代相传。中国传统文化之所以源远流长是因为在中国历史上自给自足的自然经济形式是我国两千多年社会发展的主导经济方式，而不是像西方许多国家那样社会经济方式经常处在激烈的动荡之中。漫长的封建社会环境和相对稳定的自然经济方式为中华文化的世代相传提供了最基本的社会条件。

文化是有结构的。文化结构是不同文化体系相互区别的主要依据，它是由创造文化的思维方式、文化内容的风格和文化表现形式等几个方面所组成的。传统文化结构的稳定性首先表现在思维方式的一贯性，即传统文化在世代相传的过程中，不会因为时代的变迁而改变基本的思维方式。例如，在中国传统文化中，发明和改造劳动工具的思维方式没有一项是通过抽象的逻辑推理与受控实验的有机结合实现的，而是经过不脱离客观事物形象的思维创造了整个中国古代科技文明，在这个过程中以形象思维为主导的思维模式始终不变，这是中国传统文化结构的核心，也是区别于其他文化的主要标志。除中国传统文化以外，世界上也有许多其他民族文化体现出文化结构的一贯性，例如古印度文化等。其次表现在文化内容的风格不变，例如，中国传统文化的绘画艺术，人物画以神表意、风景画以景表意的风格始终不变；而西方绘画艺术的人物画以形体表达主题。再如西方自然文化的构造性自然观是他们认识大自然的基本风格，而在中国传统文化中始终就没有形成构造性自然观；西方主要通过解剖认识人体，而中国则主要通过司外揣内的观察和想象来认识人体。再次是文化载体的基本形式不变，例如，表意性文字始终是中国传统文化的载体之一。

民族性 传统文化一般都与特定的民族有关。这里所说的民族，不是指某一个具体的民族而是指种族群，如我们中华民族的传统文化，虽以汉民族为主体，但也包括其他一些民族的文化，如回、蒙古、朝鲜、苗、壮、傣等民族，这些民族的传统文化是中华民族传统文化的一部分。传统文化的民族性一般是指由一个民族或一些生活习惯相近的民族群所创造的文化，这些文化都体现着特定民族的心理性格和生活习惯，都鲜明地反映着该民族的精神寄托。

民族文化是传统文化的基础，没有文化的民族性，就不可能体现出文化的传统性，全世界的民族都可能形成自己的文化，这是各民族之间相互区别的重要标志之一，因此文化的民族性特点是构成传统文化的重要因素。首先，文化的民族性充分体现着文化的传统性。文化的民族性是指各民族在自己的生活和生产实践中所创造的文化，这些文化无论内容或形式都鲜明地体现着该民族的习俗、信仰特点，反映着他们在认识大自然和社会过程中所体现的思维特点，这些文化的基本成分在民族的繁衍中一代一代地传下去。其次，民族文化的心理趋向和心理性格是维系文化传统的基础。民族文化都鲜明地表现出本民族的心理特点，如中华民族勤劳善良的心理性格，古希腊民族的勇于探索、勤于经商、强于扩张的心理趋向等都充分体现在各自的文化中，并作为一种精神贯穿在民族文化之中。再次，民族文化又集中反映着本民族民众的精神寄托。宗教信仰和伦理道德是民族文化的重要成分，也是构成文化传统的核心内容之一。例如中东许多民族的伊斯兰教是中东地区传统文化的中心内容和特色所在，又如中国文化的儒、道、墨等文化精神，集中地反映了中华民族的精神寄托，也是形成中国传统文化的核心内容。

积淀性 传统文化的传统性特征存在于各种文化形式所蕴含的思维方式、方法和风格等文化的基质之中，也是传统文化的基本成分，这些基本成分在文化的发展过程中被渐渐的积淀下来。

所谓积淀是部分成分的沉淀，比如一只杯子中盛有某种溶液，溶液可以经常更新，但杯中的溶质却在慢慢地沉淀。传统文化中关于对客观事物认识的内容可以随着认识的深入而不断更新，但是其中关于探索自然和社会的思维方式及所表现出的某些精神品质却可以代代相传，并在认识和改造客观世界的过程中发挥着积极的作用，或表现出一定的风格。传统文化的积淀主要表现在文化精神、文化成分、思维方式的积淀。

文化精神不是精神文化，前者是指文化深层的成分，是存在于民族文化之中的灵魂和精髓；而后者是指由人类思维所创造的文化体系。文化精神的主要内容有思想、意识、道德、品质等，如中国传统文化的人本主义、仁爱精神、天人相应意识等都是蕴含在我国古代各派文化中的精神实质。在中国文化精神的积淀中，道家文化突出表现了超越意识和批判精神；儒家文化则突出表现了和合精神和人文精神，其中“仁”“义”“礼”等基本观念，为中华民族优良道德品质奠定了基质；墨家文化的简爱、自强精神在中华文化中占有重要地位。而中国文化的人文精神、和谐理念及突出人本位的伦理精神则是各派传统文化中共同的成分。文化精神是人类在对自然、社会事物的认识和实践中升华、凝聚而成的。例如，中国文化的和谐、圆满文化精神，与中华民族长期处于大一统的自给自足的自然经济有直接关系，是在田园式的家庭生活、社会生产中逐渐升华和凝聚而形成的。文化精神的沉淀，是一种扬弃的过程，任何文化精神成分在萌发状态总是不成形、不完美的，经过一代一代相传后，人们在社会实践中逐渐舍弃不合理的成分，充实新的体会和认识，从而使文化精神在人们的社会实践中不断积淀出优秀的文化成分，并表现出文化发展的连贯性。

与文化精神不同，文化成分是精神文化的细小成分。人们认识客观世界的过程中，不可能在一定的时间内创造出非常成熟的文化体系，传统文化也是如此。人们在认识自然事物和社会事物的过程中，总是由简单到复杂，由个别到一般的，如中国传统文化关于人与天地相应思想的形成，在早期的巫文化时期，我们的祖先只能被动地认识到人生天地之中，有一种神的力量在支配着大自然的运动，人只能服从天地；到中国文化成形期，关于人与天地相应的观念，已在巫文化的基础上形成人适应大自然而生存的思想。

思维方式是文化结构中最核心的因素，同时也是传统文化结构中最核心的基质。在传统文化积淀的过程中，思维方式的沉淀是重要的组成部分。中国传统文化在思维方式的积淀中，主要表现为不脱离客观事物形象思维方式的积淀，有研究认为，中国是形象思维的故乡，《周易》是形象思维的产物，中华民族较早地从神话思维发展到古代文明思维，至中国传统文化体系形成时，想象和形象性构思已是其中的实在因素。中国传统文化的第一个盛期之后，各种文化形式如哲学、医学等，都经过了以形象思维为主导的思维道路；我国古代各时期的科技发明、创造，都没有经过形式逻辑和科学实验的思维之路，而是实践者对劳动工艺经验表象的加工形成新的思维火花创造的。中华民族在长期的实践中逐渐完善了形象思维模式，并通过以形象思维为主导的思维桥梁创造了整个中国传统文化。

特色性 世界文化因各种传统文化的存在而丰富多彩，各种传统文化也因各自的特色在世界文化大花园中争奇斗艳，因此，特色性是传统文化的突出特点之一。

在世界文化中，传统文化的种类多不可计，但每一种传统文化又都有自己的特色，没有特色的文化，不可能成为传统文化。但是并不是所有的传统文化都具有代表性，中国传统文化是世界文化花园中最绚丽的鲜花，也是最具活力的传统文化之一，它不仅支撑了几千年的中华文明，而且为世界文明的进步注入了巨大的活力。中国传统文化是世界上最具特色的传统文化之一，是东方文化的代表。除中国文化外，东方文化还有印度文化、日本文化等也有自己的特色。西方也有属于自己的传统文化，古希腊文化和古罗马文化应属于西方传统文化的范畴。各种传统文化都以自己的特色而跻身于世界文化的大体系中。传统文化的特色主要表现在思维模式的特殊、文化内容的特殊和文化风格的特殊。

传统文化的特色还体现在创造文化的思维模式上。世界文化之所以各色各样的，一个重要因素是不同民族在不同客观环境中所选择的思维方式方法不同，其思维的产物——文化可以表现出不同的特色。中国文化最突出的特色之一是它的特殊思维。中国传统文化所体现的不脱离客观事物形象的思维是其特色的根本，而亚里士多德的形式逻辑是古希腊文化中形成的思维方式。思维模式的特殊是中国传统文化特色的集中体现。

文化内容是指文化本身所体现的思想、观点、理论等，各民族在特定的自然、经济和社会环境中，运用不同的思维方式，创造了各具特色的思想理论和科技成果。例如，中国传统文化的中医学和西方文化的西医学，都关注和阐释人体与疾病，都要认识人与自然的关系，但是中国传统医学的人体观、疾病观与西方医学的人体观和疾病观迥然不同，中国文化把人体看作一个动态机体，善于从机体在活动状态下表现于外的信息，寻找内部的功能联系，从而建立有机动态人体观和疾病观；而西方医学把人看作自然体，努力在内部结构把握人体，从而建立了构造性人体观和以机体实质改变为依据的疾病观。因此，文化内容的特色性是传统文化的又一重要标志。

文化的风格是文化内容和形式所体现的一贯性文风和格式。由于传统文化形成的年代、环境以及文化主体认识事物的角度、心理趋向等各种因素的不同，使传统文化表现出多彩的风格，从而形成相互区别的特色。例如，中国传统文化的文学风格，完全不同于同时代的西方文学，也不同于现代文学，中国的唐诗、宋词都以写景寓情，而西方文化的诗作却以叙事议理为风格；中国古代的神话传说多表达人们如何顺应自然和从大自然得到恩惠的愿望，而西方古代神话多表达人们了解自然、征服自然的愿望；中国画与西方的油画虽都在画人、画景、画物，但艺术风格却完全不同。

2. 中医思维需要中国传统文化

中国传统文化是中医思维的土壤，它为中医思维提供了丰富的文化资源，中医思维也为中国传统文化展现了最优秀的文化形式。它们之间的关系主要体现在如下几个方面。

首先，中医思维从社会思维母体分离出来。在我国春秋战国时期以前的数千年间，文化以混沌体的形式存在于社会中，社会思维没有明确分工，处于混沌状态，人们关于人体和疾病的思考都混杂在社会思维中。到人类第一次社会大分工以后，为人诊治疾病的社会实践成为社会的独立职业，关于人体健康与疾病问题的思考逐渐从社会混沌思维体系中分离出来，成为独立的思维领域，例如中医思维的许多方法都是从《周易》引来的。

其次，中国传统文化是中医思维的土壤。中国传统文化犹如肥沃的土壤滋养着中华民族在各个领域的思维活动，创造着中国古代的文明。中医从业者在认识和解决医学问题的实践中，不断地从中国传统文化的土壤中吸收营养，使中医思维始终保持着活力：中国传统文化为中医思维提供了丰富的自然和社会的知识；其文化环境为中医思维提供了最适宜的文化氛围；思维方式为中医思维提供了最佳模式。

再次，中医思维创造了最优秀的传统文化。中医学是中国传统科学文化的重要组成部分，是中国古代科技的优秀成分，是中国传统文化的优秀代表，是中医思维的杰作。在中国古代科技思维的环境里，只有中医思维最具活力，它不仅创造了中医理论，而且把理论结合于中医临床诊治，使两者成为有机结合的统一体，这是中国传统文化中唯一既有系统理论又有配套技术体系的古代科学；中医思维自形成体系以来，一直活跃在医学实践中，即使在西方医学涌来时，中医思维仍然顽强地坚守着自己的阵地，为解除民众的疾苦，为保存中国文化立下了头功；在科学高度发达的今天，在现代科学环境中欲寻找最具代表性的中国古代传统科学文化，还是首推中医学，中医学是“活着”的中国传统科学，其“活”的标志是有一个庞大的中医群体可以主要运用中国传统文化的知识认识和解决医学问题，并且创造着客观效益。

3. 中医文化

中医学和中医医疗实践是一种文化，属于中国传统文化的范畴，中医学和中医医疗又是一种科学，属于中国传统科学和技术；中医学是优秀的中国传统科学文化。

中医文化的含义　中医文化是中华民族在同疾病做斗争和追求健康身体的漫长岁月中，经大脑的思维活动创造的中医知识、理论和技术，积淀下来的医学文化。它有如下几层含义：其一，中医文化是在中华民族长期同疾病做斗争和认识人体的实践中创造的，实践是中医文化的源泉；其二，实践本身不会“生产”文化，文化必须经过思维的加工，人脑对事物的思维产生思想、观念、意识等，文化是意识的存在形式；其三，中医文化是专业文化，是人们在医学领域里从事医疗卫生及相关活动的意识反映；其四，在现代科学文化环境中，中医文化表现出极大的特殊性。

中医文化的内容　中医文化的内容包括三大类：其一，意识文化，又称精神文化，主要指中医学的各类理论；其二，技术文化；其三是物质文化。中医文化的精神文化主要包括中医学的各种理论，如中医基础理论、中药理论、方剂理论、临床辨证论治理论，以及中医历代各家学术思想、观点。中医文化的技术文化主要包括中医临床各科的诊治技术（如检查疾病的技术），临诊寻找病因分析病机的思维技艺，某些疾病特殊的治疗手法，以强身健体为目的的锻炼方法，辨认、采集、炮制、保存、制作药材的技术等。中医文化的物质文化，一是指中医诊治疾病时所制造的医用器材、器械，如砭石、骨针、针灸针、小夹板等；二是指各类中药药材；三是为中医诊治所建造的专用房舍、工具等，如专供诊病的“诊堂”。此外还有一种文化，是中医在医学活动中所产生的医者与患者、咨询者关系的文化，如医德、医风和医患临诊交流（医疗、保健咨询过程中产生的主客关系）等，这些文化现象属于中医医学社会文化的范畴，其实质仍属于精神文化的范畴。

中医文化的传统性　中医文化的传统性是最突出的特性，在现代科学文化环境中，中医文化以其独特的形式存在着，并发挥着特有的作用。

中医文化突出表现了中国传统文化的民族性。首先，中医文化是以汉民族为主体的中华民族的思维结晶。汉民族是世界上几个古老优秀民族之一，他们勤于实践，亦勤于思考，中医文化正是中华民族在长期的同疾病做斗争和寻求健康长寿实践中，经思维创造的民族文化。其次，是以汉民族语言和文字为载体的文化。中医文化中的理论、学术思想等，均以汉语言文字的形式保存下来，并传给后代；中医文化的许多内容通过民间借助古代汉语口耳相传的途径存在于社会文化的环境中的。再次，中医文化鲜明地反映着汉民族的心理特征。中医文化不论是认识和解决医学问题的思维方式，还是对于疾病的态度、对于健康长寿的愿望等方面，都充分显示了汉民族积极向上，向往美好的心理趋向。最后，中医文化在寻求健康之路的实践中密切结合日常生活和生产劳动，充分体现了汉民族的生活习惯。

中医文化在中国传统文化的环境中世代相传，是典型的世代传承的文化。首先，代代相传，从不间断。中医学形成体系以前，先民们同疾病做斗争的经验，以及寻求健康长寿的思考，以口耳的形式代代相传；中医学形成体系后，中医医疗形成了专门的职业，中医文化一直是中华先民治病养身的武器。其次，家族传承。中医文化的世袭性在中国古代文化中表现得尤为突出，古代许多挂牌中医打出了“中医世家”，数代“祖传中医”的牌匾。再次，师徒传承。跟师学技是中国古代文化传承的一个重要形式，中医文化在古代亦主要依靠这种形式传承，中医发展史上许多学术流派的形成和继承，亦主要依靠师承关系完成。

中医文化在现代科学文化之林中竖起一面传统文化的大旗，与现代科学文化形成鲜明的对照，表现出传统科学的特色性。首先，形式多样。中医文化存在于中医学的理论之中，存在于中医临床的诊治技术之中，存在于中医临床过程的医患文化交流之中，还存在于社会人们的日常生活之中。其次，范围广泛。中医文化是中华民族全民的文化，古代上至皇帝、皇家贵族，下至平民百姓，无不关注中医，无不希望了解中医知识；特别是古代文化人、宗教人士，都不同程度地了解中医学的理论和技术，可以说，中医文化是中国古代文化环境中流传最广的文化形式。再次，思维方式的特殊性。中医学之所以表现出特殊的文化形式，主要是古代中医在认识和解决医学问题的思维中，经过了与现代科学文化完全不同的思维道路。

三、中医学的文化本质

中医学是中华民族在长期同疾病做斗争和追求健康的实践中，经过一系列符合人类思维发展规律的思维活动创造的精神文化，是中国传统文化的重要组成部分，是中医文化的核心。中医理论属于理性认识的范畴。

1. 中医理论的认识论特征

中医理论是中医学的核心，是中医临床实践的指导理论，它有着与人类其他理论一样的认识论属性，即属于理性认识的范畴。首先，中医理论是在中医实践的基础上对客观事物的间接反映。不论是方法性理论的阴阳、五行学说，还是回答医学对象“是什么”和“怎么样”的基础性理论的藏象学说、经络学说，前者是取类比象地说明医学事物内部和事物之间关系的理论，后者是阐述人体内部的结构和功能，这些理论都不是对具体事物的直接描述，而是在对客观事物大量观察取得丰富的客观资料后，经一定的思维加工过程形成。其次，中医理论在一定程度上深刻地反映了客观事物的本质。本质是现象背后的现象，古时中医正是通过人在活动状态下表现于外的信息揣摩体内的藏象、气血和经络，揣摩疾病的发生和发展等。例如《黄帝内经》认为“正气存内，邪不可干”，深刻地反映了人的身体强健了疾病就不容易发生的深刻道理。再次，中医理论还概括地反映了医学事物的活动规律和普遍联系，《黄帝内经》中的“病机十九条”，就概括地反映了疾病发生机制的规律；《素问・生气通天论》有“故阳气者，一日而主外，平旦人气生，日中阳气隆，日西而阳气已虚，气门乃闭，是故暮而收拒”的阐述，这是对人的机体昼夜活动观察后，归纳出人体的阳气白天多趋向于表，夜晚多趋向于里的活动规律。

2. 中医学的文化形态

思维活动生产出的精神文化是以一定的结构形式存在的。本教材所涉及的精神文化主要经过两种主导思维方式，一种是经过以形象思维为主导的思维过程，在东方文化环境中形成的文化；另一种是经过以抽象的逻辑思维的思维过程，在西方文化的土壤中形成的文化。前者可称为东方文化形态，后者为西方文化形态。中医学属于东方文化形态，它经过的是以形象思维为主导的思维道路，中医学运用的文字工具是汉字表意性文字，语言是汉语言体系。

3. 中医学的文化属性

所谓文化属性是指一种文化形式或一个学科在文化分类中的归属。中医学首先属于精神文化的范畴，进一步划分，属于古代传统科学文化，当分析它的自然、社会文化属性时，中医学就不能简单地划归某一类了。从中医学属于医学的大学科来说，应当归属于自然科学，因为它毕竟是以人的机体健康与疾病问题为对象的学科。但是，从中医学理论所讨论的内容和中医基础理论所借助的文化环境的理论，中国文化的道家学说、儒家学说及后来的佛家思想都属于社会学的范畴，中医在认识人体、疾病与健康时，并没有主要把人体作为自然的人，在相当多的情况下，把人作为社会的人去认识，因此，中医学具有自然科学和社会科学的双重属性。

中医学的双重文化属性源于人的双重属性，人的机体首先是一个自然体，人是大自然的产物，人体是地球上最高级的生物体；人又是社会大体系中的一分子，历代医者非常恰当地把人的自然和社会属性有机结合于医学问题的思考，成为中国文化中唯一一个具有自然和社会双重属性的学科。

中医学的双重文化属性，从一个方面反映了历代医家成功地把中国文化的自然文化和社会文化有机结合起来，体现出中医学的优秀性。正是中医学的双重文化属性，为未来医学向医学社会学拓展提供了最珍贵、最可靠的探索。

第二节　中医学是中国传统文化的重要组成部分

人类的任何社会实践都是在一定的知识基础上进行的，中医的社会实践是在中国文化的知识基础上进行的。

一、中国文化孕育中医学

中医学是中国文化的重要组成部分，它在中国文化的土壤中滋生，在中国文化的环境中发展，是最优秀的中国文化，是目前我国文化活动中唯一以完整学科体系形式存在的中国文化。

1. 混沌的知识状态

人类文化的最初状态是混沌的，是由于认识活动的逐渐深入和认识对象的专一，才使人类的文化逐渐分化。

精神文化的启蒙　在长达百万年的原始时代，由于社会生产力水平的极度低下，感知、记忆和思维能力的极度有限，人类一直处在蒙昧阶段。大约在距今一万年前的新石器时代，人类才开始精神文化的启蒙。

人类蒙昧的主要标志是不知道主动认识客观世界，启蒙的标志是人类开始主动认识客观世界，开始寻找人们所接触到的客观事物的联系，其内容有：开始思考人类自身的由来，即人是从哪来的、人为什么能思考等；开始思考大自然的由来，思考周围事物的活动规律，如太阳的早出晚落及天气的阴、晴、风、雨等；开始不自觉地遵循自然活动的规律等。

人类精神文化的启蒙是人类进化的重要里程碑，启动了人类从必然王国走向自由王国的步伐，促进了人脑的发育，加快了人类文明时代的到来。

在想象中认识客观世界 刚刚启蒙而主动认识客观世界的人类，由于原来只有很少积累的知识，对于客观事物的记忆时间相当短暂，人们只能从最常见、与自身生存和生活关系最密切事物的联系认识，例如像乌云上来可能下雨，太阳出来人就暖和，天上下雪就会寒冷这样客观事物的简单联系，人们要经过很长时间的思考才能把相关的两个客观事物联系起来，其思考的方式是把记忆中的事物表象与现实形象在想象中联系起来。

认识客观世界的最主要的形式就是解释客观世界。人的由来，大地的由来，天为什么会刮风、为什么会下雨，太阳为什么会从东边出来西边落下等自然现象，都是人们感兴趣的问题，当人们在他们的视线内找不到引起这些事物的力量时，就想象在人以外还有一种强大的力量能使他们所不能解释的一切现象发生，这个力量就是“神”，“神”是人们在想象中形成的拟人的形象。

在人们认识客观世界的思考中，不仅要把握客观事物的外部联系，还想知道事物内部的情况，以及事物内部与外部的联系，当人们还没有能力观察到事物的内部，或者打不开事物的内部时，就依据事物表现于外的征象，借助记忆中的其他事物的表象，想象事物内部的情景，如中医对人体内部的认识，古时医者完全用想象解释人体的结构与功能。

混沌一体的知识 从精神文化的启蒙至文明时代的到来，人类大概经过了近五千年的时间，在这五千年中人类开始主动认识客观世界，必然产生关于客观世界的知识，但这些知识都是浑然不分的，因为在当时人们的思想中，整个世界都是混沌的，他们分不清什么是自然现象、什么是社会事物，也分不清什么是人的力量能实现的事物、什么是神的力量能得到东西，还分不清哪些是亲眼见到的现象、哪些是想象的形象、哪些是在梦境“见”到的形象。当他们把这些眼见的、记忆的、想象的事物描述出来时，知识就简单而混杂地出现在社会文化中。

由于文字尚没有形成规模，分音节的发音语言又不成熟，知识的社会化就要靠节律不清晰的发音语言及肢体语言的动作、手势、表情、眼神等方式交流，因此当时的知识都是社会性的，没有个人的，是集体表象性知识。

启蒙时期社会知识的混沌性，其根源是人们社会劳动的混杂性。

2. 社会分工是社会知识分化的客观基础

社会的分工为人们分别思考自己所熟悉的事物提供了实践的机会和更多的时间，因此，知识的分门别类是由于人类思维内容的相对独立，而思维内容的相对独立又源于人们社会实践的专一性。

第一次社会大分工 人类的知识从混沌走向分门别类的前提是社会分工，关于人身体疾苦和驱除疾苦知识的积累、保存和传承，是在社会上出现一批专门从事为解除部落成员疾苦的人以后才有可能实现。人受疾病的折磨和如何减少疾病、减轻疾病的社会问题，是先辈们仅次于温饱而思考最多的问题，可以说当人类开始主动认识客观世界的时候，就开始了认识疾病问题的思考，与此同时，先民们认识和解决疾病问题的社会实践也拉开了帷幕。

巫医一体　巫文化是文明前文化的主要形式之一，是古代科技之母、古代宗教之母和古代制度之母，可见巫文化在人类文化发展中的作用。在原始先民的群体中，同疾病做斗争的许多认识和实践都是在巫文化的生活中，在巫术的操作下进行的。当时借助巫术抗击疾病和认识疾病的主要形式有祝术、祝禁、祝由、占卜、占星、占梦等。

祝术是用语言施行的顺势巫术，其方法是对着病人诉说病从何来，配合一定的手势，用驱赶的语言，把致病的魔或鬼从病体身上赶走，其诉说中有咒语；祝由之巫术，主要由巫者自称为神附其身，代表神解释疾病发生的缘由，引导人们今后避免接触能引起病灾的事或物；祝禁即禁术，告诫人们生活中哪些事或物能招来疾病的魔鬼，应当禁止做这些事或接触这些物；占卜巫术是将一些羊、牛等兽骨放在火里灼烧后，观察骨面的裂纹，通过解释裂纹的走向，兆释疾病的发展趋势；占星、占梦巫术分别是通过对天上的星星分布、动向预测疾病变化的趋势，或者借助巫术者的梦境说明病的趋势。

思维的进步　本文无意研究巫术和巫文化，但寻找我国大地上医学发生发展的思维历程，巫医及其发展轨迹中必然体现着先民抗病思维的痕迹。上述巫文化中所反映的先民对疾苦问题的认识和解决问题的方式虽然算不上知识，更算不上科学，但它相对于99万年（假定人类有百万年的历史）中人类对自身疾病的无奈，至少说明先民们已经开始主动思考病因，思考如何尽早除病的问题了，这是抗病思维进步之一；抗病思维进步之二是，从巫术的咒语或祝禁中有许多关于禁止人们接触带有致病魔鬼的事或物，这实际上是先民对一些致病因素的懵懂的认识；抗病思维进步之三，是在各种巫术驱病的过程中，都有语言说病、语言驱病的过程，当时的人们都相信世间有神，也有魔和鬼，神助人以力量，魔和鬼给人带来病灾，当病人通过语言知道神的力量可以驱赶鬼的作怪时，病者本人的心理压力同时放松，人体内的正气得以恢复，会有利于病人战胜疾病；抗病思维进步之四，从医学的“医”字的演变可以看出医源于巫的思维发展，医学史研究称古之“医”字，多认为是“醫”，说明医学活动的初期与民间的酿酒有着密切的联系，认为许多药都是借助酒浸以增药力的。其实，在“醫”之前，古医之形声字中有“毉”之字，记载古时医者行医之事，可见用“毉”记载医事之时，远远早于以“醫”记载医事，进一步说明医源于巫的史实。

3. 从母体文化中分离

中医学的独立发展必须先经过医从巫中分离的过程，再经过医从自然哲学中分离的过程，才能完成走上医学体系的准备。

医从巫中分离　医与巫分离的基础有两个方面，其一是社会医疗实践的广泛和深入；其二是思想观念的转变。其实践基础是，巫术抗病的过程中，相信巫语的渐渐少了，相信巫术中夹杂的实际操作渐渐多了，例如，抗病的巫术中常常配合一些动作直接作用于病体，有的巫术者用木棒等工具在病体上锤打或滚动，有的用术者的肢体在病体上敲打、按揉。其实这些动作正是最原始的推拿和按摩。如果行巫术者配用一些实物，巫术语言中虽说是神意用一些"仙草"，配的是麻黄和桂枝，经水煮后服下"仙草"，病人的头痛、身痛、发热等不适减轻或消失了，实则是麻黄和桂枝水煎服汤之后的发汗作用，这不是最早的发现中药的实践吗？当这样的实际操作反复了多次，人们开始意识到，包括行巫术者也渐渐认识到真正在驱病中起作用的是驱病的动作和服下的药液，行巫者如果在治病的过程中，少说了语言，多在实际操作中下功夫思考和寻找多种途径，行巫者实际上已经开始了由巫变医的转化了。

思想观念转变的核心是信医不信巫，信医的观念支配着人们重视从驱除疾病的动作、引用实物的操作等实践中寻找解除疾苦的方法、技巧，这就为大量展开与疾病做斗争的实践提供了认识论的基础，当这种观念成为支配人们抗击疾病和寻求健康的社会性行为时，中医临床经验的积累就有了广泛的社会实践基础。不信巫的观念激励着人们的思考，人们渐渐认识到巫术中的语言所表达的内容与疾苦的转归没有因果联系。

寻找现象背后的原因　人类好奇的心理驱动着人们思考周围的一切事物，寻找所见到的一切现象背后的原因是人类理性思维的原始朴素状态。对于正在从巫术中走出来的医者群体来说，值得他们思考的问题太多了。人为什么有生命，为什么能思考，为什么会说话、会呼吸；人体的内部都有什么，人吃的饭、喝的水在体内经过怎样的过程；人为什么会咳嗽，为什么会头痛、身痛、腹痛；为什么头痛、发热喝了一些草、叶煎的水以后轻松了，为什么身体扭伤后用棒子擀擀，用手推推、按按就好转，等等。先辈们就依据人体在活动状态下表现于外的征象，思考造成这些现象的背后原因。在当时的文化和技术以及社会风俗习惯条件下，人们不可能主要通过打开人的机体去寻找原因，寻找答案，只有承袭自古流传下来的借助想象、联想和形象性构思，揣摩人体内的活动情况。当然人们也不是完全靠想象，偶尔的机会人们也能见到人体内大致的组成部分，例如从战场上的死伤者可以观察到一些人体内的构成，从宰杀禽兽中也得到一些直观表象，但当时的人们还不能为了认识人体而主动去解剖人体。粗糙的直观形象配以想象和构思，就是中医基础理论的藏象学说最早最原始的思路，从现于外的征象寻思藏于内的体内结构与功能，是藏象学说的实质含义，同时也生动体现了古时医者把握人体的思维特点。

越来越多的临床诊治经验，促使古时医者对发病机制、治疗机制的思考，同样因为不能打开人的机体寻找病因、寻找治疗后机体活动变化的状态，仍然靠想象、联想和形象性构思，揣摩体内的动态。

理论体系的独立　如果说《黄帝内经》的成书，标志着中医学理论体系的形成，那么同时也可以认为，中医学已正式从混沌的中国古代文化的自然哲学中独立出来。在此之前，先辈们关于抗病健体的文化经历了从巫文化的蜕变，又融于社会混沌文化的发展过程，在春秋战国时期，百花齐放、百家争鸣的文化氛围，以及当时已形成文化体系的儒、道文化模式都为中医理论的独立提供了环境文化的条件和理性阐述的模式。

二、中医学在中国文化环境中发展、成熟

中医学从中国文化的母体中独立出来，又在中国文化肥沃的土壤中发展和成熟起来，成为中国文化中最优秀的部分。

1. 中国文化的重要组成部分

中医学从中国文化的母体中独立以后，仍然是中国文化大系统中的子系统，是中国文化在医学领域里的具体表现形式，经历着与母体文化同生存、共发展的历程。

从中国文化的母体中独立　中医学从中国传统文化的混沌体中分离出来的标志表现在如下几个方面：其一，社会中有一个相对稳定的实践着的中医群体，这个群体是中医文化活动的主体，人的疾病与健康是中医医学活动的客体，运用中医学解决人的疾病与健康问题的社会活动是中医文化活动的过程。其二，形成了一套关于医学客体和医疗活动的本质、联系和规律的系统理论，这套理论回答了人体是什么、人体的结构怎么样，疾病是什么，疾病的发生发展规律怎么样等医学基本问题。其三，有一批代表其理论成就的医学著作，以《黄帝内经》为代表的一批春秋战国时期中医经典著作的问世，是中医理论体系形成的标志。其四，中医认识人体、认识疾病、寻求健康、治疗疾病的活动已独立地存在于社会活动之中，是当时社会实践的不可缺少的组成部分。

中医学从中国传统文化混沌体的分离，对中医学和中国传统文化的发展产生了深远的影响。首先，提供了中医学独立发展的基本条件。中医学如若不能及时从中国传统文化的混沌体中分离出来，一切发展都是不可能的。而中医学体系的形成，明确了医学对象，激励着中医群体探索的积极性，使中医学围绕着人体的健康与疾病问题，不断地回答着社会提出的问题，为自身的发展创造了基本条件。其次，有利于促进中医实践体系的形成。中医知识只有脱离了文化的混沌体，才可能在其理论的指导下，锁定实践对象，专注解决实践中的实际问题，探索出中医理、法、方、药的客观规律。再次，推动了中国传统文化的发展。中医临床体系的形成和广阔的空间，为中国传统文化深深扎根在客观实践基础上开了先河，使中国传统文化沿着理论为实践服务的正确方向发展；中医学在发展过程中形成的学术思想，极大地丰富了中国文化的思想宝库。

中国文化的医学形式　医学活动是人类社会实践的重要组成部分。在我国古代自给自足的自然经济环境中，人们的社会活动除了生产活动和衣、食、住、行等生活活动，第三个即是人们为解除病苦而进行的医疗活动了，因此，人们为战胜疾病、争取健康所做的医疗保健活动是整个社会活动一个重要的方面。

如果说，中国文化是中华民族对整个中国古代社会实践的精神反映，那么，中医学则是中国文化对医疗实践的理性反映。

首先，借助中国文化认识医学对象“是什么”和“怎么样”。人是什么？人是由什么组成的？疾病是什么？疾病是怎样产生的？健康是什么？怎样才能健康等，这些关于医学的基本问题，古时医家充分利用中国文化中相关的知识展开思考，如根据“人与天地相应”的观念，认为人居天之下，地之上，秉天地之气生；又根据中国哲学“气”一元论的理论，认为人是阴阳之气聚合而成，生活在天地之中，必须顺应四时之变，才能正常地生活；疾病是人体内阴阳失去应有的动态平衡，阴盛则阳衰，阳盛则阴虚，人的正常活动需要“阴阳平衡”；可见中医学关于人体和疾病的认识，都充分吸收了中国传统文化的营养。

其次，借助中国文化实现对医学问题本质、联系和规律的把握。任何事物都有自己的表面现象和内在本质，都不是孤立地存在着。在把握人体、疾病与健康事物的本质、联系和规律的认识活动中，古代医家充分利用中国文化的知识，如引用《周易》的阴阳学说解释脏腑结构、功能的对立关系，引五行学说探索五脏之间相互滋生和制约的联系，引董仲舒的“天人相应”观，把握自然变化与人的健康与发病的关系。

再次，继承中国文化的思维模式。中国文化没有形成以抽象逻辑思维为主导的社会思维模式，而是沿着神话时代以想象、联想为主的不脱离事物形象的思维模式，逐渐发展为以形象思维为主导的社会思维模式。中国古代的科技发明、创造主要经过劳动工匠对经验表象的加工实现的。中医学在实现从经验到理论的升华过程中，继承了传统文化的思维模式，经过以形象思维为主导的思维桥梁，实现了中医学的理论化，使中医学无论从表述方式，还是语言结构都体现出与中国文化相同的文化结构。

与中国文化同生共存，共同发展 中医学在中国文化的土壤中孕育而生，并随着传统文化的发展而发展，随着文化环境的兴衰而兴衰。

首先，中医学在中国文化的孕育中而生。在漫长的原始时代，人类社会只有简单的物质文化而没有系统的、理论的精神文化，当中华大地出现社会生产力飞速发展的时候，社会精神文化也出现发展的高潮，百家争鸣的学术氛围活跃了文化环境，人们纷纷对客观世界进行理性的探索，出现了关于自然、社会和人自身的理论化的精神文化，形成了具有中华民族特色的文化环境。在这个环境中，广大中医从业者和中医爱好者纷纷利用和吸收文化环境中相关的知识，展开对医学问题的探索，并竞相阐发见解，从而逐渐形成了中医学的理论体系。

其次，中医学随着传统文化的兴衰而兴衰。在形成体系以后的两千多年间，作为中国传统文化的一个组成部分，中医学在社会经济的不断发展中得到发展，最突出的几次发展分别在两汉之际、盛唐时期、宋金之际和明末清初。秦汉之际经过社会战乱和摧残文化之后，迎来了盛世之治，使经过霜雪后的文化如春风吹绿，社会思想活跃，学术争新，儒学思想、道家学说、阴阳家的理论竞相发挥。此间以张仲景为代表的一代医家深入探索战乱期间提出的医学难题，总结解决医学难题的医疗经验，创造了六经辨证的临床理论体系，使中医学完成了从理论到实践的发展，从而完善了中医学的体系。盛唐时期是中国文化的一个盛期，中医学迎来了一个总结、整理、提高的时期，特别是佛教的传入，为中医学术思想增添了新的营养成分，这时不仅有国颁《新修本草》的问世，有脉学、病因病机学说和经典理论整理等为代表的学术成就，而且在医学伦理方面做出了突出贡献，涌现了以孙思邈为代表的一代德艺双馨的名医。宋金时期的理学成就为中医学术思想的发展提供了精神食粮，以朱丹溪为代表的养阴派把理学的基本思想引入病因病机本质的探索，提出了著名的“阳常有余，阴常不足”的学术思想；同时代的其他中医学术派别，充分吸收环境文化的营养，从不同角度探索并阐发了中医病因病机和治疗理论。明末清初是中西文化碰撞的开始，中医学能在西方文化涌入的时候发展自己的理论，这其中有两个原因，其一是中国文化人对传统文化的保护和自尊；其二是社会上当时出现的医学难题，西方医学还没有能力解决，是以吴又可为代表的一代名医依靠中医学的理论解决了温病难题，创立了温病理论。

西方文化如潮水一般涌入，改变着中国文化环境的性质，传统文化受到了西方文化的冲击，其中的自然文化除中医学以外都被外来文化代替，中医学失去了原有的文化环境，中医学处在极端艰难的困惑境地。

再次，中国文化为医患双方提供了最佳的交流环境。从某种意义上说，医学活动是一种医患双方共同参与的文化交流活动，在这个过程中，医者一方面运用中医学的理论和技术为病人诊治疾病，一方面依中医文化向病人解释病因、病机、预后及注意事项，并注重疗后调养的方法；作为医学对象的病人或健康咨询者，也在利用他们了解的中国文化的知识理解医者所述之理，并在理解的基础上照医嘱去做。在整个医者向患者提供服务的过程中，始终充满着文化的交流，其交流的基础就是中国文化，一方面客体为主体提供解决医学问题的机会，另一方面主体在文化的交流中宣传了中医文化。

2. 中国文化的优秀代表

中医学是唯一存活下来，并在科学发达的今天仍然有效地服务于社会的中国自然文化体系，也是唯一一种系统理论和实践体系有机结合的中国文化，它是最优秀、最有活力和最具代表性的中国文化。

最具实践基础的中国文化　中国古代创造了许多科技发明，为世界文明做出了不可磨灭的贡献。可是，中国文化却没有在认识自然的道路上形成关于物质世界的系统理论。然而中医学除外，它不仅创造了关于人体和疾病“是什么”和“怎么样”的系统理论，而且形成了关于诊断和治疗疾病的实践体系，充分显示了最优秀中国文化的地位。

首先，中医学把人体作为独立的认识对象，对人体及其疾病作实际观察，完成了一门自然文化所必须具备的认识对象“是什么”和“怎么样”的理论，即以藏象学说、病因病机学说和辨证论治理论为基本内容的中医基础理论。而中国文化中其他自然文化，没有一门学科形成独立的认识对象，也没有站在认识对象的对立面，把握对象的本质、联系和规律，更没有形成系统的理论。中医学的优秀之处就在于它站在大自然和人体的对立面，创立了中医学理论体系。

其次，中医学始终把自然和人体的生理、病理变化作为认识事物的直接依据，作为诊断和治疗疾病以及探索养生保健方法的依据；中医诊治讲究因时而宜，因人而宜，因地而宜，认为病人机体的实际情况，疾病的变化是辨证论治的根据；中医学反对在诊治中拘泥于模式化的僵化思维，认为临床思维不从实际出发一定会贻误病机，必有害于医道。

再次，古代医家具有深厚的文化造诣。《黄帝内经》时代的名医没有留下多少姓名，自扁鹊到张仲景，从唐朝孙思邈到金元四大家，从明末吴鞠通等温病理论创始人到清代张锡纯等，他们都是中医文化著名的创造者，同时又都拥有深厚的中国文化功底，是中国古代不同历史时期的文化名人。

最后，中医在认识和解决医学问题的思维中，选择了最恰当的思维方式。在中医学形成和发展的时代，由于社会生产力水平低下和社会知识总量有限，人们还不可能主要依靠抽象的逻辑思维把握客观世界，中医从业者选择了以不脱离客观事物形象为主导的思想方式，通过司外揣内、取象比类的思维方法实现对事物的理性把握。形象思维是人类思维发展早、中期文明思维的主导思维模式，是人类认识客观世界的常用思维方式之一。

最具代表性的中国文化 中国文化源远流长，历史悠久，特色鲜明，中医学集中体现了传统文化的特色，是中国文化的典型代表。

首先，全面体现了传统文化的特点。中国传统文化在内容上突出人本主义，在风格上讲究合和、圆满和中和，在表达形式上体现思辨性，中医学充分体现着中国文化的上述特点，中医理论的生命观、疾病观和治疗指导思想以及养生理论中，特别强调人的因素，认为人秉天地之气生，人可以适应大自然的规律，人体自身也表现出极强的规律性，《黄帝内经》说："正气存内，邪不可干。"即使发病了，人体自身固有的卫外功能可以驱病邪外出，而恢复健康；治疗的本质只能辅助机体驱邪，治疗过程要充分调动机体的自我调节、恢复能力，中医养生理论更为注重调动人体自身的积极性，强调以"治未病"为主的预防原则。中医理论在阐述医理时也体现追求合和的文化风格。例如，藏象学说非常强调五脏之间相互滋生和相互制约的关系，在治疗选药配伍时强调药物功能的相互配合，体现了中医理论追求合和、圆满的风格；中和思想在中医理论中处处可体现出来，如中医认为人体本身就是阴阳动态平衡的体现，阴和阳各不可偏盛、偏衰。认为"阴平阳秘，精神乃治"，治病本是调理失衡的阴阳，而且主张"中病即止"，不能克伐太过。中医理论阐述形式的思辨性是中医理论没有体现抽象逻辑的重要依据，其根本原因是中医思维方式没有经过抽象的逻辑判断和推理。

其次，充分继承了传统文化的思维模式。在中国传统文化形成和发展的过程中，没有形成以抽象逻辑思维为主导的社会思维模式，而是沿着人类思维发展的轨迹，充分发挥了形象思维方式的作用，形成了以形象思维为主导的社会思维模式。中医学完全继承了传统文化思维模式的衣钵，在认识和解决医学问题的思维中，通过以形象思维为主导的思维方式，实现了对医学本质、联系和规律的把握。中医理论的基本单位却不是抽象概念，也没有形成定义体系，更没有可演绎的推理关系，但是，以想象和联想为表现形式的形象思维，却使古时中医创造了中医理论，如经络学说的形成，中药、方剂理论的获得，中医在临床上诊治活动的思考等，所有中医医学活动的过程都生动体现了以形象思维为主导的思维过程。

再次，处处散发着传统文化的气息。中医学和中医医疗活动的各种文献、文件中，其文体、表述、语言、文字、书法等方面处处都散发着传统文化的气息。传统中医文献主要有经典理论著作、歌赋、医案、医话、医学杂记、医学人物传记等。中医学的理论著作如《黄帝内经》与《周易》《论语》等古典文化著作体裁一样，都体现着论文集的特点；诗词是古代文学著作的重要内容，中医学有各种关于药性、功用、主治、汤头、脉理的歌诀，民间还流传关于药学的谜语、对联等。中医药的歌诀、谜语、对联都是借助用传统文学的形式达到传播中医文化的效果；中医的医案、医话、医学杂文和医学人物传记，都以古汉语的格式书写，不少医学文献直接作为素材收入经、史、子、集中。中国传统文化文体表述的一个突出特点是，不像西方理论著作那样，以抽象的逻辑推理形式表述，而是以对客观事物的形象描述，阐述其深刻的道理，其阐述常用的是将深刻而抽象的医学道理寓于对个性事物的形象描述之中。中医文献的语法结构与传统文化文体的语法结构完全一致，其文体结构特点是语句干练，词语生动，言语流畅。书法是体现传统文化特色的一个重要窗口，古代文人都希望通过书法展现作品，展现文才，中医处方是古代中医展现医技和文才的重要窗口。凡认真行医者都刻苦习练书法，努力将处方汉字的优美书法展现给患者，展现给社会。

3. 推动中国文化的发展

中国传统文化有两大特点：一是社会人文思想理论比较成熟，形成了具有中国特色的以人文哲学为核心的理论体系；二是古代科学技术比较发达，一直走在世界的最前列。但是，中国传统文化也同时存在两个缺陷：一是没有形成与社会人文思想体系相对应的实践体系；二是与发达的古代科学技术不协调，没形成关于物质世界的构造性自然观，以及在这个自然观指导下的自然科学理论体系。中医学却是例外，它不仅拥有完整的实践体系，而且有与之适应的理论体系的指导。中医学对中国传统文化的最大贡献是广阔的医学社会活动，为传统文化的哲学、伦理、宗教、文学等社会人文理论提供了最广泛的实践基础。

首先，中医医疗活动是中国哲学发展的客观基础。如果说阴阳学说在《周易》中只是空洞的代名词，那么中医学阴阳学说则赋予它客观存在的实际含义。如中医学通过阴阳学说阐述具有对立关系事物的规律，可以帮助医家理清人体结构在内外、上下、表里的关系，帮助医家理解病理机制中寒热、虚实的对立、依存和在一定条件下相互转化的本质；五行学说在中医学中的运用并不仅仅说明中医学坚持朴素唯物主义的立场，深刻反映了事物之间相互滋生、相互制约的事物联系的规律，更说明中医实践为哲学的发展提供了广阔的社会基础；中医临床辨证论治的基本原则是哲学辩证法思想在中医学中的体现。总之，中医学中大量的哲学思想不仅反映了中医学对中国古代哲学的依赖，同时也说明了中医家的医学活动为古代哲学提供了客观空间和发展哲学思想的客观途径，为理解中国古代哲学提供了坚实的客观基础。

其次，中医从业者是传播伦理、道德观念的实践者。中国传统文化的伦理、道德思想极为丰富，是中国传统文化的重要内容，也是中华民族优良品质的文化体现。中医在从事医学活动的过程中，涉及许多伦理、道德问题，例如，传统伦理观念不允许医生们大量、公开地解剖人体，古代中医在维护人体完整的条件下，主要通过人体在活动状态下表现于外的信息，揣摩体内的生理、病理活动；又如济世救人的医疗道德思想在历代中医的医疗活动中得到充分体现；纵观中医史料，每一个古今名医不仅技艺精湛，而且医德、医风高尚，他们是中华民族优良道德观念的践行者，在医道行业为发扬中华优良道德树立了典范。

再次，传统宗教观念在医学的体现。中国传统文化的宗教流派主要有儒、道两家，其宗教思想虽各有特长，但它们都与中医学术思想有着特别的联系，主要体现在疾病与健康观念方面，两教都主张以乐观的态度对待人生，以积极的态度遵守自然规律和以认真的态度治疗疾病。中医学广泛吸收了各派宗教思想中关于养生防病的理论，并把这些理论与中医学有机结合起来，使空洞的宗教思想在医学与健康问题的实践中发挥了积极的作用。

最后，传统思维方式在医学实践中的应用。思维是一座桥梁，是人们从实践到理性的必由之路；思维又是一座加工厂，人类一切改造客观世界的意志、目的和方法都是这座加工厂的产物。我们的祖先运用中国传统思维模式创造了整个中国古代文明，创造了具有中国特色的传统文化。古代中医完全继承了传统的思维模式，使它在中医医学活动中发挥了特有的作用。反过来，中医医学活动又为传统思维模式的发展和完善提供了客观基础。中医对人体结构及其功能活动的把握是依据机体在活动状态下表现于外的信息，经形象思维揣摩体内的动态情景，如藏象学说、经络学说、病因病机学说等都是这种思维模式的产物；诊断疾病主要依靠这种思维方式把握病机，如感冒是风邪与正气相逢于肌表；治疗疾病的机制和针对动态的病机，因势利导，经形象性构思形成的动态治病方案，如针对大渴、大热、大汗出、脉象洪大的阳明经证，以白虎汤中的知母入里清热养阴、生石膏引热外达等。纵观古代中医名方，每一贴药方都可以使医者在大脑中构思出一幅中药调理病机的生动画面。总之，中国传统思维模式在中医医学实践中充分发挥了桥梁作用。

三、文化环境变化中的中医思维

自明末清初以来，西方科学逐渐传入我国，开始改变着中国文化环境的性质，使中医思维渐渐失去了适宜的文化环境，处在愈来愈困惑的境地。

1. 文化环境的质变

西方文化的传入 在我国明末清初以前数千年的历史时期内，中国社会的文化环境是中国传统文化统治的环境，西方的扩张主义打破了封闭锁国的中国社会，也带来了西方文化，并使其在中国文化环境中落地、生根、漫延。西方文化传入中国的途径主要有：西方的传教士在传教的过程中宣传了宗教文化和部分自然文化；西方商人在和中国人做生意或掠夺中国财产时，把西方的文化带进了中国；西方侵略者强取豪夺中国土地，强制推行侵略文化；中国激进分子到西方造访，回国后推行西方文化。西方文化传入的内容涉及各个方面，主要有宗教、哲学、医学、天文、数学、化学、地理、物理学等。西方文化传入的范围由点到面，由城市到乡村逐渐扩散，最早的传教士只在大城市传教，后来漫延至全国中、小城市。中国民众对西方文化的接受由少渐多，最初只有少数人以新奇的心理接触西方文化，渐渐地由新奇到相信再到接受、学习和运用。

文化环境的变迁 如果说明末清初以前的中国社会是中国传统文化占绝对统治地位的文化环境，这个环境在西方文化传入之时开始发生着微小的量变，随着西方文化传播的深入和中国民众接受、学习、运用程度的增加，中国文化环境中的西方文化性质逐渐加大，到20世纪50年代，西方文化以先进科学文化的面貌在中国大地扎根之时，中国文化环境的性质已整体发生了质变，开启了以现代科学文化主导中国文化环境的历史新纪元。

民众知识结构的变化 在中国传统文化的环境中，作为中医学服务对象的中国广大民众，其知识结构是中国传统文化的知识形态，他们相信的、学习的、运用的都是中国传统文化，因而对中医学理论和实践持理解和信任的态度。西方文化的传入不仅带来了西方的医学，而且改变了中国民众的知识结构，他们在接受西方医疗的同时接受了西方医学；西方各学科文化的大量传入，改变着中国广大民众的知识结构和知识形态：由原来的以文史哲为主的中国文化知识结构转变为以数理化为主的西方科学知识结构，由中国传统文化知识形态转变为西方文化知识形态。中国社会民众知识形态和结构的变化，直接关系到中医学的生存。

2. 中医思维的困惑

近代以来文化环境的深刻变化，直接困扰着中医事业的发展，其实质是困扰着中医思维。

难以吸收环境文化的新知识　从西方传入中国的自然文化知识如数学、物理学、化学、生物学，以及社会文化知识如各类宗教、哲学、文学、艺术等，都与中医学有着文化形态的差别，中医在认识和解决医学问题的时候不能像过去那样，轻松借助环境文化的知识，只能循着中医文化固有的规律，仍然在中国传统文化中寻找可以吸收的营养成分。

社会开始出现怀疑中医思维的心理　由于中医学服务的对象——广大民众的知识结构和社会文化环境在近代以来发生了质的变化，人们衡量文化的科学标准也发生着变化。当西方医学被民众接受的时候，人们开始怀疑中医学的科学性，怀疑的焦点是中医不借助现代科学仪器，能把握人体内的病情吗？中医仅凭望、闻、问、切怎么可能把握疾病的实质呢？怀疑中医学的实质是怀疑中医思维的可靠性，这种社会心理起初存在于大、中城市，而后逐渐漫延到中、小城镇。社会民众对中医认识和解决健康与疾病问题信任程度的下降，使中医思维渐渐处于困惑境地。

坚持中医文化固有的规律　中医思维尽管遇到了文化环境质变所带来的种种困难，但是它解决医学疑难问题的能力，体现着中医文化的魅力。一个多世纪以来，广大中医从业者在文化环境发生变化的情况下，仍然坚持以中国传统文化作为中医医学实践的知识基础，坚持运用传统思维方式认识和解决医学问题，使中医医学文化活动成为我国现代文化环境中特殊的文化现象。在现代科学文化环境中从事传统医学文化活动，必须坚持传统文化固有的规律，否则传统文化不可能生存下去。在现代医学高度发达的今天从事传统的医学活动，必须坚持中医学的传统性，遵循中医文化固有的规律。首先，不能把中医学视同现代科学文化，不能按现代科学文化的传播规律办中医教育。其次，不能用现代科学文化的标准衡量中医学，不能因为它不符合现代科学文化的某些规律就否定它的科学性和实用性。最后，社会应当努力寻求保存传统文化氛围的途径和措施，只有营造传统文化的社会氛围，才能使传统文化和传统科技拥有赖以生存的文化环境。

3. 中医思维生存的必要条件

只有中医思维的存在才有中医事业的生存　只有思维着的中医群体，才能实践于中医事业。因此，中医思维存在的首要条件是需要大批忠诚于中医事业的人，只有他们才能以中国传统文化为知识基础，坚持中国传统思维模式，使中医思维保持“活”的状态。只有中医思维才能保持中医临床的传统性，才能遵循中医学的认知规律，按中医的诊治规律从事临床活动；只有中医思维的存在，中医教师才能把专业课讲活，把中医学的真谛传给学生，把创造中医理论和技术的思路和特点传给学生；只有中医思维的存在，才能使学生循着老师的思路理解中医理论的含义，才能真正地体会到老师诊治病人的思维技巧，才能使中医事业代代相传。

社会对中医思维的需要　作为社会实践重要形式之一的中医认知思维，欲在现代科学文化环境中生存，必须具备社会需要它的条件，即社会的医学问题需要中医去思考、去探索、去解决。现代文化环境中的西方医学仍有许多解决不了的问题，在这些问题中，中医却可以依据传统文化，施展中医思维的特长，予以解决，甚至可能解决得很好。正是社会的需要使中医思维能在文化环境发生不利的条件下生存下来。社会对中医思维的需要主要体现在如下几个方面：首先，许多慢性疾病、功能障碍性疾病的诊治等需要中医思维去解决。其次，传统的保健、养生有着无限的生命力，在人类的医疗卫生事业向保健医学、社会医学转型的过程中，更需要中医思维发挥特有的优势，认识人类在现代生活中的新问题，探索防病、养生的最佳途径和方法。再次，弘扬中国传统文化需要中医思维提供最生动、最客观、最现实的文化活动资料。

传统文化的氛围 欲使传统思维模式在现代文化环境中存活并发挥作用，需要在一定的范围内保持和营造一定的传统文化氛围，没有与中医思维相适应的文化氛围，中医思维不可能生存，也不可能按中医的理、法、方、药从事临床活动；社会的人们不可能相信中医医术，中医人才的培养和技术的交流等都不可能实现。那么怎样保持和营造传统文化氛围呢？首先，社会应重视弘扬传统文化。中国传统文化是现时文化环境中不可缺少的内容，它记录着我们中华民族发展的历史，蕴涵着中华民族智慧的结晶，体现着中华民族积极向上的精神。只有全社会都注重弘扬传统文化，才能为传统思维提供环境文化的基础。其次，中医从业场所应当营造传统文化的氛围。中医文化活动的专业场所内不能突出现代文化，应当营造传统文化的气氛，如环境、场所、室内设施、宣传品等都应突出传统文化的特色；集体组织的业务学习应以传统文化为主体，在专业学习中突出传统中医的特色；中医教育更应突出中国传统文化的教育，把中国传统文化教育作为中医学入门前的必修课，为中医大学生进入专业学习之前架起一座通向传统文化的桥梁。再次，在中医医学活动的范围内，应当尽量减少现代科学文化的介入，如中医医院不应突出西医科室的建设；中医专业的学习不应把西医学的基础、专业课开设在中医专业课学习之前或同时，以保证传统文化在中医医学活动这个局部范围内的绝对优势。

主体的作用 欲使中医思维在现代文化环境中存活下去，继续为人类的健康事业做出贡献，客观需要是基础，主观努力是必不可少的条件。因此，从事中医医学活动的从业及管理者，努力创造中国传统文化的氛围是非常重要的。中医群体应当从如下几个方面发挥作用。首先，坚定信念。中医从业者应坚信中医学的科学性，树立为继承和发掘中医遗产而勤奋努力的事业心，充分发挥主体的作用，做坚信中医，弘扬中国文化的积极宣传者。其次，积极创造条件，营造传统文化的环境。现代科学文化大环境中的局部传统文化环境是可以通过人的努力营造的，如在必要的场所宣传传统文化，全社会可以利用媒体宣传传统文化；中医医疗、中医教学和中医研究部门可在活动场所营造中医文化的气氛，有计划地对中医从业者进行中医文化的教育或继续教育；中医教育应突出传统文化，制定确保学到中医学的措施。再次，做祖国医学的继承人。中医从业者首先应下功夫做祖国医学的继承者，把中医学的真谛学到手，只有这样才能准确表达中医学科学性所在，才能知道什么是中医特色，从而自觉为弘扬传统文化而努力，自觉为振兴中医事业而奋斗。

第三节 中西文化的源头及各自发展方向

欲驾驭中西文化，必须了解中西文化的源头，了解中西文化为什么分道扬镳，以及中西文化各自的发展走向，这样才能在中医医学实践中自觉分辨并有效运用中西文化。

一、中西文化的源头

了解中西文化的源头，当追溯到精神文化的启蒙，运用比较文化学的方法从文化的萌芽状态及其形成过程，寻找中西文化分道扬镳的原因。

1. 中西文化的萌芽

人类精神文化启蒙于新石器时代，启蒙文化的主要形式有崇拜、神话和巫术，这三种文化活动的共同特点都是以想象、联想和形象性构思为主要思维方式，但其文化内容和表现过程已经显现出中西文化不同发展走向的潜在因素。

中西文化的源头在哪里？言西方文化必言希腊，古希腊文化是西方文化的源头；中国文化是东方文化的代表，中国文化的源头在古代中国的春秋时期。古代中国春秋文化和古希腊文化同处世界第一个文化盛期，在此之前的七千余年间，人类的精神文化活动为第一个文化盛期的到来做了充分的准备，而五千年前文字的诞生和运用为文化盛期的到来准备了工具条件。

崇拜是史前文化的重要内容，是人类还不能理性认识客观世界的一种敬畏心理活动的思维表现，在西方人的自然崇拜中流露出面对大自然的奋斗精神，太阳、月亮、山、水、风、雨、雷、电诸神的威力都是经过人的奋斗才能体现，如普罗米修斯给人类送来火种时经历了千难万险；西方人在表达英雄崇拜时，注意神与人、神与神、神与魔之间的利益和情感关系；西方人的生殖崇拜，直接表现为对生殖器官的崇拜；西方的神话传说注重描述事物内部的关系及事物因果之间的必然联系，体现出人们的理性觉醒和对理性的追求；西方的巫术主要体现出部落成员之间、巫与巫之间的权力和等级关系。

西方精神文化萌芽状态的表现，已经显露出西方人理性思维的潜在因素。他们在客观世界面前表现出面对大自然的态度，表达出征服大自然的愿望；对生殖器官的崇拜体现出西方人在寻找事物直观的因果联系，试图从事物的结构去了解事物。这些萌芽文化的思维特点为后来西方文化的发展走向起着重要的作用。

文字和语言既是文化的存在形式，又是文化交流的工具，是文化社会化的先决条件。以古希腊为代表的神话传说结构复杂，体系庞大，内容丰富，情节细微，说明西方人较早地发展了有声语言，其言语的思维特点是通过多音节语音的规定性表示事物及其关系；西方文化的文字发展晚于有声语言，而且其表意性文字没有存活多久就向拼音字母性文字过渡了。西方文化语言文字发展的趋势也为后来的抽象思维模式的出现准备了条件。

中国文化的萌芽与西方文化几乎同时出现，我们的先民也有丰富的崇拜，人们也崇拜自然，崇拜英雄，更有丰富多彩的巫文化。中国先民自然崇拜的敬畏心理很重，不敢直面大自然，总是祈求各路神仙永远降福于人间；中国人的英雄崇拜总是歌颂英雄的丰功伟绩，如传说中的三皇五帝及女娲、大禹等都是为民不断造福的英雄；我国先民的生殖崇拜不是赤裸的，而是转化为对祖先敬仰。我国史前文化的神话传说没有人物之间的情感关系，也没有神与神、神与人之间的族辈关系，只有事物的结果表述。先民的巫术多以表达人们向往美好生活为主，借巫术预测未来的吉凶，是我国先民巫文化的重要内容。

我国先民的启蒙精神文化所体现的思维现象，是以记忆和想象表象的加工、组合为基本形式的思维雏形，流露出中华民族向往美好，顺从天地的心理倾向，这些文化和思维活动的特点为后来中国文化的成形做了充分的准备。

我国先民没有比较早地发育成熟的分音节的发音语言，却比世界其他古老民族都较早地创造了文字，而且表意性文字应用至今。表意性文字最大的特点是借助文字表达或交流事物的过程中，不能脱离客观事物的形象。我国文化的文字特点在文化思维的发展走向中起着重要作用。

2. 西方文化的第一个盛期

世界文化在距今约三千年前进入了第一个盛期，在此期间，形成了东、西方两种文化模式，东方文化模式以古代中国和印度为代表，印度文化仅以宗教为著，最辉煌的还是中国文化，因此，东方文化是以中国文化为核心的；西方文化是指以古埃及和古巴比伦文化为始，以古希腊和古罗马文化为代表的欧美文化。

过程 西方者，站在中国称位于西方的埃及、巴比伦、希腊、罗马之谓。西方最早的文明始于古埃及和古巴比伦，但它们仅以文字、宗教、建筑和历法影响于欧洲，随后兴起的古希腊、古罗马文化却以其丰富的内容、辉煌的成就，成为整个西文化的源头，直至影响到近代的文艺复兴。

西方文化起于两个古代文明的摇篮，即古埃及和古巴比伦。古埃及在公元前四千多年前就有了历法，一千多年后，建立了统一的国家，公元前 13 世纪出现了图形文字，形成了以法老——太阳神化身为中心的原始宗教，创造了当时世界上最宏伟的建筑，如第四王朝的大金字塔是当时世界最高最大的古建筑。古巴比伦文明亦始于公元前四千三百年前，当时已有苏美尔人建立了城市国家，公元前一千多年出现了图形文字，创造了发达的数学和天文知识，流传着以吉尔伽美什史诗为代表的文学作品，编出了法典。这两个文明摇篮虽没有形成文化体系，却拉开了西方文明的序幕。在公元前 11 世纪，古希腊文化的出现，成为西方文化的源头，与稍后兴起的古罗马文化共同完成了西方文化构架。这种文化构架是发展着的西方民族精神、意识、道德、思想、风俗共同结晶而凝聚成的哲学、宗教、文学、艺术和科学等，形成了有系统功能的文化体系。西方民族正是在这种文化模式的支配下继续从事社会实践，创造着新的文明，发展着西方文化。

内容 西方文化的内容是指西方文化在酝酿时包括的古希腊文化和古罗马文化，古希腊文化又可分为希腊文化和希腊化文化。

古希腊文化主要有希腊神话传说、文学、历史和艺术，古希腊哲学和科学。希腊划时代的文化主要有哲学和科学。

希腊神话故事的内容包括开天辟地、神的产生、神的谱系、天上神的改朝换代、神的起源和神日常活动的故事等。文学方面的代表著作是《荷马史诗》。它由两篇伟大的诗歌《伊里亚特》和《奥德赛》组成，传说是盲人诗人荷马所著，反映了公元前11至前9世纪希腊社会状况，涉及宗教、神话、历史及社会生活；悲剧是古希腊文学的又一重要内容，其中以埃斯库罗斯、索福克勒斯和欧里庇得斯三位伟大的悲剧作家最为有名，创作了大批的优秀悲剧作品。史学的发达为古希腊文化增添了光辉，希罗多德和修昔底德是两位伟大的史学家，他们的史学著作《历史》和《伯罗奔尼撒战争史》生动记录了古希腊的历史。古希腊的建筑艺术和雕刻艺术充分展现了古希腊人对美的追求和对美的歌颂，表现了西方人对自由的向往。

古希腊的哲学和科学是西方文化源头的核心，西方哲学和科学的许多观念、理论、方法等都是源于此，下面简要介绍几位重要代表人物及其主要贡献。泰勒斯及其弟子是古希腊第一批哲学家、科学家，泰勒斯在天文、数学、物理、航海、工程等方面，都有很深的造诣，他认为“水是万物本原”，提出水、土、火、气是构成世界万物的基本元素；毕达哥拉斯提出“数是万物的本原”的哲学命题；赫拉克利特提出“火是万物的本原”；德谟克里特提出“原子”是一切事物的本原（这里的原子是哲学意义的原子，而不是近代物理学的原子）；柏拉图的“理念”论提出了“真实世界”的根本标志是不变的，同一的，不能既是此又是彼，这种思想是抽象逻辑的思想基础；亚里士多德的形式逻辑为整个西方文化奠定了思维方式、方法的基础。

希腊化文化是指亚历山大大帝东征而造成的希腊文化在跨欧亚非三洲的大帝国产生巨大影响时代的文化，这是西方文化第一个伟大的科学时代，其标志是在这个时代涌现出大批的诗人、哲学家、物理学家、天文学家、数学家和医学家，把西方第一个文化盛期推向又一个高潮。以希波克拉底为代表的医学家提出了体液说，并在临床医学、生理学等方面做出巨大贡献，奠定了西方医学的基础；欧几里得几何学所创造的公理、推理等思维模式构成了西方文化严谨的逻辑体系；阿基米德的浮力定律开创了西方力学的先河，其他还有天文学的成就，哲学的发展等。

古罗马文化是在古罗马人征服了希腊以后，把希腊文化精神转换成政治统治形式，形成了以实用理性为特色的西方文化，古罗马文化看重人与人的理性关系；努力构建社会政治制度，追求法制建设，因此，古罗马文化的成就主要有：其一，罗马法所体现的自然法观念，强调人的自然性、理性、自由、平等、正义；体现所有权观念，强调个人财产不容侵犯；体现契约精神，为西方政治制度的建立打下理论和思想基础。其二，建筑艺术的突出发展，带动着雕刻和绘画艺术的发展。其三，古罗马的史学成就主要有恺撒的史学著作《高卢战记》、李维的《罗马史》、塔西佗的《历史》；文学成就有西塞罗的拉丁散文和维吉尔的诗作等。

精神　文化的内涵是文化本身所体现的基本精神，西方文化的基本精神是它的理性主义，这种精神体现在西方人认识和改造客观世界的全过程，体现在西方文化人创造的思维过程和思想理论之中，主要表现在如下几个方面。

其一，纯粹的理性思维。古希腊时代的理论家可以超越自己的感官、欲望和利害关系，不计功利和得失地追求理性的完美，探求理性抽象的思辨，以满足其求知的欲望和好奇，如亚里士多德的形式逻辑、欧几里得的几何学、毕达哥拉斯的数、柏拉图的理念等学说的建立，并没有什么实际应用的功利目的，只是为了弄通事物之间的抽象关系而沉思冥想。

其二，实践理性。以合理的态度、符合客观规律地操作每一件事是西方人的实践理念。他们的实践原则是：用经过沉思得出的理论指导每一个实践环节，以最大的努力追求合理而有利的实践结果。

其三，天人相分的原则。西方思想家的探索精神体现于站在自然界的对立面，自觉地把人与客观世界分开，拉开距离，以对立的角度去探求客观事物，这是西方文化认识论的客观基础。

其四，分析的精神。一切从客观存在出发，把观察客观事物的目光投向事物的内部，寻求事物内部的结构，逐个分析内部结构的各个方面，找出内部结构中各个部分的关系，以及各部分与整体之间的联系，这就是分析的方法。思维的过程是在分析的基础上加以综合形成关于事物的理性概念。分析精神的作用不仅仅在于一种思维方法，还在于它可以驱使人们去沉思、去创造、去征服和改造对象。

其五，实证的方法。西方文化人重视一切从实际出发，重视从实践经验获得第一手资料，他们不盲目迷信、崇拜某人某理论，一切以自己认定的事实为基础，对不符合自己认定的观点和思想，以事实为依据，以理性为武器，展开辩论，以求真理。

特点 较之中国文化，西方文化表现以下几个方面的特点：其一，抽象的逻辑思维主导着西方文化的发生和发展。纯粹理性的精神是抽象思维的思想基础，形式逻辑和欧几里得几何推理是抽象思维的主要模式，所有的早期西方哲学、科学理论、思想和观念都是这种思维模式的产物。其二，多音节拼音语言适应于抽象思维。西方人较早地发展了有声语言，通过有声语言传递思维的信息，使语言的基本单位——词，在文化的发展中发挥着重要作用，围绕词的确定含义而展开的事物之间关系的认识，促进了西方文化的理性精神的发展。其三，拼音字母性文字以音表意。腓尼基人简化性地改造了埃及象形字，创造了一套腓尼基字母，又被希腊人改造成希腊字母，成为阿拉伯字母的基础；西方文字本身的形体不表意，文字只是语音的符号，早期的埃及象形文字对西方文化的发展方向没有发挥实质作用。西方文字充分体现了语音是第一性，文字是第二性的语言文字本质。其四，理论结构的可推演性。欧几里得的《几何原本》是最具推理理论的代表作，在这本书中，前后的章节、段落、语句不可混乱，不可颠倒，不可省略，一步推一步，每一个事物都有形式化的定义，每一步概念都有严格的内涵和明确的外延，每一步推理都具有普遍的意义和可证明性。其五，文化表述的直白性。西方文化不论是哲学、文学、法学、史学、诗歌，还是物理学、天文学、生物学、生理学等，其语言表述总是直白的。

作用 文化的基本作用是服务于人类的社会实践，服务于产生它的经济基础。在第一个文化盛期形成的西方文化雏形对当时西方的经济和政治，对后来科学和文化的发展产生了深远的影响。概括起来，主要表现在如下几个方面：其一，开启了西方文化的源头，标志着西方民族彻底告别野蛮时代，真正进入了文明和科学发展的时代。其二，丰富和活跃了当时社会民众的精神生活。在西方第一个文化盛期形成了一个百花齐放、百家争鸣的文化氛围，人们经常在一定的范围内进行理论辩论，其辩论直接提高了民众的文化和思考热情，激发了民众探索自然、认识客观世界的热情，促进了社会的发展。其三，文化发展所带来的思想、理论、观念等为建立国家及社会管理制度打下了理论和思想基础。其四，为后来的文艺复兴等一系列文化的革命和科学的发展准备了理论雏形和思维模式。

3. 中国文化的第一个盛期

中华民族在漫长的原始时代与世界其他民族一样，一直生活在蒙昧之中，新石器时期末以来，亦创造了丰富多彩的启蒙文化，并与古希腊民族同步，在世界的东方创造了一种与西方文化完全不同的文化体系，形成了中国文化史上的第一个盛期。

过程　中国传统文化兴起于距今五千年以前的奴隶制早期，形成于公元前5世纪的战国时期，历时三千多年。中国传统文化是以汉民族文化为核心的文化体系，它的形成与西方文化不同，其源头文化没有经过多个民族部落的交替、转移和改造，没有经过复杂而艰难的经历，而是从启蒙文化逐渐发展成为具有中华民族特色的文化体系。

大约在公元前21世纪，汉民族已经创造了成熟的文字体系，随后出现了有关夏礼、历法、天象的记载，从先秦学者的文献中常可见到关于《夏书》《夏训》的引证，说明在夏王朝时已有专门的史职人员汇集历史典册；《易经》《尚书》的学术思想也形成于夏商时期，其中的阴阳、五行学说为中国文化奠定了思想和方法基础。春秋战国时期，是中国第一个文化盛期的高潮期，出现了“百花齐放，百家争鸣”的学术氛围，在哲学、军事、文学、历史和医学等方面取得了突破性发展，形成了以中国哲学为核心的中国文化体系。

内容　所谓中国文化是指以汉族文化为代表的传统文化，它起源于夏、周，形成于战国时期，当时的主要内容有哲学、医学、文学、历史、天文、军事、艺术等。

中国传统文化的灵魂在哲学中，它反映了中国文化的基本精神，体现着中国文化的基本特征，它是中国文化区别于西方文化的标志，其内容包括自然哲学、人文哲学和人伦哲学。自然哲学的主要著作有《易经》《山海经》《简书》等，所论涉及天人关系、自然规律、社会法则，是哲学方法论阴阳学说和五行学说的创始作；人文哲学在讨论人与人的关系和人的社会作用等问题中开展讨论，形成了儒家、道家、墨家、法家等许多学术派别，其主要著作有《书》《春秋》《礼》《道德经》等；人伦哲学主要讨论社会伦理道德，如孔子的《论语》等。

中国古代医学是中国文化的重要内容，其标志性专业著作是《黄帝内经》，论及人体的生理、病理、诊断、治疗和养生，生动运用中国哲学的基本思想和思维方式解决了当时医学的基本问题，使中医学成为最具活力的中国文化。

中国古代文学亦成熟于第一个文化盛期，其成就有以《诗经》为代表的大批诗作。《诗经》是我国现存最早的一部诗歌总集，其中有为君主歌功颂德的内容，有贵族们的欢乐，有下层庶民对社会的不满和对美好生活的向往；战国时期屈原的《离骚》是我国古代最宏大的抒情诗篇。

军事在中国文化中占有重要的地位，这是西方文化所不及的，西方人善于征战，城邦或国家之间连年征战，却没有人专心研究战术，没有形成专业的军事理论。中国则不然，以战国时期军事家孙武为代表的古代中国军人，充分吸收中国文化的营养，总结了古战争的经验教训，创造了影响世界的中国古代军事理论，主要著作有《孙膑兵法》《吴起兵法》等。

战国时期的先民对研究历史也发生了浓厚的兴趣，记录历史成为当时许多文人的志向，最有名的是《春秋左传》，还有《战国策》等，为后世留下了丰富而生动的春秋战国时期的史料。

中医学是中国古代自然文化的杰出代表，除此以外，其他自然科学也有一定的成就，如天文历法、指南技术等，还掌握了一定的光学知识和应用性算术知识。

精神 以人为本、顺应自然、礼仪为先、中和之道等是中国文化基本精神的内核。概括起来，主要表现在如下几个方面。

首先，人本精神。中国文化的辉煌主要体现在人文方面的成就。中国的先哲从思考自身存在出发，建立以人为本的理论体系：哲学理论不是把自然界作为认识的对象，而是认为“万物皆备于我”，自然为我而存在，万物皆在我心，认为天道即人道。中国哲学认为，认识人比认识自然重要，从而建立了以人为中心的人生哲学体系；在礼仪、伦理、道德方面，更强调人与人的相互尊重，强调礼、让、谦为先，而不提倡展现个性；在医学中强调人的心理因素在防治疾病中的作用，认为人的正气存内，邪不可干；在史学中注重人的社会史命和作用；在军事理论则强调“智”比“器”的作用大。

其次，顺应自然的精神。在人与自然的关系方面，中国文化不是站在自然界的对立面，而是强调人居天地之中，天人合一观是中国文化天人关系的基本出发点，认为人是天地万物之一，人秉天地之气而生；道德自然观认为人受天地的支配，人不可违天命，人只有顺应自然才能生存；提倡清静无为的人生观，主张抑制人欲，认为人的欲望是无止境的，人只有克制自己的欲望，做到清心寡欲、循规蹈矩，才能成就事业。

再次，中和之道，提倡中庸和谐。认为世界的万物都是中和的，不强不弱，阴阳平衡，人做事也要讲究中和，不能过激、过极，也不能不及。和谐是中和思想的具体体现，其含义有三：其一，认为凡事单一为不圆满，和合才为佳，如音乐只有一种声音不好听，炒菜只有一种味道不好吃，治病只用一种药材效不好，而多种声音的谐调，多种味道的调和，多种药性的配合才是最好的；其二，认为人与人的关系以和为贵，反对不讲人情和无缘的争斗；其三，是追求圆满和完美的结果。

最后，动态思维精神。中华先贤在认识客观世界的过程中，善于在自然活动状态下观察事物，在寻找事物动态联系中把握事物的本质和规律，因此，想象和联想是先贤思维活动中的实在因素。纵观中国文化的各种理论、学说、思想、观念，都没有通过对事物的抽象的规定，没有建立起抽象的概念体系，更没有形成可演绎的推理体系，而是通过对事物宏观动态的描述，达到对事物本质的把握，如中医的经络学说，是医生根据针灸时相关穴位得气感觉部位的动态联系，再经一系列的形象性构思而逐渐完成的。

特点 中国文化在定型过程中较之西方文化表现了如下特点。

首先，在平稳过渡中定型。中国文化从史前文化逐渐进入文明时代，既没有经过断代性的文化变异，也没有经过不同民族的大改造，而是沿着人类文化发展的正常轨道发展着。如汉语言文字一直沿着以形表意的方向发展，并成为定型后的中国传统文化的基本工具之一；远古的神话传说逐渐发展为以描述历史为内容的文学和史学；一直承袭着启蒙时代的思维模式，是中国文化发展的内在核心因素。

其次，文化结构表现出重人文而轻自然的倾向。定型时期中国文化的哲学、文学、历史等非常重视人与人的关系，强调人与人之间的和谐；在论及人与自然的关系时，强调人对自然的适应。而关于自然的科学文化只限于对某些自然现象的描述。

再次，经过以不脱离客观事物形象为主导的思维模式，这种思维模式的基本单位不是抽象概念，而是表象、是观念。因此，中国文化中没有形成形式化的定义体系，也没有对客观事物进行严格的质和量的规定，更没有形成抽象的可演绎的概念体系。

最后，适应于当时生产力的发展。中国文化形成和发展的历史时期，是中国大一统自给自足自然经济逐渐巩固和发展的时期，这个时期的农业和手工业生产工艺的改进和劳动工具的改造，都可以主要依靠宏观观察把握全过程，可以主要依靠宏观思维实现对事物的把握，这种思维的产物是观念或表象。观念和表象的形象性，有利于转化为实践的目的，因为实践的目的是以表象的形式存在于实践者的大脑之中的。中国文化的这个特点有效地促进了中国古代生产和科技的发展。

作用　在我国春秋战国时期定型的中国传统文化，一经形成以后，对中国文化的发展和世界文化体系的构成产生了巨大影响。

首先，为世界树立了一面东方文化的旗帜，改变了世界文化的结构，为丰富世界文化做出了特有的贡献。其次，促进了中国古代社会的发展。文化是社会存在的意识反映，并反作用于社会存在。中国文化适应于当时的经济基础，又有效地服务于自给自足的自然经济体制，促进了以封建专制为核心的政治统治的形成；以人伦礼教为中心的思想观念指导着广大民众的社会行为；以表象加工为主导的思维模式引导着中国古代科技的发展和创造。再次，为中国传统文化创立了母体模式。在中国文化定型后的一千多年间，定型文化所形成的思维模式一直是中华民族认识世界和改造世界的主导思维模式，并以此为桥梁创造了辉煌的中国传统文化；定型文化所蕴含的思想成分，为中国古代文化思想体系的形成，培育了特有的基质；定型文化所释放的基本精神为中华民族伟大精神的弘扬和光大，准备了基本内涵。最后，为中国古代科技的领先提供了文化基础。中国古代科技创造和发明之所以在中世纪走在世界的最前列，创造出辉煌灿烂的古代科技，一个重要原因是定型的中国文化为中世纪时期的中国科学家提供了思维模式、思想方法、进取精神和文化环境。

二、中西文化的分道扬镳

1. 西方文化的发展走向

西方文化在古希腊形成了以抽象概念为基本单位的逻辑思维的雏形，但是这种思维方式却超前于当时的社会生产力水平和经济方式，没有形成社会化的思维模式，在其后的一千多年间并没有发挥主导作用，直至文艺复兴时期，大工业生产力及其带来的经济方式为这种思维方式提供了客观基础，抽象逻辑理论与科学实验的结合，形成了循环加速机制，才形成了真正意义上的西方科学文化体系，并随着近代生产力和科学的发展，逐渐走向现代科学文化体系。

抽象思维的雏形及其作用　西方民族非智力因素所构成的心理环境为西方文化人萌

发抽象思维方式提供了基础条件；西方知识载体的语言特点为西方文化萌发抽象思维提供了可能性，以亚里士多德和欧几里得为代表的西方哲学家创造的形式逻辑和几何推理的原则构筑了抽象思维的框架，完成了抽象逻辑思维的理性模式。

在西方文化的第一个盛期，古希腊社会出现了一个前所未有的文化繁荣时期，涌现了数不清的有成就的文化人，创造了辉煌的古希腊文化，有伟大的诗作《荷马史诗》，有丰富精彩的神话传说，有世界上最早、最优秀的悲剧和喜剧，有数十个成名的哲学流派，有同时代无与伦比的建筑和雕刻艺术，还创造了世界上最早的自然科学和技术……以亚里士多德和欧几里得为代表的哲学家和数学家，是世界上最早理性探索人类、人类思想和灵魂世界的人们，在他们身上集中体现了西方民族的心理特点，他们把对大自然和人类社会的兴趣、热情，把渴望求知的动机等心理趋向转化为理性探究世界的力量和方法。为了追求真理，搞清事物的本质，他们力求从事物的内部搞清楚事物的逻辑关系；为了求知他们长期自动展开辩论，为了求解他们连日苦思冥想；为了真理他们不相信任何传统的规矩。正是有这种敢于创新的心理欲望和语言文化的基础，同时又有一批像亚里士多德那样的理性思想家的不懈追求，才使抽象思维在西方第一个文化盛期得以成形。

以古希腊文化为源头的西方文化没有沿着启蒙文化所展现的以想象、联想为主的思维方式的发展，而是标新立异式地萌发了抽象思维的雏形。

但是这种思维方式并不是当时社会发展的适时产物，不是当时生产力发展水平的产物，也不是当时社会实践中自然形成的，而是由思想家在纯粹的苦思冥想中创造的，因此，它并不适应于当时的社会生产力水平；抽象思维的产物是抽象概念，以改造劳动工具和改进生产工艺为核心的生产力的发展，需要实践的目的表象支配人的操作，抽象概念和抽象逻辑体系在没有科学实验的配合下，是不可能及时形成具有实践意义的目的表象的。

抽象逻辑思维出现于较低生产力水平的社会实践中，是一种超前的现象，思维活动是客观存在，思维方式却属于意识的范畴，意识可以暂时超越客观存在的基础而产生。从当时的实际看，萌发的抽象思维方式只存在于文化人的思想中，他们并没有与当时的社会生产实践相结合，即广大的生产劳动者并不掌握这种思维方式，更不可能把这种思维方式运用于改造客观世界的生产劳动中。因此，抽象思维并没有在当时的社会实践中发挥推动生产的作用。

中世纪的低潮　西方文化史的中世纪是指从第一个文化盛期结束，至欧洲文艺复兴之间的一千多年。这一千多年是宗教、神学统治的精神世界，是经院哲学统治的文化环境。

中世纪的西方文化是以宗教为核心的文化。在这个时期，教会一统天下，政教合一，甚至教会的权力高于国家的政权，整个社会充满神秘气氛，神本主义、迷信观念笼罩着整个精神世界，以科学、技术为代表的先进文化被禁锢，古希腊、古罗马的人本精神、科学精神被“一扫而光”，以抽象思维为代表的科学及先进的思维方式还未来得及与社会生产实践相结合，还没有在社会实践中发挥积极的作用，就被中世纪的“黑暗时代”禁锢在历史的遗迹里。

在十多个世纪的一千余年间，西方社会生产力没有什么发展，科学没有进步，技术没有成就，社会发展没有活力。但是社会总是要进步，文化总是要发展，在中世纪的后期已经出现了新文化的曙光，法学和自然科学开始苏醒，以传授知识为名的大学开始在欧洲兴起，为文化的复兴做好了必要的准备。

2. 文艺复兴与近现代科学

文艺复兴是继古希腊文化之后一千多年的公元14世纪末到17世纪初，在欧洲兴起的一场文化复兴运动，它起源于意大利，而后逐渐传遍整个欧洲。恩格斯说，这是一次人类从来没有经历过的最伟大的进步和变革，是一个需要巨人而且产生了巨人——在思维力、热情和性格方面，在多才多艺和学识渊博方面的巨人时代。

文艺复兴的实质　文艺复兴的表面形式是市民阶层对教权主义和迷信观念的反感和反抗，本能地对古希腊文学艺术的向往，希望古典文艺的“复活”，在这种心理支配下开始思考人生的意义，开始思考自然世界和人类社会的本质性问题，从而涌现了一批又一批的新兴文学家、艺术家和思想家，通过文学、艺术和哲学表达他们的思想、情感和见解。当文学家复兴古典文艺的时候，哲学家必然崇拜古代哲学家及其理性主义，大力传播古典哲学，并努力在新的时代、新的生产力条件下阐发他们对客观世界的认识。当哲学家把古典哲学思想介绍给人们的时候，古希腊的抽象思维模式也被复苏。因此，文艺复兴是以文学艺术的复苏为形式，客观上却复兴了古典先进的思想和先进的思维方式。实质上是对希腊文化精神的复兴。从科学的角度说，文艺复兴的最大功劳是找回了古希腊文化的思维模式。

抽象思维模式的确立　与一千多年前不同，亚里士多德的形式逻辑和欧几里得数理推演的思维模式，在工业发达的近代却找到了用武之地，以中世纪末培根和文艺复兴时期达·芬奇和哥白尼为代表的自然科学家，把抽象思维与科学实验、生产实践结合起来，并被广大的思想家和科学家所接受，成为社会的思维模式。直至此时，在古希腊萌发的抽象思维方式，经过千余年的沉睡，终于在近代工业的兴起中，在近代科学的创立中，真正成为具有时代意义的思维体系。

构造性自然观　近代科学的最大贡献之一是挣脱宗教、神学的精神统治，真正把探索的目标投向大自然、投向物质世界，展开了自然科学的研究。使自然科学研究不断取得成就，不断深入发展的基本条件之一是抽象思维模式的确立。西方科学家在运用抽象思维认识大自然，认识物质世界的过程中，形成了一个基本的思想观念，即在近代科学的发生、发展中发挥巨大作用的构造性自然观。

所谓构造性自然观，是指从物质世界的内部结构认识客观世界的基本思想，其基本内涵包括两个方面：一是从客观世界内部的结构寻找事物的本质、特点和联系；二是关于客观世界本质、特点、联系和活动规律的理论具有严密的逻辑结构，是可演绎的。中国古代文化有五行说，五行学说的基本观念是从事物之间的关系把握客观世界的某些本质和规律；而西方文化的“四根说”，认为客观世界是由水、火、土、气四种基本物质构成的，客观世界之所以表现为千姿百态、千差万别，是因为这四种基本物质在一个物体内的组成比例不同。这是典型的从物质世界的内部结构寻找事物本质的思想观念。理论的逻辑性是指自然科学的理论都具有严密的逻辑结构，理论体系的最小单位是概念，概念之间具有同一性和不矛盾性；概念组成判断，判断组成推理；任何自然科学的理论都是以概念为细胞的抽象逻辑体系。例如近代物理学关于物质结构的理论，就是从事物的内部寻找本质，认为物质是由分子构成的，分子是由原子构成的，原子是由原子核和电子组成的……上述关于物质结构的理论不仅在物理学科内，而且在物理学科以外的其他自然科学学科都是成立的，并且可以相互演绎，如物理学中关于物质结构的理论在生物学中、在化学中都是一致的。

近代科学在构造性自然观的基础上构架了整个自然科学体系，自然科学中任何一门学科都是在其思想的基础上建立起来的，如西方医学中的人体解剖学、生理学、药理学、病理学等都是建立在构造性自然观基础之上的。除此以外，西方文化出现的实证主义、本体论等方法论，亦建立在构造性自然观的基础之上。

西方科学文化的体系，说到底是在文艺复兴之后的近代科学的兴起中形成的，抽象思维的模式是萌发于古希腊文化，确立于近代文化。

近代自然科学的发展　西方文化经过十余个世纪的低潮，在文艺复兴中唤醒了无限的活力，使近代科学在欧洲崛起，形成了以自然科学为核心的文化体系，并代表着先进文化的发展方向，推动着世界文化的发展，推动着世界生产力和科学的发展。

现代科学是在近代科学的基础上发展起来的，其社会思维模式是以抽象思维为主导的思维体系。在抽象思维模式下形成的科学理论、科学实验和科学技术的有机结合，形成了现代科学高速发展的循环加速机制。

西方医学萌发于古希腊文化时期，形成于近代科学兴起之时，它是近代自然科学在医疗卫生领域里的具体体现，是近代科学的一个组成部分，它与近代的其他自然科学有着同构的文化形态，其主导思维方式是抽象逻辑思维，运用这种思维方式对人体结构、生理、病理的理性认识，建立了构造性人体观，并在此原则基础上形成了现代医学体系。

3. 分道扬镳的微观思维机制

人类的思维活动是“生产”文化的加工工厂。因此，寻找文化分歧的途径之一是研究创造文化的思维环节，世界文化之所以形成中、西两大文化体系，必然能在中、西方民族创造文化的过程中找到思维分歧的依据。

中西文化的共存与碰撞　在我国现时文化环境中，存在着中西两种文化，即现代科学文化和中国传统文化，这是文化的多样性在我国文化环境中的表现，也是我国文化发展的必然结果，这种文化共存现象表现在我国文化的各个领域。文化的共存带来中西文化的交流、互补和碰撞。

中西文化的交流在我国已有几个世纪，繁荣了我国人民的文化生活，促进了我国文化的发展。

中西文化的互补有力地促进了我国社会的发展，促进了我国生产力的发展；在某些领域，中西文化的互补是事业发展的重要途径，如在我国医疗卫生领域，代表西方文化的西医学为发展我国医疗卫生事业起到了不可估量的作用；但西医也有解决不了的问题，代表中国文化的中医学却在许多西医没有办法的问题上表现出极大的活力，中西医的互补已成为促进我国医疗卫生事业发展的良好机制。

中西文化是并存的，不可能将已有的文化捏合为一体，因为文化都是思维的产物，中西文化的结构不同，不可能把现成的文化人为地合为一体。中西医学是两种不同性质的文化，人们不可能人为地捏合成中西医结合的文化，而只能在新的实践中互为吸收对方的优秀成分，在解决新问题的思维中创造新文化。

中西文化的碰撞是我国现时文化环境中的客观存在。中西文化碰撞在我国文化环境中形成的矛盾体现在许多方面。一般来说，文化碰撞必然引起人们重新审视碰撞中的文化，在对比的情况下形成对碰撞双方的态度：一种情况认为碰撞中的某一方是正确的，而另一方是不正确的；或认为一方是先进的，另一方是落后的。如当西方文化传入中国并与中国文化产生碰撞后，国人中有相当一部分崇洋媚外，认为西方文化无与伦比，全盘否定中国传统文化。第二种情况是排外，不愿意接受西方文化，认为中国传统文化是根、是本，而且认为越是古老的文化越是真理，不可动摇，这是一种保守主义的文化观。第三种情况是无所适从，对中西文化的碰撞迷茫失措，完全处于被动状态，这是一种消极的文化观。第四种情况是正视文化的碰撞，寻找碰撞的根源，正确解决文化碰撞所产生的矛盾，把文化碰撞的能量转化为发展和繁荣社会文化的动力。

中西文化在我国文化环境中的碰撞激起了层层波澜，波及我国的政治、经济、文化、科技、民生等各方领域。作为中国传统文化的中医学，从17世纪开始受到西方医学的冲击，面对中西医学的碰撞，人们首先重新审视中医学，主张兴西医、灭中医者大有人在，如余云岫等人嗤中医为糟粕；更多的人处在迷茫状态，不少中医从业者，不知道如何宣传中医和保护中医，甚至也跟着学西医、用西医；只有忠诚于中医事业者坚守中医阵地，坚持中国传统文化的知识基础，仍然用中医学的理、法、方、药从事临床活动，为发扬中医特色做出不了可磨灭的贡献。正确的态度应该是正视中西文化碰撞，分析文化碰撞的原因，探索中西文化的本质区别，寻找它们分道扬镳的根源，从而明白中医学的特色所在，并在实践中宣传和有效地发扬中医特色。

构造性思维观　寻找中西文化的区别和分歧的探索，早在西方文化传入中国不久就开始了，直到今天仍然是人们思考的问题。小到从事文化事业的一般人员，大到科学泰斗都在寻找中西文化分歧的根源，如爱因斯坦不解的是为什么中国的贤哲没有经过抽象逻辑思维和科学实验却能够创造出那么多中国古代科技；中国古代科技史专家，英国皇家教会会员李约瑟博士也迷惑中西文化的分歧；中国著名科学家钱学森认为中医学能解决问题，具有科学性，却说不清其科学性所在。近年来关于中西文化分歧根源的探讨，受到越来越多人的关注，人们越来越清醒地认识到，如果这个问题不解决，所谓弘扬中国传统文化就是一句空话。

那么，从什么途径寻找中西文化分歧的根源呢？有从地理环境寻找原因的，有从经济方式找原因的，有从社会性质找原因的……然而都没有获得理想的效果。其实，文化本是思维活动的产物，人类的思维活动之所以能创造出不同性质的文化，必然在其“生产”文化的过程中存在许多差别，从思维活动这个环节入手，是揭示中西文化分歧的最重要的途径。

思维活动是人类最高级的社会活动，它之所以能创出世界上最精美的产物，必然有其严密的机制，如果从思维的机制，即思维活动的构成以及各因素在思维中的作用分析文化的性质和特点，形成从思维的结构研究思维活动的理念，称为构造性思维观，即从人类思维活动的结构研究思维活动与思维产物——精神文化的关系，揭示思维活动的本质、特点和规律的科学方法。

构造性思维观从思维的微观机制研究思维活动，在思维如何反映存在的层面研究人类的认识活动。其研究需要心理学、哲学认识论、语言文字学、科学史等学科的一般原理和最新研究成果。运用构造性思维观的理论和方法，从人类文化的源头开始分析思维的结构与文化的关系，是寻找中西文化分歧的重要途径。

思维构成要素主要有思维主体、思维材料、思维过程和思维产物。思维主体是指思维着的人，这里的“人”不是抽象的人，而是指在具体领域里实践着的人，如在研究中医思维时，从事中医医学活动的人则是中医思维的主体；思维材料是指被思维活动加工的“原料”，主要有主体对客观事物的感性认识和相关的知识；思维过程是思维活动对思维材料进行思维加工的过程及思维活动的表现方式、方法；思维产物是经过思维加工所获得的意识、思想、情感和知识等。下面分述各要素及其作用。

思维主体 人在思维活动中以主体的形式作用于思维过程可体现在两个方面：一是有形的，即具有正常思维能力的人及其大脑；二是无形的，可分为两类心理因素，即智力心理因素（感觉、感知、注意、记忆、语言、思考等）和非智力心理因素（动机、兴趣、性格、情绪、意志、品质等）。它们在思维活动中的作用分别如下：人是引起一切思维活动的原动力，没有人的参加和主观意志，一切思维活动都不可能发生；大脑是具体承担思维活动的物质基础，只有大脑的思维活动才可能启动人的认识活动。

心理活动是思维活动中的实在因素：首先，思维本是心理活动的一种形式，是心理活动的核心要素，感觉、注意、记忆、语言等是思维过程不可缺少的环节，是构成思维的主体要素中的必要成分，主体通过感觉感知被认识事物的表面现象；注意及注意力的合理分配是感觉、思维中必不可少的心理环节；语言是思维活动中知识材料和思维产物的文化载体。其次，心理活动的非智力因素是思维活动的添加剂，动机可以激发思维的热情；兴趣可以激励思维的深入发展，性格可影响思维活动选择不同的思维方式、方法；情绪是影响思维效率的重要因素。

思维材料 被输入思维活动的材料按来源可分为两类：一类是思维主体所获得的关于思维对象的感性材料，如医生临床思维中通过四诊获得的症状现象如发热、恶寒、咳嗽等；另一类是已知的关于认识对象相关的知识，如临床辨证时医生的经验或相关理论等。传统认识论只注意感觉的全面性和真实性，没有注意相关知识在思维中的作用。

感性材料可根据特点分为若干类型：按材料的动、静状态，可分为动态感性材料和静态感性材料；按材料的宏观、微观性质，可分为宏观感性材料和微观感性材料；按材料的量化情况可分为非量化感性材料和量化感性材料。感性材料在思维过程中的作用是：它规定着思维活动的范围。一般来说，感知所涉及的范围和内容，就是思维要解决问题的范围。它影响着思维所涉及的层次，如果感知是宏观信息，那么只能在宏观层次进行思维加工，如果感知的是微观信息，思维则可以在微观层次进行。它为思维活动提供最客观、最现实的感性材料。它引导着主体调集相关的知识。

知识是思维活动中的实在因素，任何思维活动都是建立在一定知识基础上的，这是人类思维连续性和递进性的基础。输入思维活动的知识按知识的特点可分为抽象性知识和形象性知识；思维活动中需要的知识有书本知识和记忆中的知识，前者可从书本查出，后者可从记忆中调出。知识载体的形式有语言性知识、文字性知识、图形性知识，其中文字载体的知识又有拼音字母性文字和表意性文字。知识对思维表现形式起着重要的作用：知识的存在形式影响思维的表现形式，如输入形象性知识理解动态事物的本质，使思维过程表现为形象思维的过程；知识载体的形式也是影响思维方式的重要因素，如表意性文字所载的知识直接影响思想活动的方式。

思维过程　思维过程是指思维主体运用相关知识，对所获得的感性材料在大脑中思考的过程。思维过程按性质划分有两种：一种是由感性到理性的思维过程，其思维过程的起点是感性认识的终点，即在感觉中获得的关于客观事物的表象，思维主体根据需要提取相关的知识，经过一定的思维方式和方法，达到在理性层次把握客观事物的目的；另一种是由理性到理性的思维过程，其思维活动的起点是相关的理性知识、观点、思想或理论，为了更深刻地把握已知的东西，运用相关的知识对思考中的事物进行进一步的思考，以期获得更为深刻的理性认识。思维的表现形式主要有抽象思维和形象思维，抽象思维通过判断、推理、分析、综合等一系列方法达到把握事物本质的目的，形象思维主要借助想象、联想、形象性构思等一系列思维活动达到把握事物本质的目的。思维主体在思维过程中选择什么思维方式，取决于主体的文化积淀、心理环境、感性材料的性质等多种因素。思维的产物如思想、理论、知识等表现形式与思维过程所表现的思维方式有直接关系。

思维产物　思维产物是指在思维过程中形成的关于客观世界的理性认识，如观念、概念、思想、艺术、知识、理论等。观念是对事物整体的形象性规定，是感性认识的理性发展，介于表象和概念之间；概念是对客观事物本质的反映形式，它是抽象思维对事物抽象性规定的理性形式；思想是人们对客观世界的意识反映；艺术是用情感和想象反映的客观世界；知识是人们对客观世界是什么、为什么和怎么样的理性反映；理论是系统化的知识体系。

4. 抽象思维的局限性

抽象思维作为近、现代科学的主导思维方式，其作用并不是全能的，而是相对的，也存在一定的局限性。首先，抽象思维只是人类思维发展过程中形成的多种思维方式的一种，它只在人类思维发展的一定阶段发挥主导作用。其次，抽象思维并不能代替其他思维方式，不能解决人类认识活动的所有问题。再次，在人们的具体认识过程中，往往需要多种思维方式的有机结合。爱因斯坦曾深有体会地指出，抽象思维也需要形象思维的有机结合，形象思维是现代科学思维中的实在因素。此外，现代科学思维发展的趋势已经显示，抽象思维的主导地位已经受到动摇。

三、中国文化的发展走向

与西方文化发展的走向不同，中华先民没有在第一个文化盛期突破神话传说时代萌发的以想象和联想为表现形式的思维方式，而是沿着古老的思维模式走进文明时代。

1. 传承启蒙思维，确立思维模式

与西方民族敢于创新，善于探索的心理不同，中华民族求稳、尊古的心理没有激发先民在走出神话时代步入文明时代的时候标新立异地创新思维方式，而是把古老思维方式与当时的社会实践相结合，形成了适应于当时生产力水平的具有中国文化特质的思维模式。

人类思维发展的基本规律 人类思维发展的基本规律是从无到有，从简单到复杂，从形象到抽象的基本过程。在百万年的原始时代，原始先民的思维活动极为简单，而且思维活动不能脱离自身活动的范围；到了新石器时代末的神话时代，由于人类记忆能力的增强，丰富的记忆表象为人类认识新事物提供了想象和联想的内容，并通过形象性构思认识和解释自己生存的世界；当人类进入文明时代，由于社会生产力的发展和知识总量的增加，思维活动已经可以在整体层次把握事物的某些本质、规律和联系，思维过程以表象加工为主，被称之为形象思维，并主要依靠它从事社会实践。西方文化虽然在第一个盛期萌发了抽象思维，但它只存在于少数理论家的思辨中，并没有与社会实践相结合，没有成为社会生产实践的主导思维方式。当人类社会发展到工业生产的时代，社会知识总量剧增，依靠表象的加工已经不能完全把握事物的本质，正是在此时，古希腊的抽象思维方式被唤醒，并与科学实验、科学技术相结合，形成近代科学的循环加速机制，使社会生产力和科学技术飞速发展，抽象思维成为社会思维的主导思维方式。现代科学的思维模式是抽象思维和形象思维的高度结合。人类的思维模式是不断发展的，将来的社会思维模式表现出什么特点，是由社会生产力和科学水平所决定的。例如，数字思维正在现代人的实践中发挥着重要作用，相信一百年以后的中学教学决不会再去重复一元一次方程的证明过程。

传承先辈思维 中华民族传承着古老思维方式进入了文明时代，所不同的是巫文化时代人们借助想象和联想，构思的是一个个幻想的世界，而文明时代把想象、联想与生产、社会生活以及认识大自然的实践相结合，从而形成了以不脱离客观事物形象为主导的社会思维模式。中国文化之所以选择形象思维的道路，其主要原因有：其一，中华民族善良、勤劳、求实、求稳、尊古的心理趋向，使走向文明时代的先民一代一代地承袭着前人的思维模式，使中华民族的思维方式没有越出人类思维发展的基本规律；其二，进入文明时代之初，汉字在思维中的特殊作用，进一步巩固和优化了不脱离事物形象的思维模式；其三，这种思维方式的思维产物是客观世界整体性形象的联系，是理性的表象，它可以直接转化为改造客观世界的目的表象；其四，它适应于当时社会生产力发展的水平，容易与自给自足的自然经济活动相结合，从而产生推动生产力发展的作用；其五，它是社会民众都掌握和熟悉的社会思维模式，是社会实践的各行各业都运用的思维方式。

创造辉煌的成就 正是由于中华民族遵循着人类思维发展的基本规律，由于思维方式适应于当时生产力的发展水平，由于先进的思维方式普及于社会的实践者，使中国古代社会一直缓慢而平稳地发展着，并在这种思维模式的指导下展开对人类社会、对大自然的探索，从而掀起了中国文化的第一个高潮，创造了辉煌的中国古代科学文化和领先于世界的古代科学技术，为人类文化的发展，为人类社会的进步做出了特有的贡献。

2. 中国古代文化的思维之路

中国古代精神文化的内容主要有哲学、文学、艺术、数学、军事和医学。

中国哲学在古代时期主要有两种形式，一种是自然哲学，其代表著作有《易经》和《洪范》等，主要阐述自然事物的一般道理。《易经》中关于阴阳学说的理论，是借助事物对立形象的关系，说明事物的本质、联系和规律；《洪范》中的五行学说是借助木、火、土、金、水等五种基本物质之间相互滋生、相互制约的关系，说明客观世界的普遍联系。另一种哲学是人文哲学，这是中国文化的辉煌所在，是以儒、道、墨、阴阳等多家哲学学术思想共同组成的人文哲学体系，它们以丰富的资料，灵活的思辨，生动的描述，展现了中国哲学的人生观、伦理观、道德观和方法论，其思维桥梁主要经过了形象思维的模式。

文学、艺术的创作过程主要经过的是形象思维，古代的文学、艺术同样走的是形象思维之路。

数学是集中表现逻辑推理的学科，但中国古代的数学仍然停留在算术阶段，并没有发展到抽象而严密的推理阶段。代表中国古代数学的最高成就之作是《周髀算经》和《九章算术》，其主要内容是关于生产、经营的应用算术问题；勾股定律的证明不是运用抽象的三角原理证明的，而是通过把两个直角边形成的正方形面积之和拼合成的面积正好等于斜边形成的正方形面积，这是运用出入相补原理证明的；我们的祖先关于圆周率的计算，是通过在圆内做六边形无限扩大倍的计算实现的。可见中国古代数学还没有发展到抽象推理的水平。

中国古代军事理论的代表作是《孙子兵法》，其理论主要体现为对个性战例和战理的归纳，而没有抽象的逻辑推理，更没有涉及政治与军事的关系；古代天文主要表现为对天文现象观察的记载。

中医学是最优秀、最具代表性的中国文化，它的主导思维方式正是形象思维，本书将在第四、五两章着重介绍中医思维的道路。

3. 中国古代科技的思维之路

与西方科技发展之路不同，中国古代在第一个文化盛期就已经出现许多科学技术的萌芽，以形象思维为主导的思维模式与社会生产实践相结合，不但没有在中世纪停滞发展，反而创造了当时世界上最辉煌的古代科学技术；与西方近代科技发展不同，中国古代的科技发明没有一项是在抽象逻辑推理指导下结合科学实验完成的，而是主要通过工匠们对经验表象的形象性构思创造了辉煌的技术。

科技发明的思维之路　以活字印刷为例，当时已经有雕版印术，也有了图章技术，发明者把雕版印术的形象与图章印术的形象结合起来，并把图章的三个字改为一个字，一个字的线性排列则可达到了雕版印术的目的，而用过以后的字还可以再次使用。可见，活字印刷技术发明过程的思维特点是工匠对工艺表象的构思组合。在造纸术发明的时候，由于当时用来写字的布帛很昂贵，有人发现，长期晒过渔网的石头上留下一层由污物风干而成的片状物，把它揭下来，试着写上字，而后有工匠干脆把不用的废物如布边、烂渔网及其他可碎的有机物捣碎和成浆状，再摊在石板上晒干，揭下后专门用来写字，在整个过程中，也是工匠们把在布帛上写字，在风干的片状污物上写字，两组形象结合起来，再构思有目的的制造这种片状物的工艺形象，这一系列的表象加工过程，就是造纸术发明的思维契机。纵观中国古代全部科技发明，都是由工匠对工艺过程和劳动工具改进的形象性构思为思维契机的。

其他创造的思维之路 改造劳动工具和改进生产工艺是发展生产力的重要环节，也是社会思维的主要内容，中国古代的劳动者在日常生活和劳动中，充分发挥自己的想象力，创造了无数的奇迹，为后世留下了丰富而生动的故事，同时也反映了先民们思维的技巧。例如，关于鲁班传说的故事中有许多思维的技巧，传说锯子的发明是鲁班走过长满荆棘灌木丛，从荆棘划破衣服而受启发发明了锯；又有传说鲁班用斧头砍树，斧头刃破损后呈现尖锐的凹凸状，为了不误劳作，索性用斧头来回在树上拉，反而能提高效率，由此受启发而发明锯；还有传说鲁班路过一个亭子的建筑工地，见人们正围着亭子顶和四根竖立的柱子发愁，他便在饭店里要了两碗米饭、两双筷子，趁店小二不在时将米饭倒在桌子上堆起后，垂直插下四根筷子，众人见状恍然大悟。其他还有众所周知的曹冲称象等，都说明我们的祖先主要运用形象思维的方式创造了伟大的中国古代技术。中国古代科技的思维之路，曾是爱因斯坦和李约瑟等关心和研究中国古代科技发展的科学家们不懈探索的重要内容。

4. 近代以来的变化

正当中国文化沿着中国特色的思维之路缓慢发展的时候，世界迎来了科学飞速发展的新时代，西方科学文化如潮水一般涌来，大部分古代自然文化被西方文化代替，中国社会的文化环境逐渐发生了质的变化。

但是，中国文化并没有被淹没，并没有被抛弃，以中医学为代表的传统自然科学文化继续服务于我国的社会实践，并能解决西方文化不能解决的许多问题；古代人文文化是中国文化的精髓，它所蕴含的民族的精神仍然鼓舞着中国人走向现代科学、走向未来。

5. 形象思维的活力与惰性

形象思维萌发于新时石时代后期的神话传说时代，成熟于自给自足的自然经济时期，是人类认识客观世界不可缺少的重要思维方式。它的活力主要表现在两个方面：一方面，它适应于以手工劳动为主的生产过程和依靠宏观观察为主的生产工艺，其劳动工具改造和生产工艺改进的思维过程，都可以主要依靠宏观感觉表象的加工实现。形象思维的产物是新的表象，而人改造客观世界的实践，必须有目的表象的支配，通过形象思维获得的关于客观事物的本质、特点和联系，可以直接转化为改造客观世界的目的表象，从而促进生产和科技的发展。另一方面，它是人类不可缺少的思维方式。自从形象思维成为人类认识客观世界的一种形式以来，它就是人类须臾不可离开的思维方式。在神话传说时代和依靠宏观观察把握客观世界的时期，形象思维是社会思维环境中的主导思维方式；在近代时期的科学和生产实践中，它虽然不是主导思维方式，却是抽象思维的辅助思维方式，抽象思维需要形象思维的密切配合。甚至在现代科学思维环境中，也离不开形象思维，许多发明、创造、假说、实验等，都需要形象思维的配合。在文学、艺术、考古等许多领域，形象思维仍然是主导思维方式。

形象思维相对于抽象思维，有其自身的不足。首先，它不能对客观事物进行抽象的规定，没有对客观事物进行质和量的严格规定，不能实现在事物的同一性基础上把握客观世界，从而不能从事物抽象本质的一般意义上把握事物，更不能进行抽象的逻辑推理。其次，难以把握大工业生产的庞大生产过程，难以把握超宏观的自然现象和微观世界的自然现象。再次，难以驾驭宏大的知识系统。

第四章　中医理论的思维桥梁

中医学的理论虽然不是近、现代科学意义上的“理论”，但它也是中国古代医学家在中国文化的环境中，在积累了丰富的同疾病做斗争和追求健康的实践经验基础上，经过了符合人类思维发展规律的理性思维过程创造的理论体系，在一定程度上揭示了健康与疾病问题的本质、规律和联系。

第一节　通向科学的桥梁

任何科学都是在人类社会实践基础上产生的，但是社会实践本身不是科学，从实践到科学还有一个漫长的道路，这个道路就是思维活动，他是人类从实践通向科学的桥梁，只有思维活动，才能把对客观世界的认识和改造客观世界的实践升华为科学。

一、中医学属于中国古代科学

中医学不是纯粹的经验，不是一般的文化，更不是邪说，而是一种科学文化，是中国古代科学的优秀代表，并且经过了符合人类思维规律的认识过程。揭示中医思维的本质和规律，证明中医学的科学性是中医思维学应用研究的重要任务。

1. 科学是先进文化

科学，在不同的时代，不同的生产力条件下有着不同的含义。衡量一个事物、一个学科、一种技术是否具有科学性，不能用现代科学的标准去衡量古代的事物。因此，事物的科学性是相对的，现时代的许多理论、学说和技术在现时是科学的，到一百年以后就不一定符合那时的科学标准了；古代的许多理论和技术虽然不具备现代科学的标准，但是在当时却具有极大的科学性。

科学和科学性　科学应当是一种知识体系，这种知识体系是人们在一定的生产力水平条件下，在社会实践的基础上对客观世界的本质、规律和联系的系统反映。按反映对象的不同将科学分为若干类，从大的系统来说，一般把科学分为自然科学、社会科学和思维科学，贯穿三个领域，总结概括其基本规律的科学是哲学和数学。医学属于自然科学的范畴，中医学虽属于自然科学，但它与社会科学有着密切的联系。

科学性是指一个事物、一个理论、一个学说等所含的正确成分，衡量一个事物科学性的依据，应当包括如下几个方面：一，必须建立在人类认识和改造客观世界的社会实践基础上；二，事物本身体现着它对客观世界正确的反映，一定程度上反映了客观世界的本质、内在联系、特点和规律；三，它能指导人们从事正确的实践，为社会创造客观效益；四，它对于社会的发展和进步具有促进作用；五，它是当时社会文化环境中代表着社会生产力发展方向的先进文化。

科学的时代性　科学是发展的，当社会尚未进入文明时代的时候，人类还处在蒙昧状态，那时人们对客观世界的认识还不具备反映事物本质的能力，也不可能创造系统的知识体系，所以那时的社会还没有科学。在距今两三千年前的人类第一个文化盛期，中、西方先民在许多领域都创造了丰富的科学文化，有力地推动了社会的发展。从此以后，科学不断发展，社会不断进步，直到十五至十六世纪，西方科学文化出现新的、飞跃式的发展，使世界科学进入一个前所未有的历史时期。

科学的不断发展显示科学的时代性，在不同的时代和不同生产力条件下，科学可以以不同的形式和水平存在着，从而出现古代科学、近代科学和现代科学的区别。古代先民在较低的生产力条件下，在一定程度上对客观世界和社会实践的本质和规律，进行了系统和理性的反映，其反映成果可称之为古代科学；近代工业革命带来了科学的突飞猛进，创造了具有划时代意义的近代科学，并为科学的现代化发展打下了坚实的基础；现代人类在古代和近代科学的基础上，展开对大自然、人类社会和人类自身的全面探索，创造了伟大的现代科学。

中医学是中华民族在长时期同疾病做斗争的过程中，在积累了丰富经验的基础上，在中国古代科学文化的环境中，经历代中医的理性思维创造的科学，在宏观层次系统地反映了人体的生理、病理、诊断、治疗的本质和规律，保障了中华民族的繁衍昌盛，为丰富中国文化、为社会的发展做出了突出的贡献，因此，中医学具有极大的科学性，是中华民族创造的中国古代科学的重要组成部分。

2. 仍具活力的古代科学

在科学高度发达的今天，绝大多数的中国古代自然科学都被现代科学代替了，中医学却以它能够解决现代许多医学难题的突出贡献，以它独具特色的思维模式在现代科学环境中争得一席之地，说明仍然具有极大的活力。

首先，中医临床能解决许多现代医学都难以解决的医学难题，特别在许多慢性疾病、功能障碍性疾病等方面的特有疗效，是中医学立足之本，也是中医学最牢固的阵地。例如慢性胃肠系统功能性疾病、慢性风湿及类风湿疾病、慢性妇科疾患等，中医诊治具有非常满意的效果。在广大中医临床战线，凡是那些坚持运用中医的理、法、方、药诊治疾病，认真进行临床诊治的中医从业者，都具有极好的临床声誉。

其次，中药的毒副作用远远小于化学药品。其原因有两个方面，一方面中药材的来源主要是植物、动物和少量矿物质等天然物品，经一定的科学炮制而入药。中药的天然性使中药的药理表现为综合作用，而很少出现对机体的不良刺激。另一方面，中医在施治时精心配伍中药药材，不仅可以互补药力，而且可以相互牵制药力之过激，使中药的治疗作用表现出综合调理功能。

再次，中医学的养生保健理论和实践，是中华民族数千年来追求健康实践经验的结晶，它仍然是今天人们防病养身行之有效的科学理论和技术。

二、中医学只能走中国文化的认知思维之路

中医学之所以流传数千年，在科学发达的今天仍然保持特有的活力，说明它具有极强的科学性，那么它经过了怎样的思维之路呢？

1. 中医学必有合理的思维之路

中医临床能解决医学难题，能治疗许多疾病；中医养生学说能有效指导人们的防病和保健，这是世人公认的事实。

如果说中医临床具有一定的科学性，那么指导中医临床和养生技术的中医理论也一定具有极大的科学性，因为中医的临床活动和养生保健实践一刻也不能脱离中医理论的指导。欲证明一门学科理论的科学性，必须证明它是怎样经过符合人类认识规律的思维途径，但是，当人们依据传统哲学认识论的原则寻找中医学的认识本质和规律时，中医学的理论没有形式化的定义体系，既没有对客观事物进行抽象的规定，也没有形成抽象的概念体系，其理论体系结构没有抽象的可演绎推理关系。因此，中医学的理论没有经过抽象思维的道路。

仅仅依据中医学没有经过抽象思维道路，还不能否定它的科学性。

如果说中医学的理论没有经过以抽象思维为主导的思维道路，那么，在思维反映存在的道路上就不是只有抽象思维一条道路。还有一个更重要的方面，即思维是怎样反映存在的。当我们循着这个思路追溯人类思维发展的历程时，发现人类在反映存在的道路上出现过多种思维道路。一个民族、一个社会群体、一种学说、一个学科经过什么样的思维道路是由当时的社会文化环境所决定的。中医学在中国传统文化环境中经过了一条非抽象思维的思维道路。

2. 必由之路

中医学萌发和形成，处于我国春秋战国时期，在此期间，中国传统文化形成了体系，传统思维模式基本定型，中医作为社会实践的一个群体，在当时的社会生产力、社会文化积淀和社会思维模式的共同作用下，选择了以不脱离客观事物形象为主的思维道路。其实，说是“选择”，并不是中医群体的主观意志，而是社会经济、文化环境作用的必然趋势。

首先，社会实践水平决定着中医思维的基本方式。在中医学萌发和形成期间，社会生产力还处在较低的水平，社会生产劳动主要以手工操作为主，人们主要依靠宏观感觉感知客观世界，在宏观感觉基础上经形象性思维把握客观世界，并有效地指导改造客观世界的生产工艺和工具改进。中医群体在认识和解决医学问题的思维活动只能适应于当时的生产力水平和生产方式，表现为主要通过宏观观察和不脱离客观事物形象的思维，认识和解决医学问题。

其次，社会思维模式决定着中医思维的表现形式。中国文化第一个盛期的社会思维模式表现为以形象思维为主导的思维道路，中医学是从中国文化的混沌体中分离出来的，社会思维模式是中医思维的母体，中医思维完全承袭了母体文化的思维模式，通过不脱离事物形象的思维方式认识和解决医学问题，创造了中医理论体系。

再次，社会文化环境决定着中医思维的知识基础。任何思维都需要知识做基础，中

医思维在创造中医知识的同时，需要社会其他学科的知识，社会文化环境提供给中医的哲学、文学、历史、天文等知识，都不是抽象的概念体系，而是关于事物整体存在的“是什么”和“怎么样”的关系阐述。这些关于客观事物的宏观知识作为思维材料输入中医思维过程，一方面使中医的思维活动与文化环境中的思维方式保持一致；另一方面，环境文化知识的宏观性、动态性和形象性也引导着中医思维向形象思维方向的发展。

最后，中华民族的心理趋向构成的心理环境影响着中医思维方式的成形。中医是中华民族之中的一个专业群体，中华民族共有的心理特点，热情的性格，求稳崇古的心态，善于寻求事物动态关系的兴趣等非智力心理因素，共同构成了适应于发展形象思维的心理环境，这种心理环境有利于中医思维从事物的客观现象把握事物的存在，寻找事物的关系，而不可能引导思维寻找事物内部的结构。

3. 形成中医理论的必要条件

中医学与人类的其他科学一样，是中华民族长时期与疾病做斗争实践经验的结晶，是在医学领域里对健康与疾病问题的理性反映。丰富的医疗经验、理性的思维、适宜的文化环境和社会的需要是中医理论形成的必要条件。

首先，已经积累了丰富的实践经验。人类自从诞生那一天起，疾病就袭扰着人类的健康，从那时起，我们的祖先就开始了同疾病的斗争，只不过在文明时代以前的漫长岁月，那种斗争只能是被动的、不自觉的。自从有了分音节的发音语言和文字，人们开始主动地观察和分析疾病，主动地摸索健康的规律，使人们同疾病的斗争表现出目的性、广泛性、继承性和专业性。所谓目的性，是指人们治疗疾病之前，以及寻求保健方法以前，活动结束时的情景已经表象地存在于每个实践者的大脑中，所有为治病与健康所从事的活动都是在大脑的支配下进行的；广泛性是指关于人的健康与疾病的思考，已不像巫医时代是极少数人的事，而是社会成员普遍关心的事；继承性是指人们与疾病斗争的经验、教训，以及保健的方法等，都可以借助语言、文字传给他人，流传给后代；专业性是指在中医理论体系形成前的若干年间，已经出现了专门从事医疗或保健的专业人员。综上所述，在中医理论体系形成以前，我们的祖先已经经历了数万年同疾病做斗争的历史，积累了丰富的经验，这是形成中医理论的客观基础。

其次，经过了思维的加工。所有中医理论著作，不论是基础理论还是临床理论，不论是防病理念还是养生保健经验，都不是古时医家感觉的直观描述，而是在丰富感觉材料和临床经验基础上，经过大脑思考的加工，包括辨认、分析、比较、综合、概括等，才形成了我们今天所见到的中医学各种专著和各科专论。纵观浩如烟海的中医各类书籍，无一不留下先辈思维的痕迹。例如，中医理论关于人体结构的描述，把脏腑分为表里，认为腑为表，脏为里，而且一腑对应一脏；还如把心的功能描述为主神志，主血脉等，这些理论都不是直观的描述，而是通过机体在活动状态下表现于外的信息，经想象、联想或构思等一系列思维活动，才把握了人体的本质和内在联系。

再次，社会环境已形成了理性思维的模型。在中医理论酝酿的时代，中国传统文化已形成了一定的理论文化的氛围。当时，正处在诸子蜂起，百家争鸣的文化盛期，中国文化的许多领域如哲学、文学、天文、历法、历史等，都形成了理论性的文化，它们所表现的理性思维方式，为中医的理性思维提供了模式。

最后，社会需要是动力。中医学之所以能从巫医向实践医学发展，又从实践医学向理论医学发展，是因为社会的发展需要医学的保障，而医学的发展，又需要临床实践的升华。客观上，社会环境不断地给医学提出问题，迫使从医者深刻认识疾病的本质和全面把握疾病发生、发展的规律。

三、以形象思维为主导的思维之路

在中医学形成和发展的过程中，古时中医依靠中国传统文化通过以形象思维为主导的思维模式，完成了从实践到理论的升华，达到了把握疾病本质和规律的目的，起到了解除民众疾苦和提高民众健康水平的作用。

1. 形象思维及其方法

形象思维是由苏联文艺理论家别林斯基于18世纪末提出来的，他认为文学艺术创作的思维过程是以形象思维为主导的。如一个童话故事的形成、一部电影剧本的构思及一幅画的创作等，都是人们根据感知到的客观事物形象，借助记忆中事物的表象，对形象的有机加工，创造新的形象，并用形象的形式表达出来，这就是形象思维，例如古典小说《西游记》的创作，是作者把人们日常生活、情感活动和生产劳动的形象，以及记忆中的、想象中的事物形象结合起来，创作出系列的故事形象。

当我们把形象思维作为一种思维方式来研究时，它就不仅仅存在于文艺创作的过程中，具备这种思维特征的还有少年儿童的思维、聋哑人的思维等，人类在神话传说时代及其以后的相当长的时期内，都表现出以形象思维为主导的思维过程。

形象思维之所以称其为思维，是因为它具备了一般思维的基本条件。首先，它的起点同样是感性认识的终点，即感觉的表象。其次，思维过程可以脱离客观事物本身，主要依靠大脑对客观事物形象的加工。再次，大脑加工的产物，即形成新的思想或思想成分，已不是原来的感觉形象，也不是记忆中的形象，还不是想象中的形象，而是一个新的，理性的形象。最后，新的形象在一定程度上实现了对事物本质和规律的把握。

形象思维最大的特点是思维过程不能脱离事物的形象，它是通过记忆表象和感觉形象的加工，实现对事物理性的把握。作为一种独立的方式，其思维过程也表现出多种方法的运用，常见的有想象、联想、形象的比较、形象的分析和形象的综合。想象是根据记忆中客观事物的形象，在大脑中进行组合，形成新的形象或形象活动过程，新的形象可以是客观事物存在的，也可以是不存在的。联想是从已知的形象展开想象，把关联的形象联系起来，有相关联想、相似联想和相同联想等。相关联想即由事物的关联引起的形象联想，如看见狂风大作，就联想起风邪侵袭、衣薄体虚的形象；相似联想是由于事物形象的某些相像而引起的联想，如当医生感知到病人寸口脉搏在指下搏动时，就联想到静静的水面上鱼儿游动的形象；相同联想是指相同事物的相互联想。形象思维比较法是通过对感知形象、记忆表象、想象形象的比较。形象思维分析是把具有整体联系的形象分解为若干形象，从而逐一展开对各个形象认识，例如病人的病情是一个有着多种临床表现的疾病现象，根据中医理论逐一追溯造成临床症状的病理机制思维方法。形象思维综合与分析相反，是把分散的形象根据一定理论寻找事物的联系，逐渐形成一个有机联系的整体形象，例如中医临床概括病机，是在逐一分析了各种症状形成病机后，按照中医理论或医者的经验，逐渐在思维中形成一个具有有机联系的整体病机形象，对这个整体病机形象高度概括的语言表达，就是中医的证。

2. 形象思维是通向理论的桥梁

中医理论之所以是理论，因为它经过了理性思维的过程，是历代中医在丰富的医疗实践基础上经过形象思维的加工升华而形成的。

在中医学形成以前的若干年内，我们的祖先始终没有停止同疾病做斗争，而且积累了丰富的认识和治疗疾病的经验，这些经验和方法一代一代地流传下来，但它只是零散的、不系统的和个别的，是可操作性的诊治疾病的方法。欲彻底、系统地认识疾病，更有效地治疗疾病，并进一步获得有效的养生方法，中医必须系统地认识人、人体的结构及其各部分活动的规律，研究人为什么会得病，怎样才能不得病、少得病和有病早治疗。形象思维是人们实现这个目的的根本途径。

理论本是事物的本质、规律和联系的系统描述，中医理论则是中医对人体的结构、生理、疾病、诊断、治疗和养生等医学本质、规律和联系的系统描述。在科学不发达的中国古代，中医没有现代化的观察仪器，他们是怎样在人体活动状态下把握人体的本质呢？

首先，形象思维使中医认识了医学基本问题的本质。人体内有怎样的结构，它们各有什么功能，中医不是通过解剖、实验和检测获知的，是通过人在活动状态下表现于外的信息，借助记忆中的形象，开展想象或联想，揣摩体内功能活动的情景，如根据人饮水入口，汗、溺排泄的观察，借助想象或联想构思出水在体内经过如下的过程：饮水于胃，经肾火对胃的温煦，腐熟于中焦，形成的精微物质弥散于脾，脾又将精微转输于肺，肺如雾露肃降，再经气化入膀胱……打开人的机体是找不到上述经过的，是中医在想象中把握了上述机制，并将上述理论指导于临床诊治。

其次，形象思维使中医把握了医学的规律。诸如中医对人体活动规律、人与自然关系的规律、人体各部分相互联系的规律等医学基本问题的系统认识，都不可能依靠直观观察获得，因为感觉只能了解人体活动的表面现象。中医仍然通过形象思维把感觉到的现象加工为系统的、具有有机联系的医学规律。例如脉象活动与季节关系的规律，中医发现春天脉多在表皮之下；夏天脉象多在肌肤之中；秋天脉沉下伏，有隐藏之感；冬天脉藏得很深等，就归纳出脉“春日浮，如鱼之游在波；夏日在肤，泛泛乎万物有余……”又如经络学说的形成，是典型的形象思维产物，先民们把针刺穴位得气的感觉想象为体内气血在运行，并依据穴位的线性排列，构思出气血运行的起止通道，经络学说由此产生。

再次，形象思维使中医把握了事物的联系。由于中医不是在概念层面把握事物，从而不能从抽象逻辑关系推理事物的联系，仍然靠形象思维寻找事物的联系，如借助传统哲学五行生克关系图，将脏、腑、五官及其主要功能分别归属五行，建立起脏与脏、腑与腑以及各种脏腑功能相互滋生、相互制约的脏腑结构与功能联系系统。

3. 形象思维是中医诊断疾病的主要思维方式

中医临床诊断病情，依靠望、闻、问、切的感知，只能获得关于病情的表面现象，只有通过思维才能把握疾病的实质。

中医对疾病本质的认识，并不像现代医学那样必须找到病灶实质才能做出诊断，如炎症是细菌感染，高血压凭仪器测量，肿瘤有占位性病理改变的实体。中医认为疾病的本质是病机，是病情发生发展的机制，把握病机的思考是依据症状状态形象，借助医者经验表象记忆，在大脑中追溯引起症状的体内机制，如病人发热、恶寒、打喷嚏，则通过构思获得风寒侵袭于体表，体内正气与之抗争于肌肤的病机；又如阳明腑实证是根据腹痛拒按、发热、数日不大便等症状，构思出热邪与宿食相结于中焦，形成中焦痞、满、燥、实的病机，一个“结”字生动反映了阳明腑实证病机的本质。

把握疾病的联系是在病机的基础上借助形象性构思，寻找疾病更深层次和更广泛的联系。如医圣张仲景六经辨证法的形成，是分别在太阳病、少阳病、阳明病、少阴病、太阴病和厥阴病等六经病机的基础上，构思热邪由表入里的演变过程，从而把复杂的外感热病通过形象性构思有机地联系起来。

4. 形象思维使中医获得治则和治方

中医的治疗，尤其是中医内科治疗方案的确立，离不开想象和联想的思维方法，因为治疗是针对动态病机的因势利导，如风寒感冒的治疗是针对风寒袭表的病机，在大脑中构思驱邪出体的目的表象，用温驱寒，以辛祛风，进而形成辛温解表的治疗大法。治方的形成，更是形象思维构思的产物，如著名《伤寒论》第一方桂枝汤，方用桂枝发汗解肌、白芍敛汗，姜、枣调和营卫，一发一收，发中有收，发汗既不过多，又补阴分不足，若不借助形象的构思和想象，很难获得如此恰当的治方。

中医的治疗从宏观上说，属于实践的范畴，但是这种实践不是像生产劳动那样进行实际操作，而是通过复杂的思考，形成关于治疗的原则和方案，因此，从中医临床施治过程的微观机制看，中医构思治疗措施的过程，实际上主要体现着形成实践目的的思维过程，从认识论的层面说，虽不属于对事物“是什么”和“怎么样”的认识阶段，但从中医形成治疗措施的过程看，思维是形成治疗方案的核心环节，只有把施治活动当作特殊的思维过程，才能揭示中医治疗过程的本质和规律。

第二节　中医思维的发展与中医理论的形成

否定中医学科学性的核心依据是中医理论没有经过严格的抽象逻辑推理，没有认识论做依据。中医学欲在现代科学飞速发展的今天站住脚，有必要从思维学的视角证明中医理论经过了怎样的思维过程，这个过程表现出怎样的规律，其规律是怎样符合人类认识发展规律的。

一、中医思维的发展

思维活动和人类的其他活动一样，也经过了从无到有，从简单到复杂，从低级到高级的发展过程。中医思维是中华民族在同疾病做斗争的过程中逐渐萌发、形成和发展的，它也经过了从简单到复杂，从不成熟到比较成熟的发展过程，并在认识和解决各个历史时期的医学难题中，表现了特有的思维发展过程。

1. 中医思维发展概况

中医思维的发展随着中国传统文化的兴衰而兴衰。

中医思维的发展过程　中医思维的发展基本吻合于中国传统思维模式的发展过程，是中国传统思维的发展在中医这个领域里的具体表现。依据思维的产物——中医理论和临床体系的形成与发展，中医思维主要表现为萌发、形成、发展和停滞四个阶段。

从原始医疗活动到巫医阶段，是中医思维的萌发阶段，也是中华民族同疾病做斗争的原始阶段。在这个阶段中，中华民族表现为简单认识疾病和寻找治疗方法的思考活动，称作原始医疗思维，其思维特点是思维活动不能脱离治疗疾病的自身动作。

从商周到秦汉之际，是中医理论体系形成的阶段，也是中医思维模式形成的阶段。在这个阶段中，中医思维从混沌的自然哲学思维中分离出来，形成独立的思维体系。首先，医者在医疗活动时的感知活动已相当丰富。原始人只能感知与疾病和治病有关事物的个别现象，形成期的从医者能感知与疾病和治病有关事物的多维信息，并能把不同感官获得的信息组合成比较完整的表象，为中医思维提供丰富的感性材料。其次，中医思维活动形成了独立的模式。中医思维模式已从原始自然哲学中分离出来，能够独立完成医学领域里的认识和解决问题的任务。再次，萌发了许多与社会思维模式相适应的思维方法。如在形象思维主导下的形象比较、倒果求因、类推、分析与综合等思维方法。最后，与同时代其他学科的思维模式建立了同构的联系。中医思维体系的形成为中医理论体系的建立，准备了主体方面的基本条件。

从《伤寒论》成书到温病理论的形成，是中医思维发展的全盛时期。在这个时期内中医思维模式更加完善。一方面把解决社会医学难题作为思维的中心任务，形成了具有实践体系的中医学，实现了从理论向实践的飞跃；另一方面，在积累了丰富的临床经验基础上，对医学对象的认识不断深入发展，促进了中医理论的完善。在这个阶段中，中医思维显现了突出的效益，不断地解决着社会给医学提出的难题，为保障中华民族的繁衍，保障生产力的发展做出了特有的贡献。

自完成温病理论直至目前，中医理论一直没有重大突破，这是中医发展史上的理论停滞阶段，也是中医思维发展缓慢阶段。形成这种现象是由多种因素共同作用的结果，其中思维的因素是一个不可忽视的方面。中医思维停滞的表现是：没有及时向抽象思维发展；社会思维环境发生质的变化，而中医却仍然保持传统思维模式，不能及时吸收其他学科的新营养，以致中医思维处于相对孤立的局面，在思维这个环节上，严重影响了中医理论的突破。

中医思维的发展特点　一个事物的发展表现为怎样的特点，是由事物的本质所决定的。中医思维一方面具有自然事物的属性，相对于中医学是一种客观存在；另一方面，它不可能脱离人类的社会实践和医疗活动；再一方面，思维加工活动是以中国传统文化为知识基础。从而使中医思维的发展表现了以下四个方面的特点。

首先，随着中国传统生产方式的兴衰而兴衰。人类思维方式和思维能力的发展，是随着社会生产力和科学水平的发展而发展的。中医思维的发展，始终与中国大一统的经济方式密切相关。我国古代比较早地进入了自给自足的社会生产方式，这是中医思维赖以形成和发展的客观基础，中医思维模式正是形成于自给自足的生产方式确立之时，并发展于长达两千年之久的自然经济方式的延续之中。当西方社会进入大工业生产的时候，中国仍然处在这种经济方式中，中医思维也仍然保持着传统的模式。随着西方科学逐渐传入我国，中医却开始自上而下地减少着自己的阵地。到20世纪50年代，中医的阵地仍然分布于广大农村和小城镇。那么，为什么会出现上述现象呢？这是因为自给自足的自然经济是以手工劳动为主要生产方式，其劳动过程和改造劳动工具的工艺过程，都可以主要通过表象或观念的加工去把握它，其加工的产物——表象或观念，可以直接作用于人的生产实践。西方文化虽然早在公元前就萌发了形式逻辑，但是通过抽象逻辑思维加工的产物，是概念或概念体系，具有极大的抽象性，不能直接作用于以表象加工为思维方式的生产工艺，所以形式逻辑并没有在中世纪发挥极大的作用，这是西方中世纪的科技水平远远低于中国古代科技水平的一个重要原因。所以，中医思维适应于中国古代传统的生产方式，是造成上述现象的根本原因。

其次，随着中国传统文化的发展而发展。中国传统文化萌发于商周之际，形成于春秋战国时期，鼎盛于唐宋时期，自明末清初出现凝滞现象。中医思维的发展经过了与此相应的道路，随着中国传统文化的萌发而萌发，也形成于春秋战国时期，在两汉和宋金之际得以充分发展，亦从明末清初以后出现停滞。这说明了中医思维的发展对中国传统文化的依赖性。

再次，从传统文化中吸取营养。中国传统文化的文、史、哲等，为中医认识和解决医学问题提供着知识和理论，是中医从业者进行医学思维的文化基础。例如，自然哲学的阴阳五行学说，被中医引来认识医学事物内部和外部联系的理论基础；传统伦理思想是中医形成医学伦理观念和思想的源泉；古代汉语承载着中医文化，是中医学一刻也不能离开的语言文字工具；古代科技发明的思维技巧，为中医认识医学问题提供了丰富的思维经验。

最后，以解决医学难题为发展动力。在我国古代，整个社会的医学难题，都需要中医思维去解决，这是中医思维不断发展的原始动力。例如两汉之际，中原大地伤寒四起，民不聊生。以张仲景为代表的一代名医，深入实践，博采众方，系统总结了前人的经验，创造了中医临床体系，把中医理论思维推向了临床思维的新阶段。此后，无论是金元四大家的崛起，还是温病学说的形成，都是因为社会上给医学提出了难题，迫使中医去了解它、战胜它，才把认识引向深入，使中医思维在解决医学难题的过程中得到不断发展。在西方医学大量传入我国以后，社会上的医学难题，不再主要依靠中医去解决了，使中医思维失去了一部分探索并解决医学难题的机会。这是中医思维出现停滞现象的客观因素之一。

2. 中医思维模式的形成

中医思维模式是中医在认识和解决医学问题的思维中所表现的思维方式、方法的总和。

中医思维的萌发 人类同疾病做斗争的实践，与人类为吃、住、用而进行的社会劳动同时产生、同时发展，是被人类最早注意的对象之一。欲同疾病做斗争，必须观察疾病现象，思考疾病的原因和治疗措施。只不过那时的思考，较之现代人是极为简单的形式，对于原始人来说却是极为复杂的。

在我们祖先还不知道认识自身的时候，疾病已经成为威胁人们生存的一大危害。当时的人们并不知道生、死和疾病是怎么回事。在长期的劳动中，因某些动作或吃了某些食物，发现某些痛苦减轻或消失了，当这样的现象重复发生了无数次时，人们就把某些动作或吃的食物与病痛好转联系起来。例如头痛、恶寒、发热等症状发生后，病者通过劳动出了汗，或吃了某种野菜后发汗而病情减轻了。同类现象的多次重复，使人们在思维中把劳动、取暖、吃的食物与相应的痛苦转轻联系起来，产生了朦胧的因果联系。以后再遇到感冒、腹痛时，人们或有意地去重复那种劳动，或有意地寻找那种野菜吃，或有意地烤火取暖等，从而使这些有意识的活动获得预想的效果。在社会思维极不发达的原始时代，这些重复不可能由一个人来完成，而是经过无数人之间的交流和若干代人的积累，才可能在思维中把原因与结果、现象与本质确切地联系起来加以思索。

砭石是现已发现的最早的医疗用具，它的发明过程记录着我们祖先原始医疗思维的萌发过程。在旧石器时期，人们打制劳动工具时，石头的棱角较长时间地刺激人体的某处，致使某些病苦好转，当这样的现象重复多次，人们就开始把棱角刺激的动作形象与某些痛苦好转联系起来，渐渐发展到有意地选用有棱角的石头去重复刺激的动作，获得期望的效果。当这样有意识的重复反复多次时，人们开始在思维中把两个现象建立起因果联系，通过动作示范或语言表述出来，传给他人，传给后代，再经过无数代人的重复、思考、改进，终于有意识地去打制一定形状的石器做治病用具，直至新石器时代磨制出治病用的砭石。

中医思维的萌发过程表现了三个特点：首先，思维活动不能脱离自身的动作和短时感觉表象；其次，没有明显地表现出认识活动的目的性，而是被动地对客观事物现象的简单反映；最后，思维发展的速度相当缓慢。

原始医疗思维并不是永远处在一个水平上，它也在不断地向复杂化发展。例如从打制砭石到磨制砭石，本身就是思维深化的标志。到原始社会末期，社会思维发展到了神话时代，想象成为人们认识客观世界的主要方式。巫医虽然相对于后来的医学是不科学的，但是相对于石器时代的思维，已有极大的发展。它使人们开始思考疾病是什么，产生征服疾病的愿望；使人们在思考疾病时，可以脱离自身的动作，借助记忆表象，通过想象把握疾病；巫医把疾病和疾病的转归，归于鬼和神的力量，说明当时人们的思维已经向自我存在、自我意识以外寻找疾病的发生和发展规律了。巫医时期以想象为主要方式的思维，为后来形成以形象思维为主导的中医思维奠定了基础。

中医思维的萌发，为中华民族理性认识健康与疾病问题准备了最基本的条件。

形成模式的条件　中医思维模式是中国传统思维模式在医学领域里的具体形式，它是在具备了如下主、客观条件后才形成的。

其一，社会出现了专业分工，形成了一支专门从事医疗行业的队伍，他们以医疗为职业，专门研究人的健康与疾病，从而使关于人体、健康和医疗的知识集中于专业群体之中，医疗与健康的问题主要依靠他们解决，使他们在这个领域形成了专业性的思维，构成了一个以认识和解决医学问题为职业活动的思维群体。为中医思维模式的形成准备了主体条件。

其二，医疗实践发展到一定水平，积累了一定量的医疗和健康方面的知识。在原始社会和文明萌发时期，医疗水平相当低下和简单，人们还没有把认识人体和疾病作为专门对象，关于这方面的知识也极为有限。社会的分工，使医者有时间去思考疾病、治疗和健康问题，并有机会专门追访疗效，校正错误，并及时总结和积累实践经验、教训，为中医思维模式的形成准备了实践基础的条件。

其三，中医群体具有一定的理性思维能力。所谓理性思维能力，是指思维主体能够运用知识，对感性认识进行理性思维加工，获得反映对象本质和规律的能力。中医群体在认识和解决医学问题的过程中，在把丰富的临床经验上升到理论的过程中，逐渐获得了理性思维能力。

其四，社会思维模式的形成。中国传统思维模式是中医思维模式的母体，它以适应自给自足的生产方式为基础，在中华民族特殊的心理环境中，以不脱离事物形象的思维方式为主导，以表意性文字和古汉语为表述工具。哲学、数学、农学和军事等其他领域，在认识和解决本领域的实际问题的思维中，相继从社会思维模式中分离为具体领域的思维模式。中医思维模式的形成正是这种分离中的一个分支。社会思维模式和各学科思维模式共同构成了中医思维模式的社会思维环境。

其五，已形成初级医学思维雏形。中医思维的萌芽最初蕴涵在《周易》《洪范》《山海经》和早期医学著作中，如《足臂十一脉灸经》《五十二病方》等上古时期的哲学、医学著作，记载了丰富的医学知识，为中医思维模式的形成准备了知识条件，产生了医学思维的雏形。

中医思维模式的形成是中医学和中医实践发展的需要，是中国传统思维模式分化的必然产物。

中医思维模式的形成　所谓思维模式，是指在一定的生产水平、文化环境和民族心理环境条件下，人们在认识世界和改造世界过程中逐渐积淀下来的相对稳定的思维方式、方法的总和。它具有层次性和系统性。中国传统思维模式是中国古代思维环境的最高层次，是一个大系统。中医思维模式是这个大系统中的子系统，是中医在古代生产和科学条件下，在传统文化基础上和民族心理环境条件下，认识人体和疾病及征服疾病的过程中，逐渐积淀下来的思维方式、方法的总和，是中国传统思维方式在医学领域里的具体表现。

从理论上说，中医思维模式形成的时间应同步于中医理论体系的形成，即形成于我国历史的战国时期，其标志是《黄帝内经》的成书。

创造和运用中医思维模式的主体是从事中医医学活动的中医群体，其主导思维方式是形象思维，其适应的经济基础是自给自足的自然经济方式，其适宜的文化环境是中国传统文化环境，其依托的语言文字载体是汉语言文字。

在中医思维模式形成的我国奴隶社会末和封建社会初，较低的生产水平只能形成以表象和观念为加工内容的思维方式。中国古代科技发明，是工匠们在丰富的经验表象基础上，经形象性构思萌发的。中医思维不可能超越当时的生产水平所适应的范围，不可能远离中国古代科学思维发展的轨迹，不可能超越当时生产力水平和科学水平的限制，不可能在当时条件下主要通过解剖方法认识人体，也不可能以化学分析方法认识中药，不可能从微观病理学层次认识和治疗疾病。总之，中医思维不可能在当时经济和文化环境中形成以抽象逻辑推理为主导的思维模式。

二、中医理论的形成

近几十年来，人们曾依据现代科学的思维模式寻找中医理论的思维途径，认为它不符合抽象思维的规律，没有经过严格的逻辑推理，近而认为中医理论没有认识论的依据。然而，中医学不但在中国古代科学文化环境中站住了脚，而且在科学高度发达的今天，仍然显示出强大的生命力，说明中医学有可靠的认识论依据。

引用现代思维科学的一般原理，探索中医理论形成和发展的思维本质和规律，则构成了中医思维学应用研究的重要内容——中医理论思维途径的追溯。

1. 中医理论概述

中医理论不是现代科学意义上的理论，但它也经过了理性思维，并有效地指导着中医临床，因此，中医理论也属于理性认识的范畴，是中国传统科学的理论。

属于理性认识的范畴　中医理论虽然没有经过抽象思维的道路，却经过了另一条非抽象性思维的途径，实现了从理性具体把握医学对象的目的。中医理论虽达不到现代科学意义的“理论”水平，却是古代科学意义上的理论，应属于理性认识的范围。理论的基本特征是比感觉更为深刻地、间接地、概括地和系统地反映客观事物，并对实践具有能动的指导作用。中医理论完全符合这些特征。

首先，中医理论是在感性认识基础上经理性加工的产物，它比感觉更深刻地把握了医学对象。例如《素问·阴阳应象大论》认为“清阳为天，浊阴为地；地气上为云，天气下为雨”。这种对大地组成和天气形成本质的认识，是感觉所难以把握的；在阐述人体的生理功能时，《素问·生气通天论》认为“故阳气者，一日而主外，平旦人气生，日中而阳气隆，日西而阳气已虚，气门乃闭，是故暮而收拒”。这是中医对人的昼夜活动观察后，归纳出人体的阳气白天多趋向于表，夜晚多趋向于里的规律性认识；中医临床诊治时，感知活动只能获得病人发热、头痛、恶寒、汗出、咳嗽等症状，对邪气侵袭、正邪斗争病机的把握，只能经过理性思维才能实现。

其次，中医理论是对医学对象的间接反映。藏象学说是中医基础理论的核心，它是关于人体内脏腑功能及其相互关系的理性描述，但是中医不可能直接感知人体内的情景，只能凭感知脉搏跳动、神色形态、情志活动、饮食起居等现象，司外而揣内，借助相关或相似的事物形象，建立起体内功能活动的联系，从而间接地反映五脏、六腑的活动规律。如根据五脏功能特点，借助社会事物中的君臣关系，间接地描述出“心为君之官，肝为将军之官……”的五脏关系功能态。

再次，中医理论概括地反映了医学对象的本质规律和联系。例如《黄帝内经》中的病机十九条，就是对常见病因病机的概括反映，以及对一年四季寸口脉象规律和男、女生长发育规律的概括描述。

最后，中医理论是指导中医临床实践的依据。在中医临床活动的各个环节，中医理论都发挥着能动的指导作用，如在检查病人症状时，依靠脉学、诊法等理论辨别症状的性质；又如一种脉象出现在指下，脉搏只能给医者一种感应，这种感应属于什么脉？需根据脉学理论详细辨别。在辨证中，更需要临床理论的指导，如六经辨证法、卫气营血辨证法、三焦辨证法、脏腑辨证法等，都是中医临床辨证的理论依据。在治疗中，没有中药学和方剂学的理论，仅凭自我经验，是难以应付变化万千疾病的。在中医临床实践的过程中，一刻也不能脱离阴阳五行学说、藏象学说、经络学说等中医理论的指导。

以观念为细胞的理论结构 概念是现代科学理论的基本单位，中医理论的基本单位不是概念，其理论结构也不是以概念为细胞的抽象逻辑体系。

中医理论名词、术语的含义没有经过抽象的规定，没有严格的质和量的规定性，没有形式化的定义体系，也没有严密的内涵和明确的外延。因此，中医理论的名词术语还没有达到概念的水平。如中医理论的“心”“三焦”“气化”“阴”“阳”等都不是指实体物质，它们在中医理论中只有含义，没有定义，因而不具备同一性的特征。

中医理论的基本单位是观念。观念是人类在文明时代早期不脱离客观事物形象的思维过程中对事物反映的基本单位，它是对客观事物的初步规定，是对事物整体形象的反映，是介于表象和概念之间的反映形式。中医理论中关于客观事物的名词、术语的含义都处在观念的层次。如“心”不是指物质实体的心脏，而是指在人体活动状态下表现的主血脉、主神志的功能模式；“三焦”是一个主理通调水道的功能性观念；其他如关于人体结构的“肝”“肺”“肾”“气”等，关于生理现象的“水火相济”，五脏功能的“藏精气而不泻”，关于病机的“心肾不交”“邪入心包”及关于治疗的“交通心肾”“培土生金”等，都是关于客观事物整体形象性规定的观念。

中医理论的基本单位——词所表示事物的意义符合观念的基本特征，它可以充当理论的基本成分，所谓理论是对客观事物本质、规律和联系的反映。既然观念可以反映单个事物的本质，进而则可以在思维过程中以观念为基本单位，探索事物运动和发展的规律，寻找事物的联系。首先，观念是反映事物规律的基本单位。中医理论很难做到对事物的抽象性判断，其对事物“是什么”的反映，寓于对事物动态描述之中。例如《素问·经脉别论篇》关于水谷气化过程理论的描述“食气入胃，散精于肝，淫气于筋。食气入胃，浊气归心，淫精于脉……”《黄帝内经》通过“食气”“胃”“精”“筋”“心”等具体事物的动态联系，反映了水谷气化的生理规律。其次，观念是反映事物普遍联系的基本单位，从而织起了中医理论之网。例如以五行学说为理论框架，建立起的藏象学说，则是将若干个如“心”“肝”“胆”“气”“血”“津”“液”等观念所反映的事物整体形象，构思它们相互联系的动态功能系统。最后，以观念为基本单位组成的中医理论，表现了整个理论体系的动态性和形象性。

在人类思维发展的宏观过程中，观念是人们对事物理性反映的初级形式，而概念则是理性反映的高级形式。在认识活动的微观过程中，当人们还没有对被认识事物进行定性定量规定的时候，需要经过在整体层次的反映阶段，这个阶段就是观念性认识阶段。观念和概念在人类思维中的作用同等重要，缺一不可，它们是相互依存、相互促进而发展的。中医理论以观念为细胞的特征，正说明它是古代文化时期在医学领域反映的必然形式。它可以向概念发展，但是这种发展不是古代科学环境下的中医学自身的努力所能实现的，而是需要整个社会思维模式的转化。现代科学的思维环境，为这种转化提供了客观条件。中医思维将在解决现代医学难题的实践中，可望逐渐实现这种转化。

中医理论发展的一般规律　所谓理论的发展，是指理论的萌发、形成和逐渐系统化的过程。中医理论的发展有一个从简单向复杂、从局部向整体、从分散到系统的过程。其过程的不同阶段，表现出了不同的特点。中医理论主要经过了直观、归纳、演绎、分类和系统等几个发展阶段。

直观阶段是对医学对象认识的初级阶段，如先民们吃了某种野草，发现某种痛苦减轻了，经过无数次的反复，人们开始把这两个现象联系起来，形成某草能治某病的简单知识；又如人们观察到心的跳动与全身脉搏的跳动一致，就朦胧地意识到心是推动血脉的等。这种对医学事物的直观认识，表现在中医理论的萌发阶段。

归纳阶段是把若干个相同或相关的个性知识，在思维中形成具有一般意义的理性认识。中医理论归纳的特点是形象性归纳，把无数个别事物的运动过程，归纳为具有代表性的事物运动，作为这类事物的一般规律反映出来。如《黄帝内经》归纳了人适应四时活动规律时，通过“春三月，……夜卧早起，广步于庭，被发缓形；……冬三月……早卧晚起，必待日光，使志若伏若匿，若有私意，若已有得，去寒就温，无泄皮肤……”的个性描述，归纳出适应自然四季生活的规律。

演绎阶段是在掌握了一般理论以后，从一般推演出个性理论的思维过程。中医主要依靠形象性类推——取象比类的方法，建立起中医理论的横向联系。如运用五行学说的生克关系，类推出各个脏腑的属性、功能或联系。

分类阶段是人们对客观事物的认识达到一定程度，形成一定量的理论后，按照事物的同异程度，在思想上加以分门别类的思维阶段。中医理论的分类，在不同层次表现了多种形式，如在中医学体系的层次分为中医基本理论与临床理论两大类；基本理论中有阴阳学说、五行学说、藏象学说、经络学说等的划分。在临床理论的形成中，如张仲景对外感病与内伤杂病的分类，王叔和对脉象的分类，徐之才对方剂的分类等。

系统化阶段是理论的成形阶段，分类的目的一方面使理论层次清楚，另一方面为理论的系统化准备了条件。在系统性理论形成的过程中，思维活动把各部分的理论综合为一个有机联系的整体，如张仲景对外感病与内伤杂病分类后，进而综合为六经辨证法，使中医学对外感病的认识实现了系统化。

2. 基本理论的形成

中医基本理论是指在中医思维中，具有普遍指导作用的系统性理论，依其作用特点，可分为方法性理论和基础理论。

阴阳五行学说的形成　方法性理论是指中医吸收自然哲学的方法，在长期认识和解决医学问题的思维中，逐渐形成医学方法的理性模式。其理论具有哲学方法论的基本特征，又与中医学的内容融为一体，直接反映了医学对象的“是什么”和“怎么样”。在中医基本理论中，主要有阴阳学说和五行学说。阴阳、五行学说不是中医的创造，早在《周易》和《洪范》中，就分别阐述了“阴阳”和“五行”的含义，并运用阴阳、五行学说反映了一部分事物的联系。中医在认识自然、人体和疾病的时候，把自然哲学中的阴阳、五行学说引进了医学事物的认识活动，并在认识和表述医学问题的过程中，不断地加以改造和完善，逐渐发展为成熟的理论体系。最初的“阴”和“阳”，分别表示阳光照射的地方和照不到的地方，因为白天有日光而把白天称作阳，夜晚无日光故称为阴；由此引申，白天人多劳动把动称作阳，夜晚人多休息就把静称为阴；随着认识的深入，用阴阳表示事物的范围不断扩展，渐渐地形成了以反映人体的部位、功能、疾病等内容的阴阳学说。这时人们还不知道为什么用阴和阳表示事物，也不知道用阴阳的对立关系去类推其他事物，因此，还处在直观的阶段。实践的深入使人们渐渐地发现，用阴阳表示的两个事物或一个事物的两个方面，具有相互对立、相互依存的关系，还有相互转化的可能，从而使认识上升到把握一般规律阶段，即归纳阶段。在此基础上，中医开始用阴阳学说解释生理、病理、诊断和治疗的本质与规律。例如《素问·阴阳应象大论》在说明机体组织相互为用的关系时说“阴在内，阳之守也；阳在外，阴之使也”；在说明发病机制时，又说“阴胜则阳病，阳胜则阴病。阳胜则热，阴胜则寒”。《素问·至真要大论》在说明治疗时说“谨察阴阳之所在而调之，以平为期”。随着中医理论体系的形成，阴阳学说也形成了成熟的理论。

中医对五行学说的吸收过程基本同于阴阳学说。所不同的是，阴阳学说被引来认识具有对立关系事物的联系，五行学说则用来认识事物之间或一个事物内部诸因素之间的相互滋生、相互制约的关系。

藏象、经络学说的形成 一门学科的基础理论，应当是关于这门学科研究对象“是什么”和“怎么样”的阐述。中医学的藏象、经络学说是关于医学对象——人的机体本质、规律和联系的理论，是中医认识、解决医学问题和进行临床治疗的系统理论。因此，藏象、经络学说应当是中医学的基础，其形成过程大体经过了直感、分类和系统等几个主要思维发展阶段。

直感阶段的认识过程是一方面借助很少机会的解剖观察，直接感知人体各部的组成。正如《灵枢·经水篇》中有“夫八尺之士，皮肉在此，外可度量切循而得之，其死可解剖而视之……”的记载；另一方面通过对活体的观察，依据人体在活动状态下表现于外的征象，借助医生大脑中储存的其他事物活动的表象，如生活中用火煮熟饭、湖面雾气蒸腾而上、垂柳肃降等都是可借助的形象，经想象、联想或形象性构思，在思维中形成体内组成和功能活动的“情景”。即《黄帝内经》所谓“司外揣内”的认知方法。在直感阶段中形成的是关于人体结构和功能的零散性知识，这些知识虽不是关于脏腑系统的反映，但毕竟也经过了观察、辨别和思维才获得的，应属于理性认识的范畴。

要深刻、全面地把握人体的组成与功能，还必须把散在的知识进行归纳分类。分类的前提是比较，只有经过比较才能把纷乱的结构、功能、生理、病理等知识区别开来。其比较的内容是想象中的形象，如通过“泻而不藏”和“藏而不泻”功能形象的比较，将脏与腑区别开来；通过“主血脉、主神志”“主气、主宣发”等动态功能的比较，将各个脏区别开来；通过先天生化和后天生化功能形象的比较，区别原气与营卫之气的来源等。归纳在区别的基础上进行，如藏象学说形成时的归纳，是依据脏腑各层次的功能特点，按一定的功能模式（如五行关系模式），进行分门别类的整体形象的加工，形成若干个脏腑功能的子系统。

系统阶段是藏象学说整体功能体系形成的思维过程。在脏腑各子系统功能的基础上，经形象性构思建立起具有脏腑结构的功能系统。藏象功能系统有五脏之间的功能系统，六腑之间的功能系统，精、气、神的功能系统，各系统之间的相互联系功能系统等。

经络学说是典型的形象思维产物。古时中医不可能测试到经络实体，也不可能观察到气血运行的情景，因而是在长期的实践中，根据针灸、按摩、气功和药物治疗的反应，想象气血在体内运行的路线。

经络理论的形成是由简单到复杂的过程。在新石器时代，我们的祖先就开始磨制砭石作刺激穴位用，说明当时的人们已掌握了一部分治病的穴位。当人们把穴位的刺激与某些病痛的好转联系起来思索时，就萌发了刺激某个穴位能治某个病的认识，并想象气血运行是怎样把刺激传到脏腑的。随着实践的深入，渐渐地发现有若干个穴位的刺激都能治同一种病，把治同类疾病的穴位的体表位置标记下来，并用一条线连起来的时候，便产生了认识的升华，萌发了气血是循着一定的路线运行的理性认识，产生了最早的经络雏形。最初的经络可能只有几条，而且线路较短。由于实践的发展，经无数代人的言传身教，不断继承和发展，才形成了后来的经络学说。

3. 临床理论的形成

中医临床理论是关于疾病“是什么”“怎么样”、如何诊断、如何治疗以及用什么治病的理论。

中医的疾病观　疾病是什么，它是怎样发生的，表现为怎样的过程，怎样把握和治疗它等是中医疾病观的基本内容。

中医学没有关于疾病的形式化定义，因此也没有关于疾病是什么的概念。来诊者自感（包括监护人的感觉）机体的某些不适，机体活动的异常表现，即认为有了病；医者根据患者提供的症状感觉和对患者机体检查获得的症状，经一系列的追溯病机、分析病因和概括病机，如果病者机体确实表现出某些异常，中医则认为该人处在患病状态，并通过对病机概括的表述，表明所患之病证。

中医学认为，人在正常情况下本不会发病，在机体抗病力不足的前提下或因为天气变化侵袭机体，或因机体内抗病力的不足，或因饮食起居不节等，使机体的阴阳失调、气血运行失常等而发病。

在疾病观这个问题上，中医学与西医有着完全不同的认知出发点，西医认为疾病是机体的细胞、组织或器官在致病因素的作用下发生的局部或全身的结构、功能或代谢的改变，其诊断途径是依靠现代科学仪器获得的机体结构或功能活动变化的指数或影像，判断疾病的性质和程度。西医对疾病的认识是建立在构造性人体观的基础之上。中医学在古代科学条件下不可以在微观层次把握机体的变化，中医认识疾病的出发点只能依据机体在活动状态下表现于外的宏观异常信息，如神、色、形、态的改变以及病者自觉不适的感觉等，经思维把握体内的病机。病机是中医疾病观的核心，是疾病诊断的落脚点。

中医疾病观理解的病机，不是机体内实际存在的实体病理改变，而是医者借助其他事物活动形象构思的机体异常活动状态。如阳明腑实证是邪热与宿食相结在里；心肾不交证是心火上炎，肾水不足；太阳表实证是寒邪客身致肺失宣降等。所有关于病机的描述，都不是对机体实体结构和功能改变实质性判断，而是在想象和形象构思中，在医者的思想中形成的机体异常活动状态的描述。

病因病机制论是中医学关于致病因素和病理发展机制的认识。中医学认为，人生于天地之中，人群之内，在一般情况下，人体可以适应环境的变化。当环境或自我生活规律发生异常变化时，人体的正常生理活动就会发生紊乱，则可能发生疾病。在探索病因规律的思维中，中医把人置于大自然的变化之中，把自然界风、寒、暑、湿、燥的骤变给人带来的刺激，作为重要的外来致病因素，这是人们经无数次的观察，在因果分析的基础上，归纳出的规律性认识；把人置于社会关系的情感活动中，从喜、怒、忧、思、悲、恐、惊等七情活动的变化中，分析致病的内部因素；从人的自身生活规律的变化找原因，认为饮食无节，起居无常或意外创伤，是引起疾病的又一原因。因而，中医在寻找致病因素的思维中，注重从人所处的自然、社会和自我生活的环境中，寻找自然、情感和自身机体活动的变化，分析疾病的原因，形成了中医特有的三因学说。

中医学的病机制论是中医临床理论的核心内容，它是关于疾病发生、发展及其转归的理性描述，在把握病机的思维中，中医首先把人体作为阴阳平衡的有机体，认为阴阳平衡是人体保持正气和抵抗外邪的根本，故《素问·刺法论》中说："正气存内，邪不可干"。人之所以发病，是"邪之所凑，其气必虚"（《素问·通评虚实论》）。中医对病机变化的把握，不像西医依病灶变化的程度判定疾病的发展，而是依据想象中形成的病机，借助其他事物的形象，通过类比实现的，如表证是邪袭肌表，卫气与之抗争；里热证是邪气入里，或化热而伤阴，或热邪有外达之趋，或无外达之势；中医正是通过对病机的把握，实现对病证本质的把握。中医病机制论表现了如下思维学的特点：病机是一个动态的病理发展趋势；实现病机的把握主要依靠想象、联想和形象性构思；对病机的高度概括表述即为"证"。

中药理论的形成 中药学的内容主要包括中药的药性、药味、归经、功用和主治等。中药理论已不同于中药知识，它具有一定的系统性，是对中药的理性把握。《神农本草经》的问世，标志着中药理论的形成。

中药作为中医学重要的认识对象，不同于对病人的认识，人具有自然和社会两种属性，而中药只有自然属性，但中医对中药的认识，不是像近代科学那样建立在构造性自然观的基础上，而是通过对中药的宏观信息的体察，如药材的颜色、质地、形态、滋味以及作用于人体后引起的反应，总结、归纳出每一味药的药性、药味、归经、功用和主治病证。

中药理论的形成大体经过了个性分析、归纳整理和系统分类几个阶段。对中药的个性认识是对单味药的把握过程，需要从不同角度分析它的属性；从药材的来源考察药材的产地、栽培、入药加工程序等；从药材的本身考察每一味药的颜色、形态、质地等；直接尝试药材的滋味，并分析每一味药的滋味与疗效范围的关系，即药物的归经；通过用药后产生治疗作用的观察，分析每一味药寒热温凉的属性、功用和主治。中医正是通过对单味药的多角度分析才从理性层次把握了每一味药的各种性能。

归纳、综合阶段是在分析了各味药的性能以后，通过归纳和综合，反映出中药治疗疾病的一般规律和每味药的综合情况。对单味药的综合，是根据对单味药分析阶段获得的零散知识，从来源、形态到性、味、归经、功用、主治、用量及禁忌的综合概括。历代本草著作，都是通过这样的综合概括，对中药进行理性描述。对一类药药理作用的归纳是从无数中药的相同作用中，归纳出中药治疗的一般规律。如通过治疗发热病的药性归纳，反映出寒性药的治疗规律；通过治疗寒性病变的药性归纳，反映出热性药的治疗规律；通过酸味药多入肝经，苦味药多入心经等归纳，反映出药物归经的规律。

系统分类阶段是中药理论的形成期。我们的祖先在数千年的医疗实践中，发现了数千种中药材，仅常用的就有近千种，为了系统地把握中药的性能、功用和主治，必须将中药加以分类，这是中药知识走向理论化重要标志。常见的中药分类的方法有：依药材的来源分类，可分为草部、木部、石部等，李时珍的《本草纲目》就是依此分类；依药材的功能主治分类，可分为解表类、清热类、祛风湿类等十几类；依药材的性质分类，可分为寒凉和温热两大类；其他还有依药味、归经等多种分类法。从思维发展的角度说，分类依据的形成是理性思维的体现，因为按什么标准分类，是关系到形成一个什么特色的中药理论体系的问题。一般来说，分类者采取什么标准分类，与其从事中药研究的实践密切相关，如《本草纲目》之所以从药材的来源分类，是与李时珍多年从事采药和药材辨伪研究分不开；而《药性赋》依寒凉、温热分类与作者的医疗实践分不开。

方剂理论的形成　“汤液始于伊尹”，相传在商代时就有了方剂的知识。它是人们在掌握了相当数量的中药知识之后，在积累了一定量的多味药合用治病取得经验的基础上才产生的，是中医治疗理论发展的必然产物。方剂思想的萌发，是人们受日常生活中烹调技术的启发而开始的。人们调配饮食时，常把许多调味物混合，以增加食物的美味，由此推演，用几味药合之，不是也可以增加疗效吗？从而开始了用多味药治病的实践。

实践经验的不断丰富使药物的配伍由简单到复杂，疗效也不断增加。疗效的反馈又不断发现药物组合的优劣，如哪些药相合能增加疗效，哪些药合用能解除部分药的毒性，哪些药合用能产生不良反应等。到了两汉之际，社会上已经流传了一定量的经验方，多味药的有机组合，已成为中医普遍的治疗方法。张仲景在此基础上总结了当时已有的组方经验，制方 113 首列于《伤寒论》中，标志着方剂思想的成熟，在这个阶段中，人们对方剂的认识，还处在经验阶段。

到了南北朝时期，中医开始研究关于方剂的组合机制、组合原则、组合功能以及配伍规律等，认识方剂的思维开始向理论方向发展，并趋于成熟。当时的代表性理论著作，是北齐徐之才的《雷公药对》二卷，徐氏在研究了大量的方剂组成机制的基础上从配伍、组方原则和方剂分类三个方面研究了方剂理论，阐发了配伍的理论，总结了方剂组合的规律；提出了君、臣、佐、使的组方原则等，在一定程度上揭示了中药方剂组合的基本规律；又论述了方剂的整体功能，成功地对方剂进行了分类。以徐之才为代表的方剂理论，从内涵和外延两个方面奠定了方剂理论的基础，为后世医家研究方剂开了先河，为组拟高效率的治方，提供了理论依据。其后的历代医家又从不同角度对方剂理论进行了深入广泛的探索，形成了“方论”研究，逐渐完善和发展了方剂理论。

中医在方剂理论的认识中，主要依靠传统中医思维模式，逐渐把握了方剂的本质和规律，其具体思维方法的选择是：通过形象思维分析，把握方剂中各味药的作用机制；

通过形象思维综合，把握方剂的整体功能；通过形象的类推，把握方剂中各味药之间的动态联系；通过形象的倒果求因方法，追溯方剂在体内调节病理的机制。

第三节　中医学术思想的思维特点

中医学术思想在中医理论中占有特别重要的地位，它的萌发、形成和发展过程，从一个方面充分反映了中医理论的思维特点。中医思维学研究的任务之一是从思维发展的过程，寻找中医学术思想萌发和发展的思维规律，分析它的表现形式，探讨其在中医思维发展中的作用，为现代中医思维的发展寻求历史的启示。

一、中医学术思想的萌发

近代科学中学术思想的萌发，多是在关于物质世界系统知识的基础上，经抽象的逻辑推理，产生新的假说，再经科学实验建立起新的理论。而中医学术思想的萌发，多是在实践中对经验的升华，或是在观察和思考中诱发灵机，或是受经典理论的启发等思维契机引发的学术思想。

1. 在实践经验基础上的升华

历代中医在临床实践中积累了丰富的经验，也积累了失败的教训，对经验的总结、概括和升华，以及对教训的反思，是形成中医学术思想的主要思维途径。历代医家非常善于总结诊治经验，给我们留下了浩如烟海的各类临床著作，其中不少医家又在总结经验的基础上萌发了新的学术思想。如汉代的张仲景，他开创了辨证论治的先河；金元时代张子和创攻邪论；马莳发展了关于针灸的理论等。从临床经验中萌发学术思想是中医学发展的一个主要途径，表现出如下的思维特点：一方面，其学术思想形成相当缓慢，因为经验积累不到一定的量，是不可能升华学术创见的，学术创见的质变是在经验积累的量变基础上发生的，如张仲景倾其毕生心血，终于概括出六经辨证法；另一方面，从经验升华的学术思想对后世影响深远，如张仲景的六经辨证法成为后世医家临床辨证的重要模式。失败的教训可以从反面激发思维的活力，在中医发展史上，曾出现过几次大的思维僵化，严重地影响了医疗效率的提高，人们从失败中反思，在实践中寻找克服困难、解决问题的办法，从而激发了新的学术思想的萌发，促进了新思想的形成，如明末清初，温病四起，不少人拘泥于伤寒治疗方法，屡遭失败，以吴又可为代表的一代宗师从失败中反思，突破传统思想的束缚，深入实践，重新认识温病，寻找治疗规律，渐渐形成了温病学说。

2. 在观察和思考中诱发灵感

这是中医学术思想萌发的又一思维途径。中医发展史上不少名家非常善于观察大自然，并勤于思考，他们在对事物的观察和在问题的求解中，诱发了许多思想火花，如张子和攻邪论思想的萌发，受到传说中鲧治洪水用土堵，大禹治水以输导为法的启示，认为邪已留身，必去外邪，“邪去而元气自复”；朱丹溪则从天象的观察中诱发灵机，他认为天大地小，而天为阳，地为阴，故阳有余而阴不足，并以此运用到对临床发病机制的认识过程，认为人体也是“阳常有余，阴常不足”，进而结合临床，阐发了著名的滋阴派学术思想。

3. 从自然现象诱发联想

中医非常重视人与自然的关系，自然事物中的许多现象都被中医引来说明医学事物的道理，甚至成为萌发学术思想的契机，如关于“肾为先天之本”学术思想的萌发，是古代中医在简单的解剖知识基础上，观察到肾脏很像豆子形，豆为种，内有胚芽，由此联想到人之所以能传宗接代，其根在肾。正如明人孙一奎说：“二肾如豆子果实，出土时两瓣分开，而中间所生之根蒂，内含一点真气，以为生生不息之机。”

4. 受经典理论的启发

古代中医多精研古典，受到某一理论、观点的启发而结合自己的实践，阐发新的思想，是中医萌发学术思想的又一重要途径，如刘完素火热论的形成，他把《素问·至真要大论》关于病机阐述中，属于热和火的病机扩大为五十余种，从而把火热病机拓展到极广泛的程度，由量变发展为质变，提出“六气皆能化火”的病机学说，开创了热性病论治的先河；张元素为易水学派之首，他从《灵枢》中的《邪气脏腑病形》等篇中关于脏腑寒热虚实辨证的阐发得到启发，首先提出了脏腑辨证论治的方法。

二、中医学术思想的表现形式

依学术思想反映中医理论的思维特点，可把中医学术思想分为注释式、阐发式和独创式三种。

1. 注释式

注释式是注解者对经典理论阐发的过程中，参以个人或他人的有关理解与经验总结，逐渐形成独特思想体系的思维形式。主要通过注解经典理论阐发自己的学术见解，注解本身是一种理性思维活动，它符合思维的基本特征，即在总结自我经验的基础上，吸收了原著的理论和他人的见解，作为已有知识参与思维活动，经过一定的加工过程，形成新的见解，成为新的注释内容。注释的形式有单人注释、集注和编纂三种。单人注释只阐发一个思维主体对某一经典著作的理解，如王冰对《素问》注释的《黄帝内经·素问》，其中虽引用少量他人的见解，但主要阐发了他自己的认识。这种注释的特点可以尽量发表个人对经典著作的看法，以及对医学问题的理解，并把个人的体会糅合于经文的注释中。王冰正是通过这种途径把关于“五运六气”的七章，补于《素问》中，从而充实了《黄帝内经》的学术思想，促进了中医理论的发展。

集注是汇集关于某一经典著作的各家注解于一体的注释形式。例如张志聪著有《素问集注》《灵枢集注》。集注的思维特点是集思广义，问题集中，思想丰富；汇集者可充分分析各家学术观点的见解，去粗取精。升华个人的学术见解，使阅读者在短时间内获得关于同一问题的丰富思想。

编纂是中医古籍整理中的一项重要工作，它之所以构成学术思想的一种表现形式，问题在于如何编纂，即编纂内容如何调整。例如伤寒学派中关于“错简重订”与“维护旧论”之争，以方有执为代表的错简派，主张把当时流传的王叔和、成无已之本加以重订，以还仲景的本来面目；以张遂辰为代表的“维护旧论”派认为叔和、无已本没有曲解仲景之说，不能任意改动；另一派认为，不论什么原著与纂集，编纂要有利于辨证论治的运用。这三种见解分别发展为不同的学术思想。

注释式学术思想表现了两个思维特点，一是在一定思想成分基础上的再加工，因为注解经典理论的思维活动，不是对客观现象或实践经验的思维升华，而是在已有理性思想基础上的思维再加工活动。注释思维，表现出一种较高层次的思维活动。二是明显地反映出思维发展的过程，从被注解的内容到注释后的内容，深刻地记录了人们认识的深化发展，反映了关于认识对象的思维发展过程。

2. 阐发式

阐发式是对某一个或几个理论问题，从不同角度进行理性发挥的一种思维形式。中医发展史上在这方面卓有成效者，有秦越人的《难经》对《黄帝内经》脉学的发挥；张仲景的六经辨证法对《素问》关于热论的发挥；皇甫谧的《甲乙经》对《黄帝内经》关于经络、俞穴、针刺的发挥等。其他散在于各种学说、医学家传记、医学杂文的临床经验中。对前人某一学术理论、观点所阐释的学术见解，都属于这种表现形式。由于这种学术思想围绕着某一学术问题，从不同角度展开的讨论，使其思维过程突出地表现为发散性。所谓思维的发散性，是相对于思维的线性发展而言的，西方近代科学的学术思想，一般是沿着一个方向不断深入；而发散性思维是在同一层面的散发性思想扩展，例如关于三焦的阐发；或依功能而立无形论者；或依躯体内腔而立有形腔子说；或以胃为讨论对象立胃部说；还有立油膜说等，这些围绕一个问题散发的学术思想，都不是依机体的结构与功能，沿着物质本身属性的逻辑关系展开思维的。

在中国古代科学环境中，中医的这种发散性思维方法所形成的学术思想，在中医理论的发展中起着重要的作用。首先它为中医从不同侧面集中讨论学术问题提供了适宜的环境，使中医理论的思想成分不断丰富，促进了中医理论的发展；其次它有利于中医群体发展思维的深度、广度和灵活性等思维品质。

阐发式学术思想也表现出一定的思维局限性，如思维内容不具有逻辑演绎性；不能促进中医群体对物质世界认识的线性发展；容易出现空洞的思辨等。

3. 独创式

独创式是指在一定的实践经验基础上，在中医理论指导下，创立了独特内容的学术思想的思维形式。尽管中医学术思想主要表现为经学式、发散式思维，但是医学难题的不断出现，从客观上要求古时中医在思维中不断突破旧势力的束缚，在保持中医学体系的基础上，创立独具特色的学术思想，从而使中医学的理论在不断解决新的医学难题中发展。

在中医学术思想发展史上，表现为独创式的学术思想举不胜举，如张仲景首创辨证论治的方法，金元时期的四大家分别创火热论、攻邪论、脾胃论和阳有余阴不足论，明末清初的温热论等。

独创式学术思想的形成过程，主要表现为创造性思维。首先，它是在对原有思想的反思基础上萌发的。其次，必须具有丰富的临床经验作为新理论创立的基础。再次，创立者多具有思维个体的特殊思维品质，如思维的深刻性、广泛性和灵活性等。最后，对中医理论体系有深刻的理解，并善于吸收同时代其他学科中的新思想或思维技巧等。

三、中医学术争鸣的作用

学术争鸣在中医思维中起到了激发思维活力的作用，从而促进了中医群体思维品质的优化发展。其具体作用表现为激发求异思维和诱发多路思维两种。

求异思维与因循守旧相对立，是一种不被旧有思想所限制，努力寻求新解的独立思考形式，是思维灵活性和独创性品质在中医学术思想萌发中的具体表现。其作用首先是心理效应，一种学术思想出现了，使其他关注于同问题的思考者不甘随声附和，利用自己的经验或理论的优势，从其他角度寻求异解，从而激发了人们探索新问题的心理欲望，促成探索的意志活动。如朱丹溪提出“阳有余阴不足论”，使张介宾产生了求异解的心理效应，激发他从另一个角度提出了“阳非有余，阴本不足”之理论。其次是提出新的问题，吸引着相同见解者集合于新的学术旗帜下，形成学派，共同探索新的思想，新的理论，如“养阴派”“火热派”等学术派别的形成。再次是一种新的思想提出，迫使人们在研究理论和临床实践中对新思想做出反应，反思自己的认识，从新的角度认识问题。

多路思维是对一个事物的多角度的探索，是思维广度的具体表现。任何一个事物，它总是有多种属性或多维联系的。当有人从一个角度提出问题时，常可激发人们从多方面诱发多路思维，其主要途径有：第一，发挥已有的知识和经验优势，从各自熟悉或擅长的角度研究学术问题。如朱丹溪从相火妄动耗阴的角度提出问题；张介宾则利用他对阳气研究的深刻理解，认为“人身只此一息真阳”如一丸红日之大宝，提出了“阳非有余”论。第二，针对对方立论的不严谨处，提出质疑，展开学术讨论。第三，从学术问题的不同角度展开讨论。如伤寒学派对《伤寒论》从不同角度研究，形成了一个中医学术发展史上影响最大、学术观点最丰富、持续时间最长的学术派别。如韩祗和注重从脉证分辨，主张杂证为先，脉为后，伤寒脉为先，证为后，只师仲景心法，不拘泥所论方药；朱肱研究伤寒注重经络的作用，认为伤寒三阴三阳病即为六经病，主张从经络辨识病位；许叔微则着重于八纲辨证的发挥，认为阴阳不辨，无法把握六经的病变。

学术争鸣对中医群体思想的活跃和发展思维的广度、深度、灵活性和独立性等思维的品质，具有促进作用。首先，促进人们从多角度探索中医学术问题，有利于中医思维广度的训练；其次，使中医增加交流信息的机会，有利于相互吸收对方的学术之长，从而发展思维的广度；再次，争鸣本身又可以激发人们思维的灵活性，培养独立思维的能力。

第五章　中医临床思维

中医在临床中是怎样诊治疾病的，其思维过程表现了哪些特点，过程和特点是怎样符合思维基本规律的等，在本章中我们将根据中医思维的基本规律，揭示中医在诊断和治疗活动之中的思维活动及其特点。

第一节　概　述

中医的临床活动和人类其他社会活动一样，属于实践的范畴。中医在临床中通过诊治活动——特殊的劳动，可以创造客观效益——治疗和预防疾病，提高民众的健康水平。这是中医临床活动与人类一般实践活动的第一个共性。第二个共性是中医临床活动一刻也不能脱离思维，即始终在思考着，并依据思维的产物——关于疾病的诊断和关于治病防病的措施，支配着中医的临床活动。因此，中医临床活动，是人类实践活动的一部分。由于中医临床是在中国古代科学文化环境中形成的实践体系，思维活动必然表现出许多与现代科学实践不同的形式和规律。

一、中医临床思维概念

1. 特殊的实践活动

中医临床活动是一种特殊的劳动，其对象是具有自然和社会两种属性的病人，劳动资料是简单的诊治用具和中药材等，劳动主体是具有特殊思维能力的中医临床医生。在这三个要素中，临床医生构成实践结构的主体，其思维活动的产物支配着诊治过程，努力使诊治活动向着有利于主体目的方向发展。因此，主体的思维因素，是决定诊治活动趋近诊治目标的核心因素，是争取最佳疗效的重要条件。

所谓中医临床思维，是作为主体的中医从业者在临床诊治过程中所表现的思维活动，它在中医临床活动中的特殊作用，决定了研究中医临床思维的必要性和重要性。

2. 中医临床思维内容

根据中医临床活动不同发展阶段的特点，可划分为三种形式：在诊断活动中的思维称之为中医诊断思维，它以认识疾病为主要目的，其中望、闻、问、切四诊活动不是纯粹的感性活动，而是需要比较、辨别、辨认和判断的活动；辨证阶段是理性思维的过程，是中医把握疾病本质的主要环节。治疗活动中的思维称为中医治疗思维，主要以构思具体的治疗措施、治疗方案为目的，临床治则、治方等是这种思维的产物。中医处方思维，是中医治疗思维的核心。在诊断思维和治疗思维之间，还有一个“应该怎样”的中间阶段，因为诊断思维形成的思想成分，是关于疾病“是什么”和“怎么样”的认识，而治疗思维形成的是怎样扭转病机的具体措施和方案，前者与后者之间还有一个“应该怎样”的中间环节，它是支配治疗思维的指导思想，即中医临床的治则。形成治则的思维活动，称之为治则思维，治则思维在中医临床思维的发展中发挥着特殊的作用。

中医临床思维是一个客观过程，在这个过程中，中医通过感官的望、闻、问、切获得关于病人的各种征象，然后借助相关的中医理论及其他文化知识，对病症进行一系列的思维加工，获得关于疾病本质的把握，再经过一系列的思维活动，制定出治疗疾病的原则和措施。

二、中医临床思维过程

中医在诊治活动中所表现的思维发展过程称作中医临床思维过程。临床中医的诊治活动是从检查病人开始的，即通过望、闻、问、切获得关于病人的症状，这是临床活动的第一阶段；第二阶段是辨证，即确定病、证性质的阶段；第三阶段是制定治则；第四阶段是实施治疗；第五阶段是追访疗效。哲学认识论把诊治过程划分为诊断疾病的认识阶段和治疗疾病的实践阶段，中医思维学从思维活动的本质和特点出发，考察临床中的思维发展过程，认为思维活动贯穿于临床活动的始终，不仅因为检查病人时需要辨认和判断，而且在治疗中也需要构思药味的组合及其剂量的权衡。所以，思维活动随着临床活动发展的进程分为四诊思维、辨证思维、治则思维、治疗思维和治疗思维反馈等五个发展阶段。基中四诊思维和辨证思维属诊断思维；治疗思维及其治疗反馈属治疗思维；治则思维是一个独立的思维阶段。

1. 四诊思维

四诊活动属于宏观认识论的感性认识阶段。从四诊的微观机制看，医生通过自己的感官接受病人各种症状的刺激，传入大脑，只能形成感觉。至于这种感觉是什么性质，属于何症，如看到的是白台还是薄白苔，摸到的是弦脉还是紧脉等，则需要回忆曾经验过的表象或大脑知识库已有的相关知识，经过比较与鉴别才能辨认出来。这是一种特殊的思维活动。

2. 辨证思维

当获得病人的症状以后，医生就要对感知表象进行一系列的思维加工活动，并根据加工的需要，在大脑知识库中提取必要的知识，共同完成思维加工，达到把握疾病本质和联系的目的，用简练的文字对疾病做出理性的概括。

3. 治则思维

医生获得了关于疾病的理性认识以后，还需要将疾病“是什么”和“怎么样”的理性认识在思维中转化为“应该怎样”的观念。如从“心肾不交”的辨证，转化为“心肾得交”，即“水火相济”的观念，继而构思形成“交通心肾”的治疗原则，这是表现在中医临床认识过程中从理性认识向实践发展的中间环节。

4. 治疗思维

在这个阶段中，需要根据治则的要求，制定出改变病理状态的措施，从而选药、组方直至做出治疗决策。这是中医临床思维的归宿。

5. 治疗思维反馈

治疗思维反馈是临床思维的重要阶段，又是调节治疗活动趋近主体目的的重要措施。依据返回信息的来源，可以将其分为治疗思维内反馈和外反馈两种。

三、中医临床思维特点

中医临床思维相对于现代医学临床思维主要表现了四个方面的特点。

1. 症状材料的宏观性

西医检查疾病症状时，注重人体微观结构的实质性病理改变，中医则重视宏观机体表现于外的异常征象；西医主要依靠现代仪器获得各种病情的阳性体征，中医主要依靠医生的感官获得症状的信息；西医关于症状的信息多是静态的，如白细胞计数、X 线摄片显影等，中医获得的症状则具有动态形象性，如面色有华或无华，目光有神或失神等。

2. 思维过程的形象性

中医临床思维主要通过形象思维把握疾病的本质、规律和联系。首先，辨证的过程是寻求整体病机形象的构思过程。医生在辨证时借助记忆表象，追溯出各种症状的病机形象，如恶寒发热，是邪入肌表，卫气与之抗争所致；脉浮是气血运行趋向于外；呕吐当是胃气上逆所致；小便不利是膀胱气化无力……每一个症状都有其体内病机，病机不是机体自身的实际存在，而是医生借助想象构思的。此后，又通过形象构思，把若干个分散的病机组合成具有整体联系的综合病机。其次，治则的形成，也离不开想象，治则是从治疗目的转化来的，而治疗的目的，是医生经形象性构思形成的。如对心肾不交病机的调整，需先经过降心火与补肾水的水火得济的想象，而后才可形成交通心肾的治则。再次，治疗活动更能体现形象思维的过程，因为治疗是针对病机，病机在医生的思想中是病情活动的整体形象，治疗正是针对动态的病机，因势利导，选用最恰当的治方，组拟最精良的药力，达到祛病健身的目的。

3. 思维产物的生动性

临床思维的产物，即医生针对病情所做的诊断、治则、组方等。西医对疾病所做的诊断，都具有严格的规定性，如肺炎、冠心病等，都有严格的阳性体征作为诊断标准。中医对疾病的把握，则是建立在病机的基础上。如“阳明腑实证”是对入里之热邪与宿食相结于中、下焦的概括；“心肾不交”的病机是对心火上炎、肾水下降而致水火不济的概括。中医开出的处方，更是生动形象，耐人寻味。

4. 注重病人的社会性

西医不十分重视情志对疾病的影响，中医则非常重视病人的社会属性，把情志失调作为致病因素的第二大原因，并在诊治中密切注视病人的精神活动的变化，引导病人增强从精神上战胜疾病的积极性。

此外。中医临床思维与中国古代其他领域里的思维活动相比，还有两个特点：其一，相对于中国古代哲学思维，有坚实的实践基础，中医临床诊治实践是发展中医临床思维的源泉；其二，相对于中国古代科技发明，有系统的理论做指导，而中国古代农业、天文、木工、纺织、冶炼等，都没有形成系统的理论。所以，具有比较完整的体系的中医理论，对于中医的临床实践，起到了重要的能动作用。这是中医思维超脱于古代其他自然科学的一个重要优势。

四、中医临床思维原则

中医临床思维的对象，是处在疾病痛苦中的人。它与数学、物理、化学等不同，允许在一定的时间内或物质条件下出现一定的反复，中医诊治容不得迟缓和反复。因此，在临床思维中，必须遵循准确性、快速性和灵活性等思维原则。

1. 准确性原则

思维是追求效率的，临床思维尤其需要效率。中医临床思维效率的第一个要素是思维的准确性原则，没有准确性就没有效率。如果医生不追求诊断的正确性，治疗就谈不上效率，甚至有可能给病人的健康带来伤害。中医临床思维的准确性原则，是指思维主体必须在诊治过程中力求符合病人的实际病情。首先，占有材料要全面。如果四诊中获得的病情资料全面，则为正确思维创造了基础条件；如果检查症状不全面，主观上又认为是全面的，那么诊断也就不会符合病情。其次，症状信息要真实。如果把病情的假象当真象，诊断则谬之千里。再次，合理运用辨证方法，力求做出正确的诊断。最后，正确地施治。

2. 快速性原则

临床思维效率的第二个要素是速度。面对痛苦中的病人，医生应当尽其医道和职责，尽快地解除病人的痛苦。特别是在危重病人面前，时间就是生命，时间就是效率，争取时间就是抢救生命。如果一个时期内的医学家思维不活跃，并表现出极大的惰性，就不能有力地推动医学向前发展。相反，如果学术思想活跃，人们都善于发现问题，又力求从速解决，必有利于新的医学难题的解决，加速医学的发展。从微观的个例诊治过程看，如果医生反应迟钝，思路狭窄，就不可能从速诊治，甚至可能贻误治疗的机会。影响临床思维速度的因素，客观上有临床资料准确和全面程度，主观上有思路的正确程度，心境的优劣等。

思路发展正确与否，是影响思维速度的重要因素。如果不从实际病情出发，过于相信自我经验；或者不能灵活运用中医理论，生搬硬套他人的经验；或者被症状假象、非主要矛盾所迷惑，不能及时抓住病机的要害……都会拖延诊治的时间。

医生临床诊治时的心境也是影响思维速度的一个因素。如医生因工作、社会及其他原因引起情绪的波动，可能影响诊治思维的注意力，从而不能敏捷地思维。反之，如果医生总是在工作中保持充沛的精力和热情，则有利于思维素质的发挥。因此，临床医生应当注意经常保持良好的心境，为提高临床思维效率创造心境条件。

3. 灵活性原则

西医的临床思维，具有明显的抽象推理性。中医的临床思维，没有抽象的逻辑，也没有机械的思维定式，而是遵循辨证论治，随病机而应变的灵活性原则。中医最反对僵化的思维，反对对号入座式的诊治模式。近些年来，有人把中医的辨证施治理解为对证处方，即把一个病或证分作若干型，分别附以代表方剂。临诊时见某证便不加思考地套用成方治疗。实践证明：这种机械地生搬硬套式的临床思维，并不利于提高临床诊治效率，更不利于保持和发扬中医学术的特色。

五、中医临床思维开发

中医临床思维的开发，不是指对临床医疗本身的开发，而是针对从事中医临床医疗活动的主体——临床中医群体在诊治活动中所表现的思维特点、规律和技巧的研究和开发，寻求提高中医群体临床诊治思维效率的途径。这是在现代科学环境中发扬中医特色，发展中医事业的重要任务。

思维的开发，属于智力开发的范畴。智力是人们运用知识认识问题和解决问题的能力，智力的核心是思维能力。中医临床思维开发的主要内容有知识结构的优化、思维能力的培养、人工智能的运用等。

1. 知识结构的优化

社会生产力和科学在不断发展，知识的总量和质量也在不断变化。因此，知识结构只有不断优化，才能适应实践发展的需要。中医学要自立于现代科学之林，并在现代医学领域里发挥更大的作用，就需要中医从业者不断优化知识结构。目前，中医队伍的知识结构存在着某些不统一和不合理的现象，具体表现在几个方面：新老中医人员知识结构存在着差别。老中医主要以中国文化的医、文、哲、史为主，现代科学知识较少；而中青年中医则有一定的现代科学知识，但缺乏中国传统文化的知识；新老中医知识结构的差别，给中医临床思维的开发带来了一定的困难；经过系统学习的中医院校毕业生缺乏中国古代文化的知识，而老中医或跟师学徒出身的中医，既缺乏系统的中医理论基础，又缺乏现代自然科学的知识。从思维学的角度说，中医知识结构的优化，应当有利于继承传统中医的需要，有利于掌握中医理论和临床技术；有利于发扬中医传统思维特色；有利于中医较多地了解中国传统文化；有利于掌握必要的现代科学的基础知识；有利于中医为认识和解决现代医学难题而建立起新型临床知识结构。

2. 提高中医群体的思维素质

中医队伍群体思维素质的提高，在目前情况下，主要可以从了解思维学知识、注重临床思维经验总结、加强个体素质训练等几个方面努力。思维科学是现代科学结构中的基础科学，掌握必要的关于思维的一般原理和方法，对于中医了解古今思维差别大有裨益。临床思维经验的总结，是目前中医临床工作的一个漏洞，特别是老中医经验的抢救问题尤为突出。过去在抢救老中医经验时，只注重对具体病证的诊断和验方的整理，没有注意临床思维技巧的总结；只注意了老中医“猎物”的继承，而忽略了“猎法”的传授。老中医经验的总结，关键在于老中医思维技巧的挖掘。自我思维经验的总结，属于思维的内省，如果每个临床中医都注重自我思维经验的回顾，不断调节思维方式、方法，必将促使临床思维能力的提高。

3. 开展中医临床思维的研究

中医临床思维活动是一个没有被揭示出本质和规律的现象。中医要自觉地运用思维的规律高效率进行临床思维，欲在自我思维的王国里获得较多的自由，就必须掌握中医思维的特点和规律。因此，开展临床思维研究是临床思维开发的当务之急。

老中医的临床经验，是中医宝库中的重要组成部分。目前健在的为数不多的老中医的知识结构以中国传统文化知识为主，他们主要通过传统的思维模式从事临床活动，其临床经验一方面可通过医案保存下来，另一方面，也是最重要的方面，老中医认识和解决临床问题的思维过程和技巧的经验却无法保存，它将随着老中医的自然消失而消失。如果我们不迅速抢救老中医的思维技能，将对中医事业造成不可弥补的巨大损失。因此，趁老中医还健在的有限时机，运用思维学的一般原理，挖掘他们的经验和解决临床问题的思维技能，科学描述出来，流传后代，造福人类。解决这个问题的办法，可从如下几个方面努力：对新老中医进行关于思维知识的教育和训练，促进老中医思维技艺的外化，促使学生领会教师的思维技巧；注意记录老中医思考过程，及时总结老中医思维经验；召开老中医思维经验座谈会，以促进交流；鼓励和帮助有条件的老中医撰写或整理临床思维专著。

第二节　中医诊断思维

中医诊断思维是中医临床思维过程中的关键环节，也是中医认识疾病的必然过程。中医诊断学把这个过程分为四诊和辨证阶段。宏观认识论则把四诊归于感性认识阶段，把辨证归于理性认识阶段。中医诊断思维研究根据诊断过程思维发展的特点，将诊断分为四诊中的思维和辨证中的思维两个发展阶段。

一、四诊中的思维

中医检查病人症状的传统方法主要有望、闻、问、切四种，称之为四诊。检查方法是依靠医生的感官，获得关于病情的各种症状。但是，病人症状的刺激，只能使医生产生知觉，这种知觉还需进行辨认，才能获得确切的症状信息，为辨证提供理想的思维加工“原料”。因此，四诊不是简单的感觉，其中也有丰富的思考活动。

1. 望诊、闻诊中的思维

望诊是通过医生的视觉，获得病人局部、全身或排泄物的颜色、形态、动态、神态等征象的检查活动。视觉是人类感知外界事物刺激的重要途径，是中医获取症状信息的主要途径。望诊的生理机制，是医生的眼睛通过接受光线刺激，经由视神经的传递，在大脑中形成刺激物的形象。一般情况下，疾病的症状总是不明显、不典型的，需要通过思考进行辨认。

闻诊是通过嗅觉和听觉器官，感知病人言语、呼吸音，以及从病人身上发出的其他声响和机体排泄物散发的气味等。闻诊与望诊一样，同样也伴随着辨认、比较和选择等思考活动。

望诊和闻诊应特别注意把握病人正常的生理活动，因为每个人的正常生理活动所保持的状态不同，如面色微黄，在甲是病，在乙可能不是病；在比较症状时，应将经验和书本中的正常、异常状态与病人所表现的症状和体征做多方比较；症状的确认必须在认真鉴别之后；确认症状的性质、程度和部位的陈述，宜用简练、准确的语句表述。

2. 问诊中的思维

问诊，是医生用语言向病人或其监护人征询病情信息的检查方法，因而问诊中的思维具有特别的性质。

问诊不是感性认识活动，从问诊过程的微观机制看，体现着医生丰富的思维活动。首先，问诊所获得的信息，不是病人的具体征象，而且是从病人语言中得到的语义信息。其次，问诊的对象——病人具有双重属性，一方面病人是作为疾病体验者的客体；另一方面，病人所反映的病情信息是作为认识主体，并对感觉进行辨认后经过一定思考才反映出来的，对医生来说，通过病人语言反映的情况是间接的。再次，病人因缺乏医学知识，可能对症状现象描述得不完整、不确切，例如，在医生看来可能是极为重要的征象，病人却以痛苦程度为标准反映症状，甚至可能夸大痛苦的程度。因此，医生只有通过思维才能辨认其准确程度。最后，病人反映的病情是语言信息，要将其作为辨证思维的资料，还需经过再造想象，在大脑中形成症状形象后才能输入辨证思维过程。

问诊思维的主要表现有再造想象、抽象辨认和性质认定。再造想象是医生随着病人的陈述，借助经验表象展开想象，逐渐在构思中形成关于症状的形象，如医生随着病人对其疟疾发作情景的陈述，想象病人的症状形象，逐渐在大脑中形成一个动态的寒热往来的症状形象；抽象辨认是指医生对病人陈述的症状，诸如疼痛、难受的感觉等，无法在思维中形成形象，只有通过病人的表情、动态等，结合其他情况进行分析和综合后才能确认下来；性质认定是对病人所表述的症状性质做可靠程度的认定。

中医临诊中开展积极的问诊，有利于优化诊断过程，要打破中医不问诊的俗见；要充分利用已有的知识和从其他诊法中获得的感性信息，对所问的情况做初步鉴别；要善于从病人的陈述中捕捉信息，循线索逐渐询问，争取获取更多的信息；问诊时应在初步印象指导下做启发式问诊，但不能受已有思路的限制，而按主观需要问诊，以免遗漏重要的症状。

3. 脉诊中的思维

中医的切诊以切脉为主，故又称脉诊。脉诊是医生通过触觉获得脉搏形象，进而达到把握部分症状的检查方法。脉诊中需要思考，思考的主要方法仍是比较和想象。

脉诊思维方法的比较是感觉比较，即脉搏状态比较，当指下感受一种脉象，这种脉象属什么脉，要体查指下脉搏的节律、形态、深浅等各种特征，迅速与经验中或知识中相关脉象进行比较，其比较过程先将获得的指下脉搏感觉形成假设，再提取经验或书本知识中相应脉搏的脉象印象，比较其差别后做出判断。如医者先根据脉搏的指下触觉假设为涩脉，再与经验中的涩脉感觉或脉学知识中关于涩脉的描述相比较，做出是否涩脉的辨认。

脉诊中的想象是脉诊思维中的实在因素，古时中医在科学不发达的条件下无法准确反映脉搏的实质，只有根据指下的感觉，借助想象和联想，把脉搏的形态、节律、质地反映出来。例如，指下脉搏跳动似在皮下，就联想到湖面上有鱼在游动的景象，用“如鱼之游在波”来反映浮脉的本质；当指下感知脉跳有力，来盛去衰就想象洪水奔腾的状态，则用洪脉作为这种脉象的命名；其他有滑脉如珠走盘、弦脉如按弓弦、紧脉如按紧绳等，可以说中医关于脉象的理性认识，都不是对脉搏形态抽象的规定，而是借助想象或联想体会脉搏的特征，从而达到把握脉象本质的目的。

上述关于脉诊中的思维，是根据心理学和思维科学的一般原理，把中医脉诊思维活动做了分解性描述。在实际脉诊时，诊脉思维过程并非都是如此明显可察，当医者脉诊技能达到一定熟程度后，诊脉则成为瞬间即可完成的思维过程。但是，对一个初学脉诊的学生来说，可能还会经过更为复杂的过程。

脉诊是中医诊断的一种特殊检查方法，历代医家都非常重视研究和训练脉诊技术。然而，近些年来，不少人轻视脉诊的作用，认为诊脉是中医诊断中可有可无的过程。过分地夸大脉诊的作用，把它神秘化固然是错误的；反之，武断地否定它，或者口头上说可以参考，而实际上不注重研究，也不在临床中认真学习、体会和运用，仍是不可取的。客观地说，研究历代中医脉诊思维的技巧与经验对于揭示中医临床活动的规律是非常必要的。

脉诊技术的掌握需要长期摸索，脉诊中的思维技巧更需要细心体会，其训练方法是多实践、多体会；多仔细观察自然事物活动的形象，以丰富自己的想象力；多读历代关于脉学的著作，并注意再造想象力的训练，为脉诊思维准备丰富的表象。

二、辨证思维过程

辨证是中医临床诊断的主体环节，其主要活动形式是理性思维。四诊中获得的只是疾病表现于外的征象，这些征象体现了什么样的本质和联系？四诊中的思维不能解决，还必须利用医者的医学知识和诊断经验，发挥医生的理性思维能力，对疾病做出理性的回答。中医辨证的思维活动即由此开始。

1. 追溯病机，寻找病因

症状现象是什么原因造成的？这是中医诊断首先思考的问题。医者正是循着症状，根据有关中医理论或借助经验寻找体内活动的机制，如依据浮脉的症象，根据气血运行与脉象的关系，在思维中形成气血活动趋向于表的机体活动机制，并构思出正气与邪气相争于体表间的病机形象；依据呕吐的症状，想象胃气上逆的形象；依据口渴构思体内有热在伤津耗液；依据苔色变化，想象脏腑病变的过程等。翻开有关中医诊断的论述和历代医案，关于体外症状与体内病机联系的追溯，都是通过上述思维方法去实现的。

倒果求因的思维方法，不同于抽象思维的因果法。它的基本特征，是在思维中把症状作为结果现象，依据“有诸内必形诸外”的道理而“司外而揣内”，借助其他事物的形象想象导致症状现象的体内病机，从而使追溯病机的思维在一定程度上把握了疾病的本质，为概括整体性病机打下了的基础。

从症状追溯病机，使医生推测到体内的病机，而病机形成与发病原因有直接联系。由于问诊获得的只是部分参考信息，因而医生必须利用理论和经验，进一步分析发病原因。分析病因的常用方法主要有经验分析、推理分析。经验分析是临床中常见的思维方法，即把现时遇到的症状和病机，与过去经历过的疾病做一比较。如果与经验中的某种病症病机相同或相似，就可以把这个病的病因判断，作为现时病因的初步判断。推理分析方法是指，如果记忆中的经验没有类似病例，则可依据中医理论的阐述，对病情做出初步的病因判断，如肺失宣降，多因风寒或风热袭肺引起；胃气上逆，是属胃气不降反而上冲所致。推测是临床常用的推理分析病因的思维方法。

2. 证的概括与表述

整体性病机形成的过程是一个形象思维综合的过程。所谓形象思维综合，是人们在综合性认识活动中，把分散而无联系的事物形象，逐渐在思维中形成完整事物形象的思维过程。从症状追溯病机的思维，是一种形象思维分析，而把分析所得的若干病机，综合为一个具有内在联系的、统一的病机形象，则表现为形象思维综合。例如：把热盛于内的病机与宿食停于胃肠的病机有机组合起来，形成热与宿食相结在胃肠的阳明腑实证病机；又如：小青龙汤证的病机是水气内停，外感风寒致水寒射肺，水停心下，形成肺气失宣，水失肃降的整体性病机。

整体性病机的形成，为证的概括提供了客观基础。所谓证的概括，实质是对整体性病机的概括，是进一步认识病机本质和疾病整体联系的过程。这个过程，可以分解为三个具体步骤。首先，在整体性病机中进一步把握主要矛盾。在一个具有相互联系的病机群中，哪些病机在起主要作用，哪些病机是当务之急，无疑都需要在证的概括中做出回答。如阳明腑实证，本有宿食停留于中焦，又有热盛于内，上扰神明，灼液伤阴，迫阴外溢的病机群中，热与食相结是主要病机，它主导着其他病机的发展，当务之急是解决大便不通的问题。其次，把握病机的整体联系。这是在思想中将概括的总病机与病因和各种症状建立整体联系的思维过程。仍以阳明腑实证为例，当热与宿食相结的总病机形成以后，应从理论与实际的结合上把握病机与病因及各种症状的必然联系，不恶热而潮热是热结于内，阳明经气旺故潮热；伤寒化热，结于肠胃，灼伤津液，故燥盛于里；宿食遇热而燥，滞于肠胃，故大便不通……这是中医诊断思维的核心阶段，也是确定诊断的客观依据。再次，证的形成与表述。即对上述思维过程中形成的整体性病机进行概括。其以观念的形式在思维中反映出来，再通过提炼，予以表述。如对上述热与宿食相结病机的语言表述为“胃家实”证，或称“阴阳腑实证”。

以上是中医辨证过程的微观分解，在实际诊断思维过程中，多数情况下并不如此分明。一般说来，初始从事中医临床诊断活动或者新接触的病例、疑难病症、复杂病症的诊断，其诊断思维发展过程比较缓慢，可以体会到上述过程。随着人们对病证认识的深入，诊断技艺的熟练，思维过程开始浓缩，其浓缩的程度与人们的熟悉程度成正比。

3. 辨证中的思维方法

常见中医辨证中的思维方法有比较法、分析综合法、倒果求因法、类推法等，想象和联想是其中的关键环节。

首先，比较法的运用。辨证中的比较法根据诊断思维发展的过程，分为症状比较、病因比较和病机比较。在症状比较中，一是病理现象与生理现象的比较，如在一个病人身上切到一种脉象，是平脉还是病脉，需要把感觉中的脉象与病人平素的脉象相比较，还需与一般人的正常脉象相比。二是症状的性质、程度和部位的比较，例如微汗、有汗、大汗、手足濈然出汗和身汗的比较等。三是病因比较，可以用于同一病人两次发病性质的区别，如一个病人两次发病都出现头痛、发热、恶寒、脉浮等症，就需要通过有无外感的病因比较，区别出是外感风寒还是春温，或是风温等。四是病机的比较，此为区别病、证性质的主要方法。中医确定病证性质的直接依据是病机，特别是当两组症状非常相似的情况下，比较病机是唯一可靠的办法，如尤在泾在区别阳明腑实证与结胸证时，有如下一段精辟的比较："以愚观之，仲景所云心下者，正胃之谓，所谓胃中者，正大小肠之谓也。胃为都会，水谷并居，清浊未分，邪气入之，夹痰杂食，相结不解，则成结胸。大小肠者，精华已去，糟粕独居，邪气入之，但与秽物结成燥粪。"

其次，分析、综合法的运用。要把握病症的全面情况，必须把病证分成若干部分逐个研究，即分析的过程，诊断的目的是把握整个疾病，继而在分析的基础上综合出病证的整体联系。例如依据症状分析追溯出若干病机形象，在思维中构思出相关病机的动态联系。

再次，倒果求因法的运用。这种方法主要表现在从症状到体内病机的追溯中。"果"，是指机体在病理活动中表现于外的征象，它是病机活动的结果。思维正是从这里开始循着这个"结果"，追溯出导致症状现象的体内病机之"因"。

在辨证思维过程中想象是各种思维方法的实在因素，没有想象就不能构思出动态的具有整体联系的病机；想象贯穿于辨证思维的始终，各种思维方法都需借助想象的桥梁，才能达到认识疾病的目的。同时，想象又总是伴随着联想，联想是想象的深入发展。

三、正确诊断的思维因素

能否正确地进行临床思维，直接关系到能否正确把握病情。中医思维学的一个重要任务，是依据思维学的一般原理，研究诊断思维的规律，探索导致误诊的思维因素，提高正确诊断的认知素质。

1. 正确诊断的思维学含义

从思维学的角度分析正确诊断的含义应包括如下几个方面：思维过程正确，思维方式、方法正确，对病情的判断正确，正确诊断具有相对性。首先，诊断思维过程正确包括两个方面：一方面诊断思维过程发展是渐进的，不能先诊断再找依据，也不能只凭一二个症状就直接做判断，应当从全面获取症状资料开始，经过追溯病机、综合病机、概括病机的过程；另一方面，应保证诊断思维过程的完整性，诊断思维过程的每一个环节都是非常重要的，不可省略，不可逾越。其次，正确的思维方式是指必须用以形象思维为主导的思维方式实施诊断，而不能简单地套用模式或用抽象推理的方式；思维方法的运用是在形象思维指导下的想象、联想和形象性构思等方法的合理选择。再次，对病情所做出的判断应当反映其本质，而且表述要简练准确。最后，正确诊断的"正确性"具有相对意义。病情在不断变化，已做的临床诊断只对应被诊断的具体病人、具体时间和具体环境；即使是正确的判断还有一个正确程度的问题，临床诊断追求最大限度地符合病情；医者不可能在相对的时间内完全彻底地把握到疾病的全部。

2. 提高诊断效率的思维因素

临床诊断效率的标准是准确性和快速性。提高中医临床诊断效率的因素是多方面的，其中医生在诊断过程中的思维活动是非常重要的因素。首先，诊断思维必须以形象思维为主导，因为只有形象思维才能追溯出体内的形象性病机，进而形成一个具有整体性的动态病机，如果仅凭症状机械地推理或模式化套用证型标准，必然不能体现中医特色，更不能获得反映病机本质的正确诊断。其次，注意提高智力心理因素的综合能力。注意、感觉、语言、识记和回忆等是智力心理活动的主要内容，也是思维活动的重要环节。望诊时需要医者高度的注意力和敏捷的反应力，以及时捕捉到细微的症状；清晰而生动的语言表达力有利于巧妙而恰当问询病情，以利获得更多有价值的症状表现；灵敏的感受力有助于准确体味脉诊的指下感觉；良好的记忆力有利于快速在大脑中提取必要的相关知识。再次，优化非智力心理环境。任何人的思维活动都是在情绪、兴趣、性格等非智力心理因素共同构成的心理环境中进行的，其心理环境的优劣直接影响到思维的效率，中医临诊时必须注意调节自己的心理状态，创造良好的心理环境，保证以思维活动为核心的智力心理活动高效率地进行临床诊断。

3. 导致误诊的思维因素

误诊和正确诊断是对立的，如能在诊断中有效地防止误诊，说明医者已经正确地进行了诊断思维。导致误诊的思维因素，主要表现在两大方面：一是思维发展过程不适当；二是思维方式运用不适当。

思维发展过程不适当，可以表现在四诊和辨证两个阶段。

四诊阶段是获取辨证加工原材料的重要环节，诊断思维对原材料的基本要求是真实性和全面性。影响获取真实、全面的症状材料的主要原因是辨认误差和检查不完全。所谓辨认误差，是指医生在收集症状材料时，对症状现象的颜色、声响、动态、神情及其程度辨别认定的误差。根据获取信息的途径，有直感误差和间接信息错认两种。直感误差是指医生在依靠自己的感官直接感知症状时，对视觉、听觉、嗅觉和触觉等感觉的误差，如白苔误认为薄白苔，面色㿠白无华误认为苍白等；间接信息错认，是指医生在问诊中将病人错误的表述当作了真实信息确认。检查不完全，是指医生没有尽最大的努力收集全面的临床表现。

诊断思维方式不当主要表现在没有遵循中医传统的思维模式进行临床诊断，或仅凭一二个症状直接下诊断或机械套用中医证型参考标准，试图找到对号入座的位子，这样思维的不当之处在于试图把生动形象的中医诊断思维简化为抽象的模式，这样思维的结果必然失去把握动态病机的机会，自然不可能准确反映病情。

第三节　中医治则思维

一、治则思维的含义

1. 临床思维的中间环节

诊断思维解决疾病“是什么”的问题，治疗思维则解决如何治疗的问题。在临床诊治中，从对疾病的认识到具体实施治疗，有一个转化性思维过程，即把对疾病“是什么”的认识，转化为发病的机体“应该发生怎样转归”的观念每一个诊治过程都必须经过这样一个中间阶段。形成这种观念的思维活动既不能归于诊断思维，又不能归于治疗思维，它是一个相对独立的思维发展阶段，是中医临床思维中的中间环节。

从临床思维的发展过程看，诊断思维只能依据症状，经过思维把握疾病的本质。但是，诊断疾病的目的，并不在于认识疾病，而在于治疗疾病，使失调的机体恢复正常。因此，医者在获得了关于疾病的诊断以后，必须使思维活动向深入发展，进一步思考病人应该有怎样的生理活动，从病态到恢复生理状态应当使病理活动发生怎样的转化，由此引起医生改变病理现状的意志，逐渐形成病理活动转化结束时的情景，以此作为医生治疗活动的目的，并通过语言把目的表象表示出来，是谓中医的治则。例如，诊断思维通过一系列的体查和辨证思考确定一个病例为太阳病“表虚证”，从“表虚证”到恢复健康，必须使病体有一个“发汗解肌”“调和营卫”的转化过程，正是为了使病体发生这样的转化，汗出邪祛、营卫得调的情景，作为医者施治的目的在其思想中形成，并通过“发汗解肌，调和营卫”的陈述，表述出思维的结果，形成中医的治则，以此作为实施治疗的指导思想。可见，中医制定治则的思维，是介于诊断思维和治疗思维之间的思考活动。

从宏观认识发展的过程看，中医关于疾病的诊断（包括印象、初步诊断）都是对客观事物的间接认识，是关于疾病本质的理性概括。要使理性认识向实践发展，把对疾病本质的认识发展为干预病机活动的治疗目的，还有一个从理性认识到实践的“中介”，哲学认识论研究把这个“中介”称之为“实践观念”，在中医临床理论中的表现形式就是治则。

从学科结构看，理论和临床是中医学的两大组成部分，理论是关于医学对象的本质、联系和一般规律的描述，它不能直接作用于中医的诊治过程，只有通过医者在临床过程的思维活动，把具有一般意义的理论转化为具有特殊针对性的实践观念，才能指导中医临床的实施。

总之，在中医临床从诊断向治疗发展的过程中，还存在着一个思维的转化过程，这个过程表现为相对独立的思维阶段，它的产物就是治则。制定治则的思维，既体现了医者对疾病的理性认识，又反映了医者对改变病机现状的意志，显示了医者对改变病机状况的基本态度，表达了医生如何干预病机状态的原则，构成了中医临床思维从诊断疾病向治疗疾病发展的中间环节。

所谓治则思维，是中医制定治疗原则的思维活动，治则正是这种思维活动的产物。治则的思维学特点，主要表现在以下三个方面。

首先，治则是实践目的理性表述。人类之所以能够能动改造客观世界，一个重要的原因，是人们在从事任何一项实践活动之前，就已经形成了关于实践对象结束时的情景。这个结果，是以表象形式存在于实践者的大脑中的，它作为实践结构的要素之一——目的要素，参与并支配着实践活动。这是人的劳动之所以能在客观世界打下自己意志烙印的思维因素。马克思曾在关于实践目的的论述中指出：“劳动过程结束时得到的结果，在这个过程开始时，就已经在劳动者的表象中存在着。”中医的诊治活动，是一种以改变人体病理现状为对象的实践活动，在治疗开始之前，由思维活动引起的机体转归情况也已经在医生的大脑中形成。如诊得一个胃气上逆的病例，经过治则思维活动，便形成了使上逆之气下降及胃气得复的表象；又如针对诊得寒痰壅阻肺气的病证，在医者的思维中逐渐形成了肺得温、痰得化、气机畅通的表象。便是经治则思维形成的治疗结束时的情景，也是医者将要实施治疗的目的，并以表象的形式存在于医者的思维中。这是中医临床诊治中普遍存在的客观过程，表现在每一个临床中医的具体诊治活动中，没有这个目的性表象，中医的治疗就没有方向。

我们这里所说的“目的”，不是指通常所谓的使疾病转愈的主观愿望，而是在哲学意义上来讨论中医临床过程的，是把治疗作为人类的一种实践来讨论治疗的目的，治则是具体的不是抽象的。因此，作为一名以从事治病救人为职业的医生，只有治愈病的愿望是不行的，还必须有具体的治疗目的，如使升降失司的气机得调等，通过语言外化为治疗原则，形成医者对病人病机状态实施治疗的意志趋向性观念。

其次，治则作为一种观念，它是理性思维活动的产物。治则与诊断的区别是，它不是关于疾病“是什么”的理性反映，而是关于机体“应该是怎样”的理性观念。它形成于诊断思维之后与治疗思维之前，在临床思维中起着承上启下的桥梁作用。

再次，治疗的目的是作为规律规定着他的活动方式方法的。中医在制定具体治疗措施时，在选择治疗途径、方法和技艺时，都是在治则的指导下实施的。

2. 治则与治法

从认识论的角度看，治则与治法有着不同的含义，它们既有区别，又有联系。其区别和联系主要表现在如下三个方面。

首先，从临床思维的发展阶段看，治则与治法分别形成于治则思维和治疗思维两个不同的发展阶段，治则是在完成了对疾病的诊断，实施治疗前的思维转化阶段形成的；而治法是已经进入具体施治思维中形成的。其联系是，它们都是中医关于治疗思想的反映，但存在着层次的不同。

其次，从哲学方法论的一般原理看，治则与治法属于不同的范畴。治则是从总体上，从高层次反映人们对治疗过程所选择的根本途径；而治法则是局部的、临时的和可变性的，是医生对治疗过程和方式所选择的具体步骤，因此，治则属于医者对治疗活动的原则规定，治法则是对具体措施、方法的选择。治则作用范围广，持续时间长，具有相对的稳定性；治法作用范围小，灵活可变，具有多选性。例如对一个肺痨病例的治疗规定了滋阴养肺的原则，只要医者对病证的认识不发生质的变化，这个治则总是不变的，而在具体治疗过程中，则可根据不同阶段或临时病情变化，灵活选用治疗方法。

再次，从治则和治法在实施治疗过程中的作用看，治则规定和支配着治疗措施的实施和治疗方法的选择，而治法是为了治疗目的的实现采取的灵活性方法。

二、治则思维的过程

1. 制定治则的依据

中医临床施治的一大特点是辨证施治，即中医依据辨得的证而实施治疗。中医的证，不是抽象的概念，制定治疗措施时，也不是依据词或词组所表示的证的观念，直接推理用什么治方施治，如不是见太阳病中风就用桂枝汤，见胃家实就用大承气汤，如果这样理解，就把生动的中医治疗思维活动曲解为“对号入座”式的见证套方了，同时也不能真正揭示中医辨证论治的含义，更不能反映中医施治随机应变、因势利导等灵活性的特色。

中医制定治则的直接对象是疾病所表现的病机，即诊断思维中形成的动态性、形象性的病理机制。首先，从证的特点看，证是对疾病本质和联系的整体形象性反映，不是抽象概念的反映。因为中医在认识疾病的过程中，没有对症状静态化，没有进行抽象的规定，表示证的词或词组所运载的信息是症状、病因和病机的整体形象。例如，阳明腑实证在医者思维中的存在形式，是邪热与宿食相结在中焦，致中焦痞塞不通，腹满难忍，燥热烦渴，燥屎充滞于内的“胃家实”观念，这是对病机的形象性概括，它是一个动态的，正在发展着的病理机制。

其次，从治疗活动属于实践的角度看，改造世界的实践必须是客观世界存在着有待于改造的对象，这个对象不是理性的观念，而是生动、具体、客观存在的事物。中医施治原则的形成也是同样，医者只有针对具体的、动态的客观存在着的病机，才能开始考虑对它的调整。

再次，从中医临床诊治发展过程分析看，不论诊断思维能不能概括出证的观念，能不能把诊断的对象归属于病证的类型，都可以根据病机的发展趋势，构思出具体的施治原则，并在其指导下构思具体的治疗措施。

最后，从中国古代科学的实践特点看，针对病机构思治则的思维特点，吻合于古代科学发明创造的思维模式。中国古代科学发明创造，都不是在掌握了客观事物的一般原理后，经逻辑推理和科学实验创造的，而是由劳动者本人，在实践中积累了丰富的关于劳动对象、劳动工具或劳动操作技艺表象的基础上，对经验表象直接构思萌发的发明火花。如造纸术发明的思维契机，是人们把在丝绸上写字的形象，转移到从晒过丝棉的席上揭下的一层薄绵上。

2. 治则思维方法

想象、联想和形象性构思，是中医治则思维中常见的思维方法。

想象存在于治则思维的始终。其中，再造想象和创造想象都得到充分的运用。再造想象再现病机形象和生理形象，是根据病机或生理的描述，在大脑中再现出病机或生理活动的具体形象。如根据《素问·经脉别论篇》所述“饮入于胃，游溢精气，上输于脾，脾气散精，上归于肺，通调水道，下输膀胱。”逐渐在大脑中形成一幅水在体内代谢过程的动态画面，为构思治则展现了正常的水的气化情景。在构思如何使病理状态向生理状态转化的思维中，创造想象为多见，因为中医不依靠动物实验，只有借助记忆表象，构思促使病机向康复的转化。例如对邪入里、热盛于中焦的病机，欲转化为热退阴复的生理状态，借助自然事物中釜底抽薪的形象，制定出滋阴降火的治则。又如一例热毒雍盛于胃肠，致脾运失司，痢下脓血的病机，借鉴于“关门留寇”的不利形象，制定出以通治通的原则。

在治则思维中常通过联想激起扭转病机的想象。如针对肺气虚的病机，联想到肺属金，与土是母子关系，母病可及子，由此联想治肺可补其母以壮其子，故制“补土生金”之治则。

形象性构思是借助客观事物中与治疗机制存在的相关或相似联系，构思出某些病机应遵循的治疗原则。如根据水湿泛滥多用土来修筑渠道或堤坝的形象，构思出脾虚致肿的病机也要用健运脾（土）的方法——补脾利湿来调理。

在临床思维中并不是孤立运用某一种思维方法，医者往往根据病情的具体情况，选择两种或多种思维方法联合运用。

三、治则在治疗思维中的作用

马克思在阐述实践目的的作用时说，它是“作为规律决定着他的活动方式和方法的，他必须使他的意志服从这个目的”。治则作为中医临床治疗目的的体现，同样具有决定治疗的途径、方式、方法的作用，并直接指导着处方思维的具体进行。

1. 治则规定着治疗方法的选择

在治疗思维中，面对复杂多变和具有多种表现形式的病证，依据具体情况作具体分析，采取灵活多变的治疗方法，是中医治疗的灵魂。但是，灵活并不是散乱无章，而是在一定的原则支配下，朝着一定的方向努力的，治则是实现这种规定的具体形式，它规定着具体病例的治疗方法，例如针对外感病，依“祛风解表”的治则，结合具体症状的特点施用相应治法。外感风寒常用辛温解表法；外感风热，常用辛凉解表法；若风寒兼胁下有饮者，当用化饮解表法；而风寒兼有阳虚者，则用助阳解表法等。

2. 治则决定着治疗途径的选择

中医的治疗途径多种多样，寒痹腿痛，既可内服汤剂，又可服用丸、散，也可用针灸、推拿，还可煎药外洗等，在具体病例的治疗中，需根据治则的规定，选择最能实现治则所规定的治疗目的的途径，如：感受风寒重证，可根据“发汗解肌”的治则，选用内服汤剂。同时亦选煎药雾化，熏身以助邪从汗出。

3. 治则规定着治疗的进程

中医对一个具体病例所做的关于治则的规定，有时需分几个步骤才能完成。治疗阶段怎样发展，在什么状态下转为另一步骤等，更需要治则的支配。例如针对脾虚浮肿的病机，治则应是健脾利水，但当务之急是浮肿，可将治疗过程分两个阶段，先治其肿，肿退以后再转入健脾治疗，治则规定着治疗进程的发展。

4. 治则规定着制定处方的思考

处方犹如一个执行战斗任务的集体，如何使其中的各味药发挥出整体功能，怎样把各味药力有机组合起来，必须根据治则的规定组拟方药。在拟定处方的思考中，必须根据治则的要求，实施“君、臣、佐、使”的配伍。例如根据“清热凉血”的治则，选择犀角为犀角地黄汤的主药，配生地辅助犀角清热凉血；根据“清热生津”的治则，选择生石膏为白虎汤之主药，以达清热生津，引热外达之目的；根据“荡涤胃肠积滞”的治则，选大黄为大承气汤的主药，以主攻积滞。在选择成方的思考中，更须遵循治则的规定，选择最能承担治则所规定任务的成方，如针对热入营分的病机，制定“透营转气”的治则，宜选择清营汤。治则还规定着处方加减的方向、用药和用量，以利最大限度地实践治则的目的。

第四节　中医治疗思维

中医治疗思维是中医临床思维的关键阶段，是诊断思维和治则思维的继续及发展。它以中医在施治活动中的思考活动为研究对象，探讨中医治疗思维的特点、过程和一般规律，为中医临床治疗活动提供思维学的理论和方法，为提高中医治疗效果提供智力开发的原理和途径。

一、中医治疗思维概述

思维活动与人类其他实践一样，在中医治疗中起着特别重要的作用。没有思维，就不可能把对疾病的认识转化为治疗的行动，也不能把治疗原则转化为具体措施和具体方案；没有思维，也不能依治疗的效果进行反思，更不可能不断提高治疗效率。

1. 治疗活动中的思维

中医的治疗活动是一种社会实践，它具有社会实践的一般特性。首先，是人与客观世界发生的关系，是使客观世界按照人的意志发生变化的客观过程，是医者通过自己的活动，促使病人机体的病理活动向正常生理活动方向的转化。其次，具有实践活动的一般结构。中医的治疗是以人体病理活动为对象，以中药材、针灸针等为工具，以正骨、按摩等为劳动操作，以思维着的医者为主体，按照目的表象实施的实践活动。再次，有实践的产物，即劳动的成果。其成果是改变病人的病理状态，促进人体向正常生理状态转化的医疗效果。

中医的治疗活动又是一种特殊的实践活动，其特殊性的突出表现是治疗过程中以思考活动为主。中医治疗活动有操作治疗和药物治疗两种：操作治疗是以医者的实际操作获取治疗效果，如针灸、按摩、推拿、正骨、中医外科的某些操作等，其治疗活动的表现形式基本相同于人类的一般实践活动；中医治疗活动的大量形式是药物治疗，药物治疗是以中药材或中成药为主，经过医生的精心构思，逐渐形成中医处方。

无论是操作治疗还是药物治疗，其治疗过程都伴有思维活动，思维是构成治疗活动中的重要因素。所谓中医治疗思维，是中医在治疗活动中所表现的思维活动。过去人们多注重辨证中的思维，而很少论及治疗活动中的思维，其实，在治疗活动中不仅有思维，而且非常需要，一刻也不能离开。

中医治疗思维的主要任务是构思治疗方案。如果说中医诊断思维主要解决疾病“是什么”和“怎么样”的本质问题，那么治疗思维应当解决怎样使病机转归的措施问题，解决怎样使疾病向生理状态转化的具体问题。从这个意义上说，治疗思维又是一种决策思维。

2. 治疗思维的一般过程

治疗思维过程是指医者在施治过程思维活动的发展过程。其一，治疗思维要根据治则的要求，选择治疗的最佳途径，选择最恰当的治疗方法，制定具体的措施。其二，根据治法或措施的要求，制订具体的治疗方案，如针灸治疗时的选穴、编组，推拿治疗时手法的选择，药物治疗时的遣方、用药等，这是治疗思维过程的中心环节。其三，在备选方案中选优，其过程是对各个方案进行治疗思维的内反馈，在思想中将各种方案对病理活动“发生干预”，从中“比较”各个方案的“效力”，从中选出最佳方案，此谓中医治疗的决策。其四，实施方案的表述。即把选中的方案，通过一定的形式予以表述，例如内科医者可通过文字开写处方，或通过言语表达。其五，操作治疗以医生的实际操作，实现对病理活动的干预，药物治疗通过药剂人员的取药和病人自煎、服药，实现对病机的干预。在中医施治活动中，组拟治方，是中医治疗思维的核心。

3. 治疗思维效率

效率由正确性和速度两个因素构成。正确性是指思维的产物——治法、治方等治疗措施符合病情的需要；速度是指形成治疗决策所必需的时间。

治疗思维的正确性有正确程度的区别。基本正确是指治疗思维形成的治疗措施基本符合扭转病机的需要。但是，疾病是一个复杂的事物，如果治疗措施只是基本符合病情，则只能取得一般疗效，要争取更理想的疗效，还需要最大限度地符合病情的治疗方案，例如针对一个阳明经证的治疗措施，如果只符合清热的要求，必然不能在最短的时间内获得最好的疗效；如果仅仅符合清热生津的需要，但处方用药不理想，也不能获得最理想的疗效；只有制定出清阳明气分之热，而且能根据病机的热邪有外达之趋的特点，组拟以生石膏清热生津、引热外达为主要成分的白虎汤，才能说明治疗思维达到高度的正确性，这是众多经验丰富的临床中医治疗效果理想的思维因素。

寻找理想的治疗措施是每个临床中医的愿望，医者总是尽最大努力寻求最佳治疗方案。所谓最佳治疗方案，是指在一定条件下，能最有效地发挥治疗作用，最快获得治疗效果的方案。其思维学的特点是：第一，最佳治疗方案不是人们头脑中固有的，它作为一种客观存在的事物，只能在人们不断地实践和思考中逐渐把握它；第二，最佳治疗方案是治疗思维追求的理想目标，没有固定的形式和内容；第三，任何已被实践证明的最佳治疗方案，只适用于验证其有效的那个病例，只适应于产生它的特定的客观环境；第四，最佳治疗方案是相对的，人们可以在不断的探索中修改它，以争取“最佳”的疗效。

治疗思维的速度是构成思维效率的另一因素。缩短治疗思维的时间，尽快做出治疗决策，是提高治疗思维效率的又一重要方面。

治疗思维效率的正确性和速度两个因素，是相互关联的，缺一不可的，如果只追求时间因素，做出错误的治疗决策，不仅无益于治疗活动反而可能有害于病人，甚至危害性命；如果在治疗思维中只追求正确性而忽视速度，即使是正确的治疗方案，也缺乏效率意义。尤其在一个危重病人面前，只有把两个因素有机结合起来，在追求治疗思维正确性的基础上，尽量提高治疗思维的速度，以利缩短决策治疗方案的必要时间，尽快解除病人的疾苦，才能达到提高治疗思维效率的目的。

二、中医处方思维

1. 中医处方思维的含义

所谓“处方”，有两层含义，一层是指医者做出的关于治疗内容表述的总和，包括药方、医嘱和治疗注意事项等，通常指医生开出的药方，“处方”以名词出现；另一层含义是指医者拟订治疗方案的活动，它表现为一个客观过程。本节主要从第二层意义上讨论医者制定处方的思维过程。

中医拟订治疗方案的活动，是一个以思维活动为核心的客观过程。中医处方思维，则是指中医在临床中拟订治疗方案的思维活动，其治病所示的处方正是这种思维的产物。中医处方思维是一种可以创造社会效益的脑力劳动，在中医临床诊治的宏观过程中属于实践的范畴。在中医临床施治的微观机制中，医者表述处方的活动，只是思维结果的外化过程，在此之前，医者的大脑中已经过了复杂的思维过程。研究中医处方思维，就是要描述这个思维过程的特点和规律，从思维学的角度探索中医处方的科学性，寻找中医处方思维的局限性。

如果说中医治疗活动是中医临床诊治过程的关键环节，那么处方思维则是中医临床思维的关键环节。因此，处方思维方式方法的正确与否，直接关系到思维的结果——处方效力的大小。因此，研究中医处方思维的特点，注重中医处方思维的训练，正是提高疗效的关键。

2. 中医处方思维的过程

中医处方思维从形成治疗措施开始，经过了组拟处方、思想预演、决策表述等四个发展阶段。

首先，中医处方思维开始于治则思维的结束。在治则思维中，虽已对疾病实现了理性把握，并转化为具有实践意义的目的表象，但这只是一个原则性观念，无法付诸实践，还必须依据在治则思维中形成的目的性表象，针对诊断思维中形成的病机表象，构思出扭转病机向目的表象发展的具体措施。例如，吴鞠通针对热入营分的病机，根据“透营转气”的治则，构思出以凉血清热扭转主要病机，以甘寒清热养阴，以苦寒透热于外，以活血散瘀防血与热相结等一系列构思，把观念性的治则在思维中转化为具体的措施。在组方用药时，医者通过再造想象，在大脑中将备选药物的作用机制过一遍“电影”，从中选出理想的药物。仍以热入营分证为例，犀角咸寒，能清热凉血，是清营分热毒的理想药物；玄参、生地、麦冬性寒味甘，能清热滋阴；黄连、竹叶心、连翘、二花苦寒，能清热解毒，引热邪透营转气，是必选之药；丹参能凉血化瘀，用之防妄行之血与热相结最宜。在上述思维过程中，为了一两味药的取舍，医者可能反复在脑海中浮现备选药的作用形象，经再三比较，才决定是否入选。

其次，巧妙配伍诸药于一体。从表面上看，医者把选出之药聚于一张处方中，似乎是无机组合，其实，医者在思维中已把若干药物的单项功能组合成为具有主、辅、兼、引多层次作用的处方。它不仅俨然有序，而且表现出药物之间合力取效的综合功能。选择成方是拟定治方的重要内容，选方的过程同样有一个再造想象的过程，即根据备选方功用主治的描述，再造想象出该方作用机制的形象，继而将此形象与病机形象作一对应，适者取之。在考虑因时、因地、因人制宜的前提下，还应对成方中的不足或多余之药，实施合理加减。可见，正确选用成方，也不是一个简单的“对号入座”式的套用，只有经过医者复杂的思维，才能组出恰当的处方。如果生搬硬套，甚至把选方过程当作抽象化的“逻辑”模式，把辨证论治错误地理解为对证用方，必然疗效不佳。朱丹溪早就批评这种“刻舟求剑”，以“前人已效之方，应今人无限之病”的形而上学的僵化思维。我们应当铭记这一古训，在组方思维中，把成方和自拟方有机结合起来，依病机时有侧重。中医组方思维常见的几种组方形式有：自拟处方、选用成方、选方与自拟相结合三种形式。

再次，思想预演。为了争取理想的疗效，寻找最佳处方，医者常常将拟定的处方在思想中作“治疗过程”的预演，即在思维中让处方“干预”失调的机体。如预演桂枝汤的作用过程；医者在想象中用桂枝发汗解肌，以驱在表之邪，想象白芍补阴敛汗，以制发汗过多，加生姜助桂枝发汗，使甘草大枣调和胃气，从中“观察”桂枝汤的作用机制，审查有无不当之处。中医临床非常注重思想中的预演，是中医在临床治疗活动中形成的一种思维方法，类似于现代科学方法中的“思想实验”。

最后，处方的形成。经过思想预演，比较出各个备选方的功用特点，医者在其中选择一个比较理想的处方，作为实施的治疗方案，并用有声语言或书面语言，将观念的处方外化为临床文件处方。此谓中医治疗决策表述。

中医处方思维的过程还有更细的过程，此不赘述。随着医者对病证诊治的熟练，处方思维过程不断简化和加快，如医者对相当熟悉病证的治疗思维，可以很快地在大脑中形成处方。

3. 中医处方思维的科学性与局限性

中医组方不是药物的无机组合，也不是对号入座式的套方，而是具有科学性的创造性劳动，其科学性主要表现在如下几个方面。

首先，中医组方思维依赖于理论的指导。劳动过程对于理论的依赖是劳动本身表现出一定科学性的重要象征，说明这样的劳动已经在一定程度上摆脱了盲目性。中医组方思维正是把对自然、人体和疾病的理性认识，转化为意志性的目的，在其目的支配下进行特殊劳动结果时获得理想的疗效。

其次，以疗效作为检验处方思维的依据。疗效是检验临床思维的根本依据，也是检验处方思维的依据。医者制定的治方正确与否，得当与否，只有在疗效中检验，并依据疗效的反应，进一步调整处方思维方法或过程，以制定出新的更恰当的治方，使处方思维始终建立在客观存在的基础上。

再次，符合人类创造性劳动的基本规律。从人类一般的劳动规律看，凡具有创造性的劳动，都不是模式化的操作，也不是公式化的思维，劳动者对劳动过程和操作工艺的构思，都不是遵循固有的逻辑模式，而是通过非逻辑的想象和形象性构思实现的。中医处方思维正是符合这种创造性劳动的规律，符合创造性思维的规律。

中医处方思维与现代科学实践中的思维相比，也显露出极大的局限性。主要表现在以想象为主的思维方法，很难形成规范化的程序，而且许多过程是在潜意识中进行的，中医很难运用通俗语言表达其思维的细节与技巧。多数老中医并不是出于主观态度的保守，他们确实难以描述自我诊治思维技巧，学生也难以体会老师的组方思维经验和发现思维的契机。其原因是学生关于客观事物的活动经验少，治疗经验少。改变这种情况的根本途径是：临床中医从业者要了解思维学的知识，了解中医处方思维的特点，自觉运用思维的规律从事处方思维和表述思维；在保持组方思维灵活性的基础上，注重处方思维的规范化研究等。

第六章　中医教育与中医认知思维

现代教育的基本形式是课堂教学，教和学双方知识授受的过程是以认知思维为主的活动。在现代科学文化环境中实施传统科学的教育，必须认清这种教育的本质和特点，必须遵循传统科学固有的认知规律。

第一节　文化环境与中医教育

中医教育是教育者对受教育者实施中医学理论和技术的教育。文化环境和传承文化的差异是中医教育突出的特点。

一、中医教育的基本特征

中医教育的基本特征是在现代科学文化环境中，对打下现代科学文化基础的受教育者实施中国传统科学和技术的教育。

1. 现代文化环境中的传统科技教育

现代教育中的特殊教育　中医教育是在现代教育环境中进行的传统文化教育，相对于现代教育环境表现出许多不同的特点。其一，教育目的不同。现代教育以培养能在现代科技和文化活动中从事专业实践的专门人才为目的；而中医教育以培养能运用中国传统文化知识从事传统医学实践的专门人才为目的。其二，教育理念不同。现代教育紧跟现代科学文化、技术的发展，努力使受教育者在掌握专业系统理论和技术的同时，最大可能地掌握时代最新的理论和技术；而中医教育却努力使受教育者最大可能地在营造中国传统文化的氛围中，系统接受古老而传统的中医理论和技术。其三，教学内容的文化性质不同。现代教育主要向受教育者传授现代科学文化，其自然科学文化和专业文化是建立在构造性自然观基础上的，是具有抽象逻辑结构的科学理论体系和技术体系；而中医教育向受教育者传授的是具有中国传统文化知识形态的理论体系和技术系统，其理论的文化性质主要表现为对客观世界的宏观把握。其四，教学形式不同。现代教育中的自然科学教学，科学实验是实施教育的重要形式和途径；而中医教育中的中医学课程的教学，基本上不能依靠实验的方法辅助中医学课程的教学。其五，教学环境不同。现代教育的教学环境都具有相同或相近的教学模式和教学理念，其教学内容的文化性质是相通的，因此相互之间的合作性、协调性比较强；而中医教育与周围的现代科学教育不同，很难从现代教育环境中吸取专业教学的经验。

现代科学环境中的中医教育 现代科学文化及专业教育并不关注文化环境对教学过程的影响，因为现代教育的教学内容与现代文化环境不存在文化性质的差异，而中医教育实施的是中国传统文化教育，其教学内容与现时的文化环境有着文化性质的差异，中医教育所需要的文化环境已不完全存在。中医教育之所以关注现代文化环境，是因为文化环境会对教学过程产生一定的影响，中医教育的管理者以及教和学的双方都应当清醒地认识到这个最大的客观现实。首先，中医教育的教和学双方都生活在现代文化环境之中，人们很容易引用环境文化中的相关知识，领会中医学相关知识的含义。其次，教师和学生必须时时保持清醒的头脑，分辨学习中的知识与其他文化生活知识的区别，防止相互混淆。再次，教和学的过程中，师生双方都很难从现实文化环境中吸收知识的营养，以填补或增加中医学的知识内容，或促进对中医学相关知识、观念和理论的理解；最后，中医教育的管理者应当清醒地认识到现代文化环境与中医教育的关系，否则，必然影响中医教学的效率。

中医教育是传统科技教育 中医教育不是现代科学技术的教育，而是以传承传统中医学的理论和技术为内容的传统科技教育，教育的理念应有明确的定位，这是中医教育的决策者、管理者、教育者、接受教育者等所有中医教育的相关人员必须清楚的原则问题。

其一，中医教育不是现代科技教育，不能以现代教育的方式、方法强施于中医教学的过程，应当遵循中国传统文化的认知思维规律，探索适应于中医教育的教学模式。其二，不能用现代科技的理论和技术改造中医学的理论和实践风格，否则就失去了中医教育的宗旨。其三，中医教育是继承性教育，以培养传承传统中医学的专门人才为目的，中医学与现代科技能力的关系是“一专”和“多能”的关系。其四，力争在教学过程中向受教育者原貌和全貌地展现传统中医学，因为只有继承者全面继承了传统的中医知识体系，才有探索、研究、发展和扬弃的基础。其五，不能用现代科技的标准评判中医学的是与非，否则将学不到传统中医学的真正内涵，学习的直接目的是“拥有”“知道”和“理解”，拥有了、知道了、理解了才可能在创造性实践中运用它、扬弃它、发展它。

2. 文化的反差

陌生的文化 对于进入中医院校接受中医教育的大学新生来说，刚刚结束了中学阶段现代科学文化的学习，满脑子还是数理化的时候，转而进行中医学的学习，仿佛突然堕入数千年前的文化深渊，一切都是陌生的：陌生的文字，中学阶段掌握的古汉语知识已远不够用，中医著作中相当一部分文字既不认识，也不知其含义；陌生的语言，既不习惯单音字的语句，还容易将古汉语的两个单音词错解为一个现代含义的复音词；陌生的逻辑阐述，总习惯于在中医理论阐述中寻找抽象的逻辑关系，但怎么也找不到关于事物的形式化定义，也找不到定义之间的演绎推理关系；陌生的知识，当用中学时掌握的文化知识理解中医理论知识点时，基本不能帮助正确地理解中医知识。陌生的文化，使中医大学生学习中医学遇到了极大的困难，他们深切地感受到原有的文化基础与所学中医学的文化反差。

中医教育中的文化反差，是中医学的中国文化属性与现代科学文化的反差，这种反差是客观存在，是贯穿于中医教育全过程客观现实，中医教育必须正视这种客观现实，必须解决好这个问题。

文化的碰撞　所谓文化碰撞，是指两种不同性质的文化对同一事物不同的理解在人们头脑中的矛盾反应，这种矛盾反应直接影响着人们的认知思维。

文化碰撞是文化生活中的一种客观现象，这种现象可以出现在参与中医教育的所有相关人员中，其中表现最突出的是接受中医教育者的学生群体，学生在中医认知思维中的文化碰撞主要有如下表现：其一，影响学生准确理解中医理论知识点的含义。学生们在认知中医学知识点含义的过程中，习惯地引用现代文化的知识理解认知中的客观事物，如中医基础理论的“心”“肝”“脾”“肺”“肾”等五藏，学生在理解时习惯地引用生物学、解剖学的含义体会，习惯地把中医学的“五藏”理解为实体的五个脏器，这种错误的理解直接影响到学生学习中医学的效率，因此而产生的矛盾心理又影响到学生对中医学的兴趣。其二，容易造成认知思维的混乱。目前我国中医教育的实际教学课程安排，将中西医课程同时交叉进行，在学生们没有获得驾驭中西文化能力的情况下，这样的课程安排实际上很容易引起学生认知思维的混乱，直接后果是影响学习效率。其三，学习负迁移现象。学生在中学阶段打下的现代科学文化基础，不能直接输入学习中医学的认知思维过程，因为现代科学文化不能直接帮助认知者准确理解中医理论的含义，反而可能阻碍认知的正确理解。

文化的驾驭　在以现代科学文化为主流的文化环境中学习与文化环境具有极大反差的中医学，必须具备一种驾驭文化的能力。所谓驾驭文化，即是对文化内容、本质和规律等具有一定的分辨和掌握能力。中医教育驾驭文化的对象是中国传统文化和现代科学文化，驾驭文化的能力体现在如下几个方面：其一，具备一定的中西文化的认知能力，分别了解中西文化的历史发展；其二，较深刻地分别理解中国传统文化和现代科学文化的文化本质，了解它们各自表现为怎样的认知规律、思维特点和文化风格；其三，在实际文化生活中，能自觉分辨文化的属性等。

3. 特殊的认知思维

教学内容的特殊性决定了学生学习过程的特殊认知思维，受教育者表现为从习惯性认知到陌生的认知再到遵循特殊认知规律的思维发展过程。

惯性的认知思维　从现代科学文化的学习突然转为中医学以及中国传统文化的认知，大学生们有许多的不习惯，仍然不自觉地运用现代文化的思维方式认知中医学的知识，其表现有：习惯地寻找实体，在学生们的观念中，任何关于客观事物“是什么”和“怎么样”的陈述，必然有关于被描述事物的实体，当《中医基础理论》课讲到“气化”“脾”等名词、术语时，学生们常常追问“气化”在体内是什么样的状态，关于“脾”的阐释怎么在体内找不到这么庞大的器官等；习惯地寻找概念，任何自然科学的理论都是以抽象概念为细胞的逻辑体系，中医学的理论体系中怎么找不到形式化的定义，也没有定义规定下的概念，还找不到对客观事物严格的质和量的规定性；习惯地推理事物之间的抽象逻辑关系，如在理解藏府的阴阳属性时，“五藏”本属阴，为什么当论及心与肺关系时，心却又属阳了，不论教师如何解释这是事物相对关系的一种说理方法，学生总是难以理解。如上这些学习中医学中的惯性认知思维是普遍现象，其直接后果是影响学生对中医学知识的正确理解，从而影响学习效率。

陌生的认知思维 学习中医学的认知思维确实不同于现代科学文化的认知思维，不能依靠抽象的逻辑关系把握事物，而是要借助想象、联想和形象性构思把握事物的本质、联系和规律。想象是中国传统文化认知思维的实在因素，而大学生们在中学阶段养成的是抽象逻辑思维，他们陌生于客观事物形象的想象，因为他们的记忆表象中就没有储存足量的客观事物的形象；学生们也陌生于联想，中学阶段的联想多是抽象的联想，如几何图形的联想，而学习中医学的联想是认知体内状态过程中，联想到认知者记忆中的自然、社会事物的动态形象，借以体会体内的动态情景；形象性构思本是艺术家们最擅长的思维方法，学习中医学这门自然科学中运用形象性构思，是中医大学生们生疏的思维方法。想象、联想和形象性构思是中医认知思维必须掌握的方法，古时中医先辈们则主要经过这种思维创造的中医学，中医之所以能在医学实践中表现出“司外揣内”的认知思维特点，之所以常常在“意会”中把握事物的本质，其思维的桥梁就是以形象思维为主导的认知过程。

必须学会的认知思维 思维是座桥梁，是人们认知客观事物，把握客观事物的本质、规律和联系的必由之路；思维也是人们获取知识、理论和技术的必由之路，但这条必由之路并不是表现为一种模式，不同文化形态的认知思维之路是不尽相同的，中医大学生们在中学阶段已经熟悉的思维之路，在学习中医学的认知过程中已经不适用了，必须有意识地放弃已习惯的认知模式，转而进行适应于中医学和中国传统文化认知的思维模式。

二、文化基础与中医认知思维

任何学习新知识的认知活动，都是在一定知识基础上进行的，不同文化属性的知识在认知思维中发挥不同的作用，中医认知思维需要中国传统文化知识基础。

1. 文化基础与认知思维

文化基础的形成 人类获得知识的途径主要有两种：一种是经过认识者个人直接观察客观世界，直接在改造客观世界的实践中获得关于客观事物的本质、规律和联系的认识，当人们将获得的认识通过言语或文字传播于社会，就成为社会的知识；另一种途径即是从社会上传播的知识中获取，同样借助言语或文字，对言语或文字所载知识的吸收、认知，成为自己的知识。人们在通过上述两种途径获得知识的过程中，都必须借助一定的知识基础，因为人类的知识是不断发展和丰富的，从理论上说，人类从脱离动物那时起，就已经开始了认识客观世界的思维，并且不断地积累和丰富知识。从这个意义上说，人类任何认知客观事物活动以及获得知识的认知活动，都是在前人认识客观世界基础上，在一定的知识层面上进行的。

所谓文化基础，是指学习者的个体或群体在接受新知识时已掌握的知识，不同的个体或群体，由于他们不同的生活经历和学习经历，所掌握的知识也不尽相同，不同学习者个体或群体的不同文化基础的区别主要表现在如下几个方面：其一是知识量；其二是知识结构；其三是知识的文化属性。

认知思维需要文化基础 学习是人的一种社会实践，是学习者获取知识的活动，即把社会知识库的相关知识转化为学习者个体知识库中的一部分。学习是对新知识的吸收，不是新知识在学习者大脑中无机的堆积，而是与学习者原有的知识建立起一定的有机联系，成为学习者知识网中的一部分，新知识与原有知识建立联系的过程，即是学习的认知思维过程，只有思维活动才能将已知知识与新接触的知识建立起有机的联系。因此，对新知识学习的过程必须要有一定的知识基础，学习者大脑中原有的知识是吸收新知识的必要条件。

从这个意义上说，凡是不经过学习者大脑认知思维的学习，都不是真正的学习，也学不到新知识。常见错误的学习方法是死记硬背，朗读而不假思索的学习，只能在学习者的记忆表层建立起语音符号的暂时附着；有部分学习者不假思索只用电脑储存起来，用时再搜索出来等，这些学习方法无助于学习者获得真正属于自己的知识。

认知思维与文化属性的关系 学习新知识的认知思维对已有知识的利用有文化属性的要求，一般说来，在学习新知识的认知思维中，只有在知识的文化属性相同的情况下，才能建立起新学知识与原有知识的有机联系，具有不同文化属性的知识之间很难建立起知识的有机联系。学习中医学的认知思维中，只有借助具有中国传统文化属性的知识，才能帮助学习者理解中医学知识的含义，才能真正地学好中医学。

2. 中医认知的文化基础

中医学的认知需要中国文化 中国传统文化是中医学的母体文化，在中医学形成以前，中华民族关于生命、健康和疾病的知识散在于中国古代文化之中，后来，随着认知对象的专一化，中医学才逐渐从母体文化中分离出来，在分离的过程中，中医先辈们在认知客观世界和思考医学问题的认知中，仍然主要依靠中国文化为知识基础，因为人的生命、生存、生活、健康和疾病，与大自然、与社会环境、与人的精神活动等自然和社会因素有着密切的联系，古代中医只有依靠文化环境中关于自然、社会和人的精神活动的知识，进一步认识医学问题。

在中医学形成和发展的历史时期内，西方文化及西方近代科学还没有传入中国，没有在我国文化环境中形成主流文化，学习中医学的认知思维可以不依靠现代科学文化，但不能没有中国文化的知识基础。

缺失的文化基础 中医学在中国文化的环境中经过了数千年的传承，之所以经久而不衰，并且始终保持着中国文化的本色，一个重要原因就是传承中医学的古代中医家，他们原本就是中国文化的传承者，他们在认知中医学的过程中不缺的就是中国文化。

在现代文化环境中进入中医院校学习中医学的中学毕业生，不缺少的是现代科学文化知识，但中医学的认知不主要依靠现代科学文化知识，需要的是中国传统文化的知识和认知能力。

缺少中国文化知识的中医学的认知思维，是困惑的学习过程，是充满困难的学习过程，首先遇到的是文字不熟，语言不通，学习中医学的理论要阅读许多中医典籍及其他古代中医文字资料，中学阶段的语文知识远不及用，入学后开设的“医古文”知识还很有限，读不懂传统中医学的理论阐述，则很难学到必学的知识。其次是思维模式生疏，从文字、语句的直解，不是原文的本意，对照白话解释，虽知道原文之意，却又想不通古人怎么这样理解事物，认为古人的观念不合理。再次是想不通古人关于自然和人体的描述怎么不建立在实体观察的基础上，中医学关于客观事物的名词和术语都没有形式化的定义，习惯地用现代文化为中医学名词和术语下定义是行不通的。最后是找不到古医籍作者的思路，如果没有对中国文化的自如运用，怎样也体会不到先辈们是怎样“揣内”的，是怎样“意会”的等认知思维的经过。

需要补充的文化基础 缺少中国文化的基础必然学不到、学不好中医学，学习中医学，必须补充中国传统文化知识基础。需要补充中国文化的自然文化、社会文化和民俗文化，具体地说，中国古代自然文化没有系统的关于物质世界的学科体系，却有许多关于自然现象的记载、描述，天文、地理知识是古时医者必知的知识；社会文化是中国文化的主体，也是古代中医人认识医学问题的主要理论依据，包括中国哲学（其中有道家学说、儒家学说等）、语言文字及中国古代文学，是古时中医最主要的文化基础；中国古代民俗文化没有系统的理论体系，散在于民间口耳相传的民间文化中。

补充中国文化基础的途径主要有两种，其一是中医教育的主体环节，从教学课程设置增加上述内容的课程，如何增加是值得研究的问题，既不可能像中国古代文化类专业那样系统地学习，也不可能简单地做一介绍，如何把握这个度，是中医教育研究的一个重要课题。其二是课外阅读，大学生们应当充分利用中医院校拥有大量中国文化文献资料藏书的条件，利用课余根据学习的需要和个人爱好，多读中国文化的书籍。

3. 文化碰撞及驾驭文化

中医学认知思维中的文化碰撞 中医学认知思维中的文化碰撞是在现代科学文化环境中学习中医学的必然现象，其根本原因是文化环境与教育内容的文化反差，现代文化环境使中医大学生天天生活在现代科学文化之中，他们接触的、思考的、运用的全是现代科学文化；他们在中学阶段又打下了坚实的现代科学文化基础，现代科学文化基本上是现时代大学生知识网中的主体，是绝大部分，是主流，当已有的认知与中医学知识的本意不相一致时，矛盾即显现于学习者的心理活动之中。矛盾的心理是影响学习者正确理解中医学知识的直接阻力。

驾驭文化的作用 克服学习中医学过程中西文化碰撞的有效办法是驾驭中西文化。在学习中医学的认知活动中，应当分别熟悉中西文化的本质和表现形式，有效地分辨认知思维中所涉及相关知识的文化属性，不至于使中西文化在同一事物的认知中产生矛盾心理。

驾驭中西文化是在现代文化环境中学习传统的中医学必须具备的能力，只有驾驭中西文化，才能不至于使认知思维活动中混淆两种文化，才不会用现代文化的观念理解中医学的真正含义，才可能自如地运用文化于不同的认知思维中。

驾驭文化能力训练 驾驭文化是一种能力，在许多文化活动中都需要这种能力。驾驭中西文化的能力，是在现代文化环境中学习中医学必须掌握的能力，不仅在学习中医学的认知思维过程，在中医临床活动中，在中医学相关科学研究中，在运用中医学进行养生保健的研究和实践中，都需要驾驭中西文化。驾驭文化的能力是在学习、思考和实践等文化活动中逐渐获得的，欲在不太长的学业期内学到、学好中医学，中医大学生们必须尽早进行驾驭中西文化能力的训练，其主要途径和方法有：其一，进行中西文化的自我修养，寻找关于介绍中西文化发展的资料，了解中西文化的发展历程，文化的基本特点、区别、联系和发展规律，以期在短时间内获得关于辨别中西文化的能力；其二，在文化生活中注意辨别和思考中西文化本质的训练，凡生活中接触的事物与中西文化有关，当有意寻找中西文化分别对该事物的认识，从中注意中西文化区别的要点；其三，有意进行中国传统文化思维模式的训练，如阅读中国古代文化、哲学著作，在生活和学习中有意培养想象、联想和形象性构思的能力等。

三、现代文化环境中的中医教育

在现代科学文化环境中进行传统中医学的教育，中医教育在教育理念、教学模式和认知规律等多方面都表现出极大的特殊性。

1. 特殊的教育理念

培养目标的特殊　现代科学文化环境中的现代教育，都以培养能掌握现代专业理论和技术，从事最先进最现代的专业人才为目标，而中医教育的目标是培养能继承传统中医学的传承性专门人才，能主要运用中国传统文化知识认识和解决健康与疾病问题的专业人才，这是中医教育在培养目标方面最大的特殊性，形式上与社会文化发展的大方向不同，但却是社会民众健康事业不可缺少人才。

继承式教育理念　现代教育均以近、现代科学文化和技术为主要教育内容，中医教育不追求现代新理论、新技术的教学，而以中国传统文化为基础文化，以传承传统的古代科学和技术为任务，不仅要将传统中医学的精华乃至全部发掘出来，继承下来，而且要一代一代地传承下去，中医教育是实现这种传承的基本途径。

驾驭文化的理念　在现代科学文化环境中实施传统中医学的教育，在教学理念上有以下三点：其一，不是将现代科学文化与传统科学文化糅合在一起；其二，不是以现代科学文化的标准吸收和改造中医学；其三，中医教育又不可能完全摆脱现代科学文化的存在和影响。那么怎样才能正视现代科学文化的存在，既不受现代科学文化的影响，又能有效地学到传统的中医学？唯一的办法是选择驾驭，即驾驭中西文化，自如地运用中西文化认识自然、社会和健康与疾病。

2. 特殊的教学方式

中医教育的教学方式不能照搬现代科学文化教学的模式，应当遵循中医学的认知特点和规律展开教学。

首先，以弘扬和传承传统文化及技术为宗旨。中医教育不是现代科学的专业教育，不主要借助现代科学仪器，不需要以现代科学文化和技术为主要教学内容，而是以传承传统的理论和技术为主，使现代的人能把先辈们的优秀文化继承下来，传授下去。

其次，中医学本属于医学的范畴，是关于人体的结构、功能为认识对象的科学，其教学活动却不主要通过实体实验的方法认识人体的结构与功能活动，因为中医理论本不是对人体实体结构的描述，课堂上教师的教学艺术主要体现在如何引导学生借助想象、联想和形象性构思体会中医理论的含义。

再次，中医学的任课教师不是以雄厚的现代科学理论和技术为优，而是以丰厚的传统中医学的理论和中国文化为优，其授课过程中不是以抽象概念为基本单位的逻辑推理引导学生学习，而是以中国文化的认知方式引导学生领会中医理论的实质。

最后，实践环节的教学宜选择临床经验丰富者，临床科目的教学也应当选择临床经验丰富者，跟师学技的关键环节不是记下老师诊病的结果和开出的治病药方，而是注意学到老师诊病的技巧和构思治疗技术的思维技艺。

3. 特殊的认知规律

进入大学以前的中学阶段，大学生们打下了坚实的现代科学文化基础，走进中医学的院校开始学习中医学的认知过程，却表现出从未经历过的学习模式。

首先，中学阶段学的数学、物理、化学等理科课程知识基本用不上，中学的语文知识倒是大有用处，只是今天用来远远不及。中医学类专业开设的专业课程知识与中学的数、理、化等文化课知识基本没有递进关系，一切都要从头学起。

其次，中医学的理论和知识关于对自然事物，对人体的活动、对人体的结构组成等医学基本问题的认识，不是通过对实体观察的手段把握事物，而是通过人在活动状态下表现于外的信息揣摩人体内部活动的情景，其揣摩到的体内情景本不是体内的实体动态，而是借助想象、联想和形象性构思而虚构的，只有运用这种思维的方式，才能正确理解其原意。

再次，中医学许多精华的知识或理论元素，往往不是通过表述的语言展现出来的，而是寓于中医学理论描述的字里行间，需要认知者反复阅读、思考才能渐渐意会其蕴涵之意。

最后，形象思维是学习中医学的基本认知思维方式，中国古代文化主要经过了形象思维的道路，中医学也表现为以形象思维为主的认知之路，学习中医学不能不运用形象思维的方式。

第二节　中医教育的根本任务

中医教育的根本任务是培养传承中医传统科学和技术的传承性人才，为社会国民健康事业不断输送大批的能够主要运用中国传统文化的知识认识和解决人的健康与疾病问题的中医学专门人才。

一、社会需要传承性中医人才

中医事业是我国医疗卫生事业的重要组成部分，中医专业群体是践行中医文化的主力军，我国的国民健康事业需要大批的中医专门人才。

1. 发展国民健康文化的需要

国民健康文化是国民文化生活的重要内容，国民健康文化的发展方向直接关系到国民健康的质量和社会生活的稳定，这是因为：其一，健康问题是社会每个成员都关心的问题，追求健康是每个人生存的目标，为了这个目标，每个人都在不停地通过各种途径寻找关于健康的知识和方法。其二，关于健康的话题是社会文化生活中最热门的话题之一。其三，广大民众中的绝大多数只有追求健康的热情，却缺乏追求健康的正确态度和科学的知识。其四，社会上违背科学规律、违背社会道德地打着健康旗号的广告、说教污染着社会文化生活的环境。其五，广大民众热切希望有一种力量引导人们始终走在正确的健康文化生活之路上。

历代中医在数千年同疾病做斗争和追求健康的实践中积累了丰富的抗病健体的经验，不仅今天的民众需要能传承中医健康文化的专门人才，未来的国民健康事业也需要这样的人才。

2. 中医临床事业的需要

中医事业之所以仍然是我国医疗卫生事业的重要组成部分，是因为中医学在解决现时代的疾病与健康问题中还发挥特殊的作用，体现出中医临床实践的不可替代性，人类的健康事业需要中医学，需要掌握中医学理论和技术的医学实践者。客观需要是中医学和中医人才存在的基础。其一，现代医学和现代医疗实践还不可能解决人类所有的疾病与健康问题。其二，中医学和中医临床对许多疾病与健康问题有着独特的认识和解决问题的办法，其解决问题的理论和思维技艺是中医学和中医临床活力的体现。其三，中西医学各有所长，各有所短，任何一方都没有能力完全解决人类目前和今后所有的疾病与健康问题，正确的选择是，中西医在各自发挥特长的基础上，相互补充，相互支持，在解决医学问题的实践中寻求认识的共同点。其四，人类对自身机体的认识，还很浮浅，人类在其自身机体健康长寿的王国里并没有获得多少自由，目前和未来有许多疾病与健康问题需要医学家去解决，中医学和践行中医文化的实践群体将在未来的健康事业中发挥特有的作用。其五，人类的健康目标决定着人类所有的医学形式、医学文化和医学人团结协力，为共同的目标而努力。

人类共同的生存目标是健康长寿，这个目标支配着人们在抗击疾病和追求健康的道路上充分利用和发挥人类历史上一切精华和智慧，为人类的健康事业服务，中医学和中医人是其中不可或缺的重要组成部分。

二、中医教育的重心在继承

中医教育的基本特征决定着中医教育的目的是为传承中华医学遗产储备中医人才。因此，中医教育不是现代科学文化的教育，而是关于培养传承中医学传统人才的特殊教育。

1. 只有继承才有保存

作为具有社会实践特征的实用性科学体系的保存不是文化资料的保存，不是只有文字资料的入库保存，科学需要人们用实践的方式践行它为社会创造客观效益。中医学是中国古代科学，它的保存需要懂它的人用其理论和技术解决现实问题。没有懂中医学、用中医学的人，哪有中医学的保存。

继承是保存的前提　继承不是发展，发展是继承基础上的扬弃；继承是完整地保存；保存不是封存，封存是封锁起来再不发挥作用；保存也不是储存，储存必然压抑储存物的活力。继承性保存具有两个基本特点，首先是继承对象全部内容、全部精神和全部形式的承袭，因为只有全部承袭下来才能了解被继承的全貌，才能发掘其中的精华，才能在新的实践中对传统的内容有所选择。继承性保存不能“去伪存真”，因为在不完全了解传统科学的情况下就去掉被认为是“伪”的内容，很可能不一定是“伪”，而是

"真"，因为继承者的专业水平和认识能力是有限的；继承性保存也不能"去粗取精"，因为对"精"或"粗"的理解，本来就没有统一的标准，对"精"和"粗"的确认也没有统一的形式。如果在继承过程中就提倡"去伪存真""去粗取精"，那么原来丰富而具有活力的中医学，可能会在一代一代的传递中丢失得体无完肤。其二是动态性保存，即在继续实践的过程中体现继承内容的活力，在实践中证明所继承的传统在现实的实践中仍然表现出极强的生命力。

继承是能动的传承 在现代科学文化环境中实施中医教育，不是向受教育者灌输经现代科学改造过的中医学，也不是简单地把传统中医学的经典、著作、经验及其文化原始状态地展现给受教育者，正确的教育观念应当是能动地传承中医学，以科学的教育理念，务实的教学态度作为实施中医教育的主导思想。其一，中医教育的教、学双方，应当以极大的热情投入中医学的教或学。其二，教育者应当是中国古代科学的坚定支持者，从而以热情的态度投入教学之中，受教育者应当在接受教育的过程中，逐渐提高对中医学科学性的认识，从而激发学习的积极性和主动性。其三，在传授和接受中医学的过程中深入发掘祖国医学的遗产，以期全面继承。其四，在传承中医学"是什么"和"怎么样"的过程中，寻求中医学的"为什么"，使中医学的教和学双方从文化的本质层面了解中华民族在中国文化的环境中，在中国古代较低的生产力条件下是怎样认识人体、生命、健康与疾病的，其特点和规律是什么，中医学与中国文化有着怎样的必然联系等。其五，教和学的双方应当认识在现代科学环境中实施中医教育的本质，从而自觉遵循中医学的认知规律。

继承的关键在传承思维 任何文化、理念、思想和理论，都是人类在社会实践中经过一定的思维活动创造的，思维是创造一切文化，从事一切社会实践过程中最活跃的因素。中医学是中华民族及其在医药文化领域里的代表，在中国古代生产力条件下和中国传统文化环境中，经过符合人类思维发展规律的认识过程，创造的古代医学科学体系，是中华民族抗击疾病和追求健康思考和实践的结晶。对于现代科学文化环境中的继承者来说，不仅要传承先辈们创造的中医学的理论、思想、观念和技术，还要继承和传承先辈们认识自然、社会、人体和疾病的思维方式、方法，这是因为：其一，理论和技术都具有一定的局限性，严格说来，它只属于当时的客观对象。其二，任何理论和技术，相对无限变化着的客观现实，传统医学相对于今天的自然环境、劳动条件和生活环境，相对于现时人们对健康水平的需求和疾病发生发展规律，都不是绝对的真理，都需要从先辈们的思维过程中汲取认识客观事物的经验。其三，我们已无法直接感知先辈们认知思维的过程，当时也没有关于认识论的研究，先辈们无法、也不知道如何去描述自我思维过程。其四，先辈们创造中医学过程中所体现的思维本质、特点和规律，都蕴涵于他们创造的中医学的理论、思想和技术之中，在他们阐述和描述的字里行间。

2. 继承性中医人才的传承责任

每一个有志于中医学，决心致力于传承中医文化者，应当明确自己的责任，把传统的中医学继承下来，传承下去，宣传出去。

继承传统中医学 继承就是学习，就是认知，就是吸收，把前人在认识人体的健康与疾病并解决这些问题的实践中创造的理论、观念和技术，经继承者的认知和践行，转化为自己的知识系统。继承的原则是全面、真实、系统，所谓全面，即从中医学整体体系出发，既要掌握中医学的理论，又要学会中医学的技术，还应体味传统中医学所体现的思维技巧；所谓真实，即反映传统中医学原貌，其中包括不同学术观点的真实反映；所谓系统，是寻找知识和技术的内在联系性，不能以偏概全，不能杂乱无章。

继承的内容应当是中医学的立体知识系统，现代中医教育所开设的《中医基础理论》《中药学》《方剂学》《中医诊断学》及中医临床各科教材是现代中医专家整理出来的中医学知识体系，这是在现代文化环境中快速掌握中医知识体系的有效方法；中医经典著作如《黄帝内经》《伤寒论》《金匮要略》《温热论》等，不应随意删去，因为这些经典原著是中医学的原始思想，是古代名家对中医理论和临床认知的真实记录；中医的历史及历代知名医家所创立的学术思想体系，是中医知识系统的重要内容；中医文化是中医学知识体系的外围文化，包括中医医德、古医家传记等从另一个方面反映着中医学及中医人医学实践的精神面貌；中医诊治技术是中医学体系的重要组成部分。上述所有传统中医学的内容，就继承者的个体而言，可能不一定对所有内容都很精通，但就一个时代的继承群体来说，所有关于传统中医学知识体系及中医文化，应当全部继承下来。

传统中医学的继承形式主要是师徒授受，这种继承形式虽不是现时中医教育的主要形式，但可以作为中医教育的辅助形式保存下去。借助现代教育的模式，集中培养中医专门人才，是在现代科学条件下中医教育的主要形式，这种继承模式的缺陷是实践机会少，学业末期的教学实习应当以实践中医传统技术为主。继承的根本途径是继承者的独立思考，因为只有认知过程中的独立思考才能领悟真谛。

传承传统中医学　在现代科学环境中传承传统中医学，既是一项艰巨的工程，又表现出特殊的规律。首先，继承和传递是传承大业的两个相互依存的关键环节，继承是保存的基础，继承应当是全部内容、全貌状态的继承，因为这是传统医学的教育，如果在教育这个环节不是全部内容、全貌状态的继承，而是有选择地、有批判地继承，那样下去很可能在“批判地继承”中丢失传统，丢失宝藏。其次，传递是传承的第二个环节，传递是继承的继续，传递也应当是全部内容和全貌状态的传授，这是中医教育始终应当坚持的原则和坚守的理念。再次，扬弃不是传承传统的原则和方法，在现代科学文化环境中很容易产生扬弃的观念，克服在中医教育中的扬弃思想观念，是传承传统中医学过程不可忽视的内容。最后，传承不同于现代研究，现代研究可以为了实践的需要，运用科学的手段对传统中医学进行“去伪存真，去粗取精”的研究，这种研究必然是建立在全部、全貌传承的基础上，不然既没有“伪”和“粗”可去，也无法比较出“真”和“精”。

弘扬传统中医学　医学是关系到全社会民众生活质量的科学和实践，是全社会民众都关注的科学和实践，由于现代科学文化环境适应于现代医学的存在和发展，人们已经渐渐疏远中国传统文化，因此，向社会、向民众宣传中医学和中医实践的科学实质，宣传中医文化的优秀传统，是广大中医专业群体不可忽视的重要任务。在现代科学文化环境中弘扬中医学，首先要注重临床疗效，在医疗实践中，中医能解决许多其他医疗形式不能解决的难题，是宣传中医学最有力的证明。其次，社会的发展催生新的社会医学模式，新的医学模式突出预防为主的思想，而中医学的生命观和养生健体的理论及实践有着显著的优势，向社会宣传和推广中医学“治未病”的理念和操作方法，是弘扬中医学的重要内容之一。再次，弘扬古代中医优秀的医德医风，以精湛的医术和高尚的医德，诚心服务于国民健康事业，为解决现时代老百姓“看病难”及倡导和谐医患关系做出中医人的特有贡献。

三、贵在传承认知思维

历代中医在中国传统文化环境中，在抗击疾病和追求健康的社会实践中，创造了与现代科学思维完全不同的认知思维模式，这种特殊的认知思维模式使中医人表现出特殊的实践能力。

1. 特殊能力的核心因素

认识和解决疾病与健康问题的特殊能力，源于中医人特殊的认知思维，传承传统中医学贵在传承中医认知思维。

特殊能力是中医事业生存和发展的基本动力 能力有一般能力和特殊能力，在现代科技环境中，运用传统的知识和技术为现时代的民众解除疾病之苦和引导追求健康之路，这是当代医学实践领域里特殊能力的体现。正是这种特殊能力，才使中医学没有随着其他中国传统文化被西方近代科学文化所代替和淹没；正是这种特殊能力，使中医学在解决许多疑难医学问题的实践中发挥出特有的作用；正是这种特殊能力，引导民众树立正确的健康理念，寻找行之有效的强身健体的方法和途径，这种特殊能力是中医事业生存和发展的基本动力，也是中医人展现魅力的内在动力。

特殊能力的核心因素 构成能力的组成因素有知识、操作、语言、感觉、记忆和认知等，其中感觉、记忆、语言等属于智力心理因素；知识是任何能力发挥过程中必不可少的因素；操作，又可称动手能力，或称实践，是能力体现的必然表现过程；认知，即思维，是能力构成诸因素中的核心，因为只有认知才能对感觉到的事物加以思考、辨认，只有认知才能利用知识，将掌握的知识运用于对新事物的认识，才能形成改造客观事物的实践操作，实现改造客观世界的目的，因此，认知思维是一切能力的核心因素。

特殊能力与一般能力相比，认知思维尤其显示出它的核心因素的作用，因为只有特殊认知过程和认知方式，才能体现出特殊实践能力，才能在实践中创造特殊效益。特殊能力的形成需要特殊感觉的支持，特殊的感觉过程获得特殊的感觉材料；特殊能力在认识客观事物过程中所需要的知识，也是特殊认知不可缺少的思维加工材料。

中医特殊的认知思维体现特殊的实践能力 中医特殊的认知思维是由特殊的文化环境、特殊的知识形态、特殊的感觉活动，以及特殊的思维加工过程等因素共同作用所形成的。这些特殊的因素是相对于现代科学活动中的思维活动而言的，中医在现代科技环境中运用传统理论和技术解决现时代的医学问题，是最特殊的社会实践。首先，中医学在形成和发展的过程中始终处在中国传统文化的环境之中，中国传统文化是中医学赖以滋生和发展的土壤，而现代中医的实践却处在现代科学文化环境，其认知思维所需要的文化环境已经不存在，这是最大的特殊性。其次，现代科学认知依靠的是现代科学知识，而中医的认知却不能主要依靠现代科学文化知识，需要的是中国文化形态的知识，知识的最大特殊性不是对客观事物抽象、静态、微观的描述，而是对客观事物形象、动态、宏观的描述。再次，古时中医对客观事物的观察主要依靠感官的宏观感受，感知的是客观事物的宏观形态，如中医临床最基本的感觉活动是“四诊”，“四诊”就是依靠医者的感官，通过望、闻、问、切获取病人症状的宏观资料，而不是像现代医学活动那样，主要依靠现代科学仪器，获取病状静态的、微观的资料。最后，特殊的思维加工活动是中医特殊实践能力的最核心的体现，特殊的文化环境、特殊的社会思维模式、特殊的知识形态和特殊的感觉活动决定着中医特殊的认知思维活动，在临床诊治活动中，依据宏观的“四诊”活动获取的宏观病状形象，借助想象、联想和形象性构思，揣摩病人体内的病机形象状态，形成关于体内疾病状态的动态病机，再依据中医理论知识，针对病机发展趋势，因势利导，构思出扭转病机向有利于机体正常活动的方向转化，其转化动机的中医临床观念是“治则”，在治则的规定下，遴选最适用的方剂和中药，调动各味中药的动态功能，组成一个生动的，调理病机的治病药方。

2. 传承的核心任务

传承传统中医学绝不是学点中医理论，掌握数百种中药的功用、主治，背百十首汤头歌诀就可以入门了，传承传统中医学是一个大工程，既需要人才群体梯队的建设，又需要传统理论和技术的传承，更需要认知思维本质、规律、联系和技艺的传承。

浩如烟海的中国古代医籍，流传历代的医学经典，丰富多彩的临床经验等都是中医先辈们认知思维的结晶，这是传统中医学的重要内容。但是从哲学认识论的原理出发，中医学的理论和技术本质上属于当时人们认知思维的实践过程，而创造这些理论和技术的思维活动才是精华，才具有无限的生命力。人们常常将理论和创造理论的技艺比喻为鱼和渔的关系，中医学的基础理论、临床理论、临床经验，以及养生保健的理论和方法等都是古时中医在当时文化环境和科学条件下对实践的升华，相当于先辈们收获的“鱼”，而当时人们以中国传统文化为知识基础，在对人体、生命、疾病及大自然和社会活动深入观察的基础上，经历的复杂认知活动及其规律则是具有无限生命力的“渔”。

既授“鱼”更授“渔”　目前我国中医教育的基本模式是学生在校学习期间集中传授中西医学理论和临床技术，包括相关的文化课程，其中的中医学理论和技术属于中医学“是什么”的传授，并没有专门设置关于中医学“为什么”的课程，即在中医教学过程中还没有专门向学生传授古代中医是怎样创造的中医理论和中医临床技术，这些理论和技术与现代医学有什么本质区别等。如果中医教学只注重中医知识、理论和技术的传授，就相当于只注重把先辈们获得的“鱼”，而且是“干鱼”授给学生，而没有注重向学生传授如何才能钓到鱼，钓到更多新鲜鱼的能力，即没有获得“渔”这个无形之宝。

鉴于目前中医教学第一线的教师学历高、现代科技知识、理论基础好，却缺少课堂教学的经验和艺术，也缺少中医临床经验，这就难以将蕴藏于中医医理和临床经验阐述之中的认知思维遗迹表露出来，因此，中医类课程的教师应注意中医学认知思维能力的培养。首先，应当提高中国文化的修养，熟悉中国文化的表达方式，理解中国文化的思维本质和规律。其次，应当加强中医临床经验的积累，只有储存丰富的临床经验，才能将中医学的课程讲活，将古时中医认知思维技巧讲到。最后，有意识地进行自我思维方式、方法的训练，特别是中国文化、中医学主导思维方式——形象思维的训练。

既学理更要学技 近年来，进入中医院校学习中医学的大学生们存在不少学习方法的误区，相当一部分同学主要依靠死记硬背式的学习模式，这样学的目的主要是应付考试，这样的学习方法，是无法真正学到中医学的，不仅学不到中医理论和技能，更得不到中医认知思维的基本能力。

传承中医学的专门人才，必须既要学“理”，更要学“技”，“理”是中医学的理论、知识和临床技术体系，这些都可在学业设置的教程内获得机会，学习医理的关键在理解，理解了的知识既不易忘记，又利于应用于实践。“技”是指中医学认知思维的技能，是使继承者永远保持中医特色、坚守中医传统的基本能力。

3. 中医认知思维训练

在现代科学文化环境中传承中医认知思维，对于已经习惯于现代科学文化思维模式的继承者来说，最大的困惑是陌生于传统认知思维模式，最大的障碍是习惯于用现代科学的思维方式认知传统科学，不能准确理解中医学的真正含义。因此，在学习中医学的过程中，进行中医认知思维的训练是非常必要的。

营造中国文化的知识氛围 中国传统文化是古时中医认识客观世界，认识人体、生命，认识人的健康和疾病，并有效地抗击疾病的知识基础，没有这个基础，不了解和熟悉中国传统文化是不可能学到中医学的，也不可能有效地进行中医认知思维，因此，营造中国传统文化的知识氛围是传承中医认知思维，真正学到中医学的基础。

营造中国文化知识氛围的方式有两种：一种是从中医教学的机制过程创造机会，增加和加强中国传统文化课的教学，“医古文”课的学时应加强，内容应扩充，或者改为“古代汉语”；应当增加如“中国传统文化”“中国古代科技史”“中国哲学”及关于中国传统思维、中医思维方面的课程，从群体教学的环节为继承者营造中国文化氛围创造条件。另一种是继承者个体主动寻找机会，进行中国文化的学习，多阅读中国文化的各种著作，培养对中国文化的兴趣。

营造中国文化知识氛围的内容涉及自然、社会及思维等各方面的知识，自然知识如天文、地理、气象等，社会知识如中国古代宗教、古代文学、古代历史、古代哲学及古代思想史等，都可以从不同角度加强继承者的中国文化修养。

追溯思维的遗迹 今天的人们无论如何是不可能直接感知先辈们的实际思维过程，但他们有大量的思维产物流传至今。浩如烟海古代医学著作、医话、杂记、医案、传记等文字资料，都是历代医家在医学实践中认知过程的记录，其中虽然没有关于古时医者思维活动的直接描述，其文字阐述和描述的字里行间却流露出他们思维的遗迹，认真阅读古医资料，品味其中的思维遗迹，是进行个体认知思维训练的重要途径。例如从《黄帝内经》关于五藏功能的阐述，“心为君主之官”“肝为将军之官”“肺为相府之官”……我们从中可以真切地体味到古时医者把人的“五藏”想象为一个生动的君臣动态关系；又如“上焦如雾”“中焦如沤”“下焦如渎”的描述仿佛为我们展现了一幅水在人的体内传化的景象，从而体味到古时医者生动的想象和联想活动。纵观中医传统经典、著作或其他文字资料，处处都可以从中体味到先辈们思维的遗迹。

此外，从古医籍的描述方式和语法的运用过程也可以体会先辈们思路发展的轨迹和思维特点，例如实词活用现象在古医籍中普遍存在，诸如“春华”“秋实”“燥湿”“润燥”等实词活用现象并不是抽象的比喻，而是借用记忆表象中的形象说明事物的抽象性质、状态、程度等，都生动地记录着先辈们思维的痕迹，只要继承者在熟悉中国文化的基础上，细细玩味古医籍的各种阐述和描述，都能使我们感受到古时医家认知思维的生动过程。

跟踪实践者的思维轨迹　在中医医学领域的各个环节，仍有大量的坚守传统中医的实践者，他们仍然主要运用中国文化的知识从事中医医学活动，他们是传统中医认知思维的践行者，是中医事业生命力的体现者，是中医学活力的创造者，中医事业的继承者们应当紧紧抓住这个机会，紧跟实践着的实践过程，紧跟实践者的思路和思考活动轨迹，是继承者最好的中医认知思维训练机会，特别是目前我国各地仍有相当一批德高望重的名老中医坚守在中医临床第一线，坚守着中医传统的诊治技术和认知思维模式。

跟师学习中医临床技艺应注意如下几点：其一，紧跟师者诊治思路的发生发展过程，仔细观察师者是怎样“四诊”的，怎样辨证的，必要时向师者讨教他们是怎样在思想中建立病机形象的；注意体味师者对疾病认知的最后表述，继而注意师者是怎样从对疾病的理性认知转化为对病机的干预，即治则是如何形成的；又是怎样在治则的指导下“调兵遣将”而选药入方的，治病药方的动态情景是怎样形成的等。其二，在跟师时不要只注意抄下师者开出的药方，而失去体味师者诊治思维的过程。其三，选择跟师对象应相对固定，尽量长时间地随师临床，尽可能获取较为全面系统的诊治认知思维经验。

注意思维方式、方法的训练　中医传统认知思维方式吻合于中国传统文化的思维方式，主要表现为以形象思维为主导的思维活动，形象思维方法主要有想象、联想和形象性构思等，形象思维的基本单元是表象，记忆表象是展开想象、联想和形象性构思的基础，如自然现象的刮风、下雨、起雾、垂柳肃降、火焰向上、江河奔腾等客观事物的景象，都是古时人们借以认知事物本质的记忆表象；社会事物的人际关系，日常生活的行为动作等形象都可能成为古时医者借以认知事物的思维元素。因此，进行传统思维的训练要注意观察客观事物，积累客观事物的动态表象积累，并运用于中医医学认知思维的实践中。

第三节　遵循中医学的认知规律

一、中医学的认知规律

1. 认知和认知规律

认知　即认识，有两层含义，一层是指认识客观世界，从客观世界获得知识；另一层是指人们获得知识的学习。本节主要在学习这层含义上讨论认知。

以学习知识为主要形式的认知活动，是人类的一种心理现象，是人类社会活动的基本形式之一，它表现为一个过程，具有时间的一维性。学习性认知心理活动主要有注意、知觉、语言、记忆、思维和想象等，这些心理现象都属于智力心理因素，是人类以获得知识为目的的学习活动必不可少的心理活动内容。

任何学习过程都是以个体的人为单位的，即任何学习现象都是通过人的个体心理过程实现的。注意是学习过程的首个环节，没有注意就不会进入个体的学习状态，注意使学习者的感官和思维器官集中于学习内容，在一个相对时间内专心和有效地利用感官，如听觉器官或视觉器官获得关于知识的载体信息，如语言（包括文字）、图画（包括视频）和动作等；思维是学习心理活动的核心环节，任何知识的获得，都必须经过大脑思维活动的加工，否则就不可能把社会性知识转化为某认知个体所拥有的知识；想象是思维活动的一种表现形式，是人类思维活动的基本形式之一；记忆是由识记和回忆两个心理活动过程组成，识记是把学到的知识储存于学习者的大脑之中，回忆是必要的时候将识记的知识从大脑中提取出来。

认知规律 认知规律是指人们学习活动获得知识所表现的一般规律。认知的一般规律主要有认知环境、知识基础、认知过程、认知形式和认知的核心环节等。

认知环境是指人们学习知识时所处的文化环境，文化环境由多种文化形态组成的文化社会，一般来说，在一个相对时间内，有一种文化形态是文化环境中的主流文化。学习的内容与文化环境中的文化主流有很大的关系，如果学习知识的文化形态与文化环境的主流文化形态相一致，那么这种学习活动可以从文化环境的多方面获得动力，使学习过程表现出一定的活力；如果学习知识的文化形态与社会文化环境的主流文化不一致，那么这种学习活动就难从社会文化环境中获得较多的动力和支持，使学习认知活动处于相对艰难的境地。

知识基础是指学习者原有的文化基础。人类任何个体的认知性学习活动都是在一定的文化基础上进行的。在理解新知识的过程中，学习者必然利用自己原有的知识，对新知识进行分解，使新知识与大脑中原有的知识建立起一定的联系，这样，新学的知识才能成为学习者自己的知识。但是，文化基础与新学习的知识之间也有一个文化形态异同的问题，一般说来，如果新知识与其原有的文化基础的文化形态相一致，那么原有的文化基础对新学的知识有一定的促进作用，学习过程中可以从原有的知识中吸收营养和动力，从而提高学习的效率；如果新知识的文化形态与原有文化基础的文化形态不一致，而原有的知识不能为新的学习过程发挥积极促进作用，甚至可能产生负面作用，使学习过程处于一定的困难境地，这种现象就是学习心理学中的学习负迁移现象。

认知过程是指学习新知识的心理过程，其学习心理的发展过程已在“认知”条目中做了大概的描述，此不赘述。

认知形式是指学习者获得知识过程中所体现的主导思维方式。学习不是简单的识记，不可能通过课堂听课，或者通过阅读观察就能获得知识了。学习是一种思维活动，是特殊的思维活动，学习的思维是利用学习者原有的知识对新学知识的组合过程，其组合的形式有两种，一种是对新旧知识的抽象逻辑关系的组合，如学习二元一次方程时利用已掌握的一元一次方程的知识及其他知识，进行抽象的推理，使二元一次方程与一元一次方程及其他数学知识建立起新的抽象逻辑关系；另一种形式是形象思维的组合，即利用学习者原已掌握的客观事物形象联系，对新学习的形象性知识进行新的形象组合，如少年儿童对新知识的掌握，古代人类早期对客观事物的认识及知识的获得过程，都是以形象思维为主导的认知形式。

认知的核心环节是理解，因为只有理解的知识，才是属于学习者自己已掌握的知识。理解的学习过程是新学习的知识植入到学习者已有的知识网中，使新的知识与原有知识建立起有机的联系。由此可见，在学习中不求对新知识的理解，只凭死记硬背，新的知识没有在大脑中扎根，是不可能长期保存于学习者的大脑中。

2. 中医认知思维

中医学的认知 中医学的认知，是指人们学习中医知识的活动。就学习活动所体现的形式，可分为三种：跟师为徒、课堂学习和是个人自学。

跟师为徒学习中医学的形式主要表现在古代和近代，是延续时间最长的学习形式，其表现形式是学习者师从一个中医临床实践者，以个体口耳相传的方式传授中医学的知识，辅以实际操作的示范。这种学习方式的优点是承袭性强，能比较全面地继承师者的临床技艺，有利于学习者的个性化发展。这种方式的不足处是学习周期长，学习内容不系统、不全面。

课堂学习中医学的学习方式萌芽于清末和民国时期，真正规模式的中医课堂教学，还是开始于新中国成立以后全国各地先后办起了中医高等和中等教育。课堂教学的形式是由组织者统一设计教学程序和学习内容，学习过程是学生集体听受教师在讲台上的讲授。这种学习方式的优点是学习内容系统而完整，学习时间集中，学习进度快，其不足是不利于学者的个性化发展，学习过程的实践机会少。

个人自学的学习方式是学习者借助中医学的文献资料的阅读，从中领会学习内容而获得知识。其实，任何一种获得知识的学习方式，都含有自学的因素，自学活动的最大优点是经过自己的独立思考理解知识的含义，学习没有自觉性是难以学好要学的知识的。

中医学的认知特点 中医学的认知特点是指学习中医学理论和临床技艺过程中，所表现的与学习现代科学文化知识的区别，其区别的根本原因是由文化环境、文化基础与中医学文化本质属性所形成差别而造成的。

首先，需克服文化环境的影响。中医学形成于两千多年以前的中国古代文化环境中，中医学的文化形态同构于中国传统文化，而现时的文化环境是以现代科学文化为主流文化的社会文化环境，不同文化形态的知识内容，必然在学习者的思想中产生文化碰撞，因此，学习中注意克服文化碰撞在学习者思想中的反应是非常必要的；不能以简单的态度肯定或者否定环境文化和中医学，不能认为只有现时代的科学文化才是先进的，而轻易否定中医学的优秀性。

其次，注意克服文化基础在学习中的影响。一般的学习活动，一定的文化基础对学习新的文化知识都有帮助，而学习中医学时，不一定所有的基础知识对学习中医学都有促进作用，文化基础的文化形态与中医学的文化形态不一致很容易形成学习的负迁移现象，如基础文化中有关生物及人体结构与功能的知识，很容易影响正确理解中医学关于藏象学说的含义。

再次，注意进行形象思维的训练。中医学的理论和临床技术，主要通过形象思维方式获得，其具体思维方法如“司外揣内”“意会”等，想象中把握的事物很难用统一的语言表达出来，有时甚至表述不出来，这就要求学习中医学的学习者注意进行中国文化思维方式的训练，注意在学习中营造中国文化的氛围。

最后，注意实践技能的训练。中医临床是一类实践性很强的知识体系，中医临床理论或技能，如果学习者没有经过一定的实践操作训练，很难体会其中的真谛。如跟随名老中医实习，只跟着老师抄写处方，甚至把老师的经验方背下来，也很难掌握到老师诊治疾病的技巧。

在现代文化环境中认知中医学　在西方文化传入中国以前的中国古代文化环境中，当时的人们学习中医学表现出一般的认知规律，因为中医学与当时所处的文化环境具有相同的文化结构。在现代科学文化环境中学习中医学，文化环境中主流文化的文化形态与中医学的文化形态存在着极大的差异，使现时代的人们在现代文化环境中学习中医学的认知活动表现出特殊的规律。

其一，认清文化环境与中医学文化本质的区别。所谓文化的本质是以文化形态的特质为内涵的，文化特质内涵的核心是创造文化所经过的主导思维方式，不同的思维方式可以创造不同的文化。东方文化形态和西方文化形态是世界上多种文化形态的两大文化形态，东方文化形态以中国文化为代表，西方文化形成以古希腊文化为代表，后来的近代科学文化和现代科学文化都是以古希腊文化为源头的文化形态。中国文化主要经过的是以形象思维为主导的思维桥梁，而西方文化主要经过的是以抽象思维为主导的思想桥梁。现时代社会文化环境的主流文化是西方文化形态，中医学是中国文化的重要组成部分，属于中国传统文化形态。

其二，认清文化基础与中医学文化本质的区别。进入中医高校的高中毕业生，其文化基础以现代科学文化为主，其思维方式已养成抽象逻辑思维的模式，而学习中医学需要的是中国文化基础，学习过程需要以形象思维为主理解中医学的理论和临床技艺。学生们要认清已有的文化基础与中医学文化的差别。

其三，注意营造中国文化的学习氛围。中国文化的社会文化环境已不可能出现，为了使学习中医者能在现代科学文化环境中学到中医学的真知，应当营造中国文化的学习氛围。其方式方法可因人因条件而异，对中医大学生在正式进入中医学习之前或之初，应当进行中国文化的教育，使陌生于中国文化的中医大学生们熟悉和了解中国文化“是什么”和“怎么样”，同时还应当开设中国文化“为什么”之类的课程，不仅使学生们了解中国文化的表现形式，而且了解中国文化为什么走了与西方文化不同的文化之路，如本课程旨在为完成这个使命而努力。此外，为了配合中医学的教学，中医药类大学校园应营造一定形式的中国文化气氛，使学习者从生活环境中体味到中国文化的气息。自学中医学者也应当自行进行中国文化的修养。

其四，培养驾驭中西文化的能力。驾驭中西文化的能力包括分辨中西文化和准确运用中西文化。只有及时而合理地区别中西文化，才能有效克服不同文化在人们的思想中产生混乱的现象。中医学和现代医学分别形成了系统的理论和实践体系，驾驭中西文化的能力体现在学习中医学的认知过程，体现于培养驾驭中西医学的能力，不能使之相互干扰，如在中医基础理论课理解“心”的含义时，不能与解剖学关于“心脏”的知识混为一谈，中医学关于“心”的观念，是古代中医在“藏于内而现于外”认知观念的指导下，“揣摩”出机体内关于“心”的功能。

其五，注意形象思维能力的训练。形象思维是中国文化的主导思维方式，也是中医学的主导思维方式，无论营造中国文化的学习氛围，还是理解中医学的含义，都需要借助形象思维的桥梁，因此，进行形象思维训练是学好中医学的重要条件。

二、中医教育理念

教育的根本目的是培养社会需要的人才，欲在现代科学文化环境中培养出传承中医事业的专门人才，必须树立正确的教育理念，营造中国文化的氛围，设计适宜的课程结构，合理处理中西医学的比重等。

1. 营造中国文化的氛围

现代中医高等教育首先需要为学生们营造适应学习中医学的认知文化氛围，搭一座从现代科学文化通向中国传统文化的桥梁。

必要的桥梁　目前我国中医高等教育招收的高中毕业生，不论文科生、理科生，他们在中学阶段接受的都是现代科学文化，进入中医高校学习中医学，文化的陌生感使他们明显意识到巨大的文化落差，学习过程的迷茫使学生们处于困惑状态。中医教育应清醒地认识到这种情况的严重性，如果这种困惑状态不能及时缓解，必然挫伤学生学习中医学的积极性，影响学生学习中医学的效率，进而可能动摇学生的专业思想。解决这个问题的一个重要措施是为学生架起一座从现代科学文化通向中国传统文化的桥梁，为学生创造一种过渡的机会，以调节心理的适应性，增加对中国文化的了解，激发学习中医学的兴趣，以利于学生思维方式的转变（克服中学阶段抽象逻辑的惯性）。

实用的桥梁　为中医大学生学习中医学架设的桥梁，其核心内容是促进学生对中国文化的了解和理解，使他们知道什么是中国传统文化，有哪些内容，其文化精神是什么，文化特点是什么，为什么会出现中西文化的差异，中国文化经过的是怎样的思维道路等。强化中医专业思想教育，如请名老中医、老教授演讲中医学的优势，中医学在认识和解决人类的健康与疾病过程中的作用；请中医事业管理人员介绍国家有关中医事业的政策；请学有成就的中医毕业生谈学习中医学的体会等。

必要的探索　围绕着如何培养出传承中医文化的专门人才这个核心问题的思考，中医教育的方式也应当不断探索如何为学习中医学创造更好的学习氛围。实践证明，高中文科生比高中理科生学习中医学更有优势，那么将来中学教育取消文理分科，中医专业高等教育需要什么样的文化基础的中学生，如何使将要进入中医教育的中学生在中学阶段就强化中国文化的教育，数理化的教学如何以适应中医教育的需要等，都是应当探索和思考的问题。

2. 坚持专门人才特殊培养的原则

在现代科技活动中，中医用完全不同于现代科技的传统理论和技术服务于现代人的健康事业，中医是专门人才，专门人才必须坚持特殊培养的原则。

中医是专门人才　在现代科技实践的社会环境中，唯有中医这个群体，还可以主要运用中国传统文化的知识和技术，认识和解决健康与疾病问题，这是现代科技活动中的特殊现象，其特殊就在于实践手段和方法特殊，依据的理论和知识体系的特殊上。特殊的人才必须通过特殊的手段和方法进行培养，例如体操运动员是特殊人才，乒乓球运动员是特殊人才，宇航员是特殊人才……所有特殊人才的培养绝对不能运用一般人才的培养模式，其培养科目的设置、培养程序的设计、培养手段的运用都必须坚持因材施教的原则。中医是医学专门人才，是用传统的理论和技术体系为现代的人们服务的现代专门人才。

因材施教 中医教育的目的是培养传承中医文化，能用传统的中医学理论和技术为现时代人解决健康与疾病问题的专门人才，所有的培养理念和培养手段、手法都应该服从这个目的，培养不出这样的专门人才，就是中医教育的失败。因此，中医教学的一切措施、手段、方法必须以培养出相信中医学，热爱中医事业，敬业于中医实践的专门人才为目标。这是培养的目标，中医教学的一切应当围绕这个目标。首先，设计培养中医专门人才的课程体系应当坚持的基本原则，是保证中医类课程的主体地位。其次，处理好专与能的关系问题，专业能力是主体。再次，处理好中西医学知识比重的关系，学习中医学，也应当了解西医学，但如何设置中、西医学课程学时的比例，如何安排中、西医学课程的先后，也关系到学习的效率。

体现特色的教材建设 教材是传承知识的工具，只有好的教材才能有助于优化教学过程，提高教学效率。编写、出版和运用中医学教材应当坚持如下几个原则：一是传承传统中医学的基本精神、理念和基本理论的内涵。中医学与现代医学最大的区别是后者可以随着科学的发展，认识的深入而不断修改教材，以反映出时代前进步伐；而中医学却不然，中医对人体、健康与疾病的认识基本上不需要随着现代科学的发展而改变其基本观点和理论，也不需要改变认识客观世界的基本方式、方法。因此，不能把现代医学对人体、健康与疾病认识的新理论、新观念强加于中医学的教材。二是教材的风格一定要体现中医的特色。文字的运用，词语的含义，语言的表达等，应当尽力保持传统的风格，不能因为适应现代人的思维方式或语言形式而使中医教材的表述现代化，那样很容易丢失中医的精华，甚至篡改中医学原有的含义，如近年来的教材出现诸如讲中医的“心”“肝”“脾”“肺”“肾”五藏时，用“心脏”“肝脏”“脾脏”“肺脏”“肾脏”表示，这就很容易使人们在体会中医学的含义时，把中医无形的“五藏”含义理解为现代文化有形的“五脏”，这样，中医最本质的认识人体的精髓“藏于内而现于外”的本质就丢失了，久而久之就篡改了本意。三是统一思想，统一理念。中医学教材不能百花齐放，不能以标新立异为时尚，不能随意对传统中医学的理论、观念等进行“去伪存真”“去粗取精”的删减，因为个别人认为的“粗”或“伪”很可能正是中医的“精”或“真”。四是对中医教育事业负责任。中医学教材的著述、编写和出版，应当对传承中医传统负责，对中医教育大业负责，对人的生命和健康负责，尽量减少由“名家”任主编但内容一般的教材编写现象。

3. 设置适宜的课程结构

中医类专业的课程结构设置，以适应培养传承中医事业的专门人才需要为原则，体现中医教育的特征，遵循中医认知的基本规律。

坚持中医学的主导地位 专业的培养目标决定课程设置的基本结构。中医类专业的中医学课程包括专业基础课和专业课应当占绝对优势，在学业总学时的比例中也应占绝对优势，否则不能保证中医学的教学效果。在现代教育环境中，教学过程很容易被强行加入多种课程，教学主管部门应当保证中医学课程的主导地位。例如中医经典与中医其他专业基础课的关系问题，一方面中医经典著作是中医理论的原始表述和集中体现，应当纳入课程体系设置，并应占有足够的教学学时；另一方面，中医经典著作应当以原著为单位独立设科目，课堂讲解应以原著原文为主，白话文编撰的“释义”应当作为学习原著的参考。

保证必要的知识结构 中医教育也应坚持“一专多能”的教育原则，但是专与能的关系是主次关系，如果没有主业，技能再多也不能担起传承中医传统的重任，因此，“多能”的多少应当有个度。在中医类专业的学业全程中，中医学类课程与其他课程的关系表现在以下几个方面：其一，中医专门人才应该以中医专业为主业，可以、也应当掌握一些其他技能。其他技能的学习，少量的可以在大学学业期间接受，更多的应当在完成主修专业以后的社会实践中完成；其二，在校完成中医学主修专业的同时辅修的非中医学课程知识应当与主修专业有关，应选择那些有利于主修专业的认知，有利于主修专业技能的发挥和发展；其三，目前我国的高等教育逐渐向开放式教学发展，主管部门应加强选修课的审查、评估和引导，对认知者个体来说，宜精不宜杂，学时不宜过多。

中西医学课程的间隔 在现代科技环境中学习中医学，不可能不接触现代医学，近半个世纪的中医高等教育的教学过程，基本上采取中西医学课程同时开设的模式，实际教学效果很不理想，其原因主要有二：由于文化基础和文化环境的因素，学生接受西医学的知识快，而且所学内容与中学文化课有递进关系，理解也快，学生乐意走进西医学课堂；中医学的课程相对西医学既陌生，又难理解，难记忆，学生的畏难情绪直接影响到教学效率。由于中西医学文化形态的差异，学生很容易混淆两种医学的内涵，学生很容易将解剖学关于人的机体的理解用于对藏象学说的理解，当遇到同一事物两种医学的不同解释时，中西文化碰撞的反应使学生的学习常常处于困惑状态。根据中医学的认知特点和规律，中西医学的课程不宜同时开设于中医学类专业的教学过程，应当在中医学学业的前半期内基本完成中医学课程的教学，以便使学生集中精力学习中医学。待中医学的基础打牢以后，再适时开设西医学课程。

关于中医实验教学 中医专业的中医学课程基本上没有实质性的中医实验，中医诊断学实验课教学的内容基本上以辨认为主，而中医学认知需要的实验应当是展示“司外揣内”的“内”景，这是中医认识疾病本质的关键环节，理解中医诊断的核心亦在于此，但是这种实验目前处在探索阶段；中药学的实验教学亦以认药为主，而中药学认知的核心是关于中药的“四气”“五味”“归经”“功能”和“主治”等，这些实质内容基本上还没有借助实验的手段帮助学生理解其准确的含义。其他如中医基础理论、方剂学及中医学临床科目，基本上没有实验教学的环节；反映中医学精髓的中医经典著作选读课程如伤寒论、金匮要略、黄帝内经、温病学等根本无法开展实验教学。

中医学课程难以开展适宜中医学认知的实验教学，缘于中医学的文化本质不是建立在构造性自然观的基础之上，中医学关于机体的结构与功能都不是人的机体实体的描述，而是医者在想象中把握的“情景”，这种“情景”是古时医家借助想象和形象性构思实现的。中医学课程实验教学的突破口在于把中医“司外揣内”时“揣”到的“内”“景”展现出来。在目前科技条件下，计算机动漫技术的引进可以帮助中医教学实现这个愿望，因为计算机动漫技术可以将人们想象中的一切虚拟“景象”展现出来。

4. 建立立体课程结构

中医教育培养的中医专门人才应当具有层次性。未来健康与疾病问题的社会实践需要多层次的中医人才，第一层是依靠中国文化的知识和技术认识并解决医学问题的传统性中医人才，如现在仍坚持在中医临床一线的广大名老中医，这样的名老中医已为数不多，并且随着时间的推移会越来越少。中医教育的主要任务就是不断培养出爱中医、信中医、业中医的继承性人才。第二层是以中医为主、精通中医学理论、有熟练的中医临床技术，也有一定的现代医学理论和技术的中医人才。第三层是能熟练运用中西医两套理论和技术从事临床工作的中医人才，他们应当是中西医互补型人才。第四层是以了解中医学理论和技术为目的，以其他专业为主的中医人才。

不同层次的中医人才应当接受不同程度的中医教育，在实施中医教学的过程中，对不同层次的中医人才实施不同的教学模式，而不同教学模式的集中体现是教学课程结构。

第一、二层中医人才的培养是中医教育的主要任务。其中，第一层中医人才属于继承性人才，是传承中医事业主力军中的核心团队，对这层中医人才中医学课程学时应占总学时的80%左右，而且一定要集中时间先修中医学课程；第二层中医人才是传承中医事业的主力军，他们的中医学课程学时应占总学时的70%左右，而且要先集中时间修中医学课程，现代医学的课程放在学业的末段施教；第三层中医人才的教学可以将中、西医学课程对等比例实施，但仍需先进行中医学的教学，否则学生难以学到中医学；第四层中医人才教育可以将中医学课程穿插于其他学科之中，中医学课程的学时可以占总学时的30%左右。

三、中医教育师资

1. 中医师资的素质

在现代科学文化环境中传授中医学，师资是极为重要的因素，他们应当是坚定的中医传承者，应当拥有深厚的中国文化底蕴和系统的中医理论功底，还应具有一定的中医临床经验。

坚定的中医传承者　在现代科学文化环境中传授传统科学成为一名职业中医教师，应具备坚定的思想基础，其内容包括如下几个方面：首先，应坚信中医学的科学性。对中医学的科学性持怀疑心态者，甚至持否定态度者是不可能满腔热情地投入教学中的，也不可能在教学活动中发挥主观能动性引导学生进入中国传统文化的知识领域；而坚信中医学的科学性并以积极的态度研究中国古代科学，并将研究的成果融于教学过程之中。其次，应热爱中医事业。只有对中医事业的未来充满信心，才会从内心深处涌起传承中医文化的热情，激发献身于中医事业的坚定信念。再次，应热爱中国文化。中医学是中国文化的重要组成部分，只有对中国文化充满感情者，才可能以积极的态度涉猎中国文化的深层次，才可能领会中国文化的精髓，为传授中医学的真谛打下良好的文化基础。最后，应热爱中医教育事业。

深厚的中国文化底蕴和系统的中医理论功底　中医职业教师应具备良好的中国文化修养和深厚的中国文化底蕴，其内容至少应熟知中国文化的哲学、历史、地理、宗教、民俗及语言文字方面的知识。中国哲学的理论、观点是古时中医的思想基础，也是现代中医教师传授中医文化的思想基础；中国历史发展、思想发展又是中医理论发展的环境条件，联系中国古代历史发展传授中医学有利于学生建立中医理论的系统体系；拥有地理知识是讲好中医学“人与天地相应”基本思想的必要条件；中国古代宗教的儒、道、佛思想对中医学的影响最大，熟知儒、道、佛是讲活中医学的文化基础；民俗文化对中医文化的繁荣和发展起着重要的作用，许多难以理解的中医理论可以借助民俗文化通俗地予以解释；汉语言文字知识是中医文化的基础文化，是中医与民众进行文化交流的工具，更是准确理解中医经典著作内涵的必由之路。

具备系统的中医理论功底是作为职业中医教师的起码条件，本节所讨论的系统理论，意在强调无论任教于任何一门中医学课程，不能只求系统掌握任教学科的理论，中医学的任何一门课程与其他课程都有着密切地联系，它们是一个大系统中的若干子系统，如果任教老师只熟悉本课程的理论，而不系统掌握整个中医学的理论体系，课程中涉及的许多问题是不能深入解释的，讲不透学科所涉内容的道理，则很难取得理想的教学效果。

驾驭中西文化　驾驭中西文化是中医教师的重要素质之一，要求中医教师在教学过程中能清晰地分辨课堂内容所涉知识的中西文化属性，并自如地引导学生准确理解中医学相关知识的内涵。可见，驾驭中西文化是中医教学过程中客观存在的活动，是不可缺少的认知心理过程，如果授课教师在讲授过程中经常受到现代科学文化影响而不能准确把握中医知识的含义，那么听课学生的疑惑会更多，更加不解中医知识的含义。

驾驭中西文化是中医教师体现于教学过程中的一种能力。首先，任课教师本人必须对授课内容中医学含义有准确的把握，并能了解现代科学文化，包括现代医学对中医知识点所指事物的理解及其含义。其次，在授课过程中用体现中国文化的语言准确表述中医知识点的含义，并与现代文化的相关事物作对比，如果可能，再分别分析中西文化对相关知识形成不同观点的认识根源。再次，准确回答学生关于课堂所授知识的疑问，引导学生在认知中医学的过程中也逐渐获得驾驭中西文化的能力。

一定的中医临床经验　中医教学提倡所有任教于中医学课程的老师，均应当具备一定的临床经验。因为只有具备一定临床经验的中医教师，才能把中医学的课程讲活。针对不同的课目，要求教师具备临床经验的程度不同。一般来说，任教于中医临床课目的教师必须在相应学科拥有丰富的临床经验，只有这样，才能把相应的临床课讲得入微，从而避免解读式的课堂教学，才能有利于学生理解所学的内容；任教于中医基础理论和临床理论课的教师，应当具备一定的临床经验，特别是中医内科临床经验，中医妇科、中医儿科与中医内科基本相通，拥有临床经验者可以把难懂的中医理论讲解得生动而鲜活，结合临床实例讲解可以吸引学生的注意力，从而达到提高教学效果的目的。

必要的课堂教学技艺　中医课堂教学与一般大学课堂教学技艺有着许多共同点，也有着许多特殊之处。其共同之处包括具备教育心理学的理论修养、课堂教学技艺的训练及语言表达能力的训练等。在中医药类院校的师资素质表现中，因为绝大多数任教于中医学课程的教师都出自于本专业，他们基本上没有经过教育学的相关训练，因此，对于任教于中医学的青年教师来说，除了需要进行中医临床经验的积累，一个重要的任务就是要注重教育学相关理论的学习和课堂教学技巧的训练，否则是难以胜任教师职业的。

中医师资课堂教学技艺的特点与中医学的传统文化特点有关，在现代科学文化环境中的课堂上传授中医学这个传统文化，应当在教学过程中体现出传统文化的风韵。首先，教师的仪表应端庄、大方，衣着整洁而朴素。其次，语言表达应适合于授课的内容，不适用大量的现代科技、网络、生活中的流行语，尤其对授课内容的表达不能过于抽象化、概念化和简单化，而应当多引用中国文化的语言、词语表述。

2. 传授中医学的真谛

中医学教学的关键在于能否在教学过程中引导学习者理解中医学的内涵，使学习者在课堂上获得中医学的真谛。

所谓中医学的真谛，是指中医学具有深层含义的精华知识，具有如下特征：不容易在中医学教科书的字面描述中显示出来；常常寓于关于事物描述的字里行间；古时医者多在对认识对象的意会中悟到，而意会到的知识常常很难用恰当的语言表述；医者在实践中悟到的相关知识，大多体现实践者对相关问题的真知灼见；这些真知灼见都充分体现出中医文化的特色。

中医学教师欲在教学过程中传递出中医学的真谛，一般可从如下几个方面努力：首先，在中医学的课堂授课过程中不能照本宣科式地讲授，或者将教材内容做成课件，以读课件的形式讲解中医学的知识，学生很难从现代语言表述的字面和语音信息中体味中医学知识的深层含义。其次，避免中医知识的西化解释，不能用西医学相关知识代替中医学的理解。再次，尽量联系历代中医在认识相关事物时的见解，以增加学生对学习内容思考的兴趣。

传授中医学的文化知识与其他教学拥有相同的规律，即理论联系实际。医学文化联系实际最方便，因它是关于人的健康与疾病问题的认知，传授知识者和接受知识者都是人，最方便联系自己的机体领会相关知识的含义。又因为中医学是中国文化对健康与疾病问题的认知，中国文化中的宗教文化、民俗文化的丰富内容都是中医教师授课过程中理论联系实际的素材，古今中医关于健康问题的思考，关于临床诊治的经验等是更加具有说服力的联系实际的素材。

欲在课堂上恰当而高效地联系实际，中医教师可以在日常生活、学习和与人交流中注意积累素材，素材愈丰富，用起愈方便；在积累素材的过程中应多加思考，对素材进行质性的提炼，寻找现象的广泛联系性和规律性；在课堂上引用实际素材辅助教学时，选材一定要恰当，要使实际事例与欲说明的事物建立起必然的联系。

四、合理认知三要素

对学习的最大误解是认为学习就是记忆。有相当一部分学生认为，只要背下老师讲的或教材上的知识点，考试取得好成绩就是学习好，这是对认知性学习的错误理解。其实，无论是学习专业知识还是学习文化知识，都不能以暂时的记忆作为学到知识的标准。学习是一种认知性心理活动，学习是将原来不知的、属于社会的知识、理论和技术被学习个体所吸收，成为这个个体已知知识大网中的一部分，为今后相关的社会实践储备知识基础。

在现代科学文化环境中学习传统科学文化，学习中医学，相对于学习现代文化又表现出极大的特殊性。因此，寻找合理的学习方式、方法是保证学习效率的重要条件。兴趣、思考和驾驭是学好中医学的三大要素。

1. 兴趣是认知的激活键

学习中医学的最大困惑是缺乏内动力，学习内动力体现于学习过程就是学习的兴趣。

兴趣的激活 不少学习中医学的人都抱有极大的热情，但总是钻不进去，学习很吃力。其实，热情不等于兴趣，兴趣是学习心理活动过程中的心理驱动力，如果不启动学习心理的内驱动，不仅对学习中医学热情不高者学不到知识，即使很有学习热情者也很难进入认知性学习状态，因此，激活学习心理的内驱动，让兴趣引领学习活动则是关键。

学习心理内驱动是一个自然发生的现象，主观施压，不易形成，一般多在学习过程中获得突破口，其状态是，突然对学习中的某个知识点，或某个理论、某种观念引起学习者的思考，其思考的形式可能是联想，也可能是疑问，还可能是否定，其思考的动力发自内心心理驱动。引起思考的契机有两种方式，一种是偶然的机会，可能在课堂的听课中，可能在与同学的交流中，也可能在读书中，还可能在不经意的其他问题思考中；一种是有思想准备的，主动寻找机会，寻找突破口。

以积极态度寻找激发学习兴趣突破口的方式一般有如下几种：一是在学习中寻找疑点，如在读书中、听课时都可能对其中的某一点产生疑问，抓住这个疑问，运用个人已有的知识进行独立思考；二是联系实际、寻找独立思考的切入点，学习中医学的过程中涉及的客观实际问题很多，诸如健康与疾病的多个方面；三是有意识地与老师、同学讨论或争论有关学习中的问题等。一旦找到突破口，应迅速展开独立思考，不必追究思考的正确与否，关键在于独立思考和由独立思考引发的对学习内容的求知、求解的心理驱动。

兴趣的保持 激发学习兴趣的目的是为了促进养成学习的自觉性，提高学习的效率。在学习过程中一旦萌发了对学习内容思考的心理驱动，一定要及时捕捉，并努力将学习的兴趣保持下去。保持学习兴趣的方法根据不同人的性格特点和学习方法不同可表现为不同的方式，一般来说有如下几种方法：首先，紧紧抓住引起独立思考的学习问题，或深入思考下去，或扩大问题的横向联系，寻找所思考问题的多方面、多层次联系。在所有的思考中，要充分利用与课程有关的知识，尽量利用已学过的知识参与对新问题的思考，思考中肯定还有想不通的问题，那就在未学到的教科书中寻找，或在相关的参考资料中寻找，或者直接找教师或有关专家求教。通过这些途径和方式了解到的知识，既有助于对原始问题的理解，又可以强化学习兴趣，同时，还可能对未学到的知识进行预习。其次，跟随学习进程，不断提出新问题，以不断保持思维的活力。只要善于质疑性思考，肯定会不断产生新的疑问，解惑的过程，就是保持学习兴趣的过程，也是不断激活思维的最好方法。再次，兴趣要相对保持稳定。即不能今天对医学问题感兴趣，明天又对无线电感兴趣，那样会分散精力，时间用得不少，效率却不高。兴趣相对集中，集中于学习的专业、课程以内。最后，要不断总结和整理。如果养成在一定的时间内对独立思考的问题进行归纳、整理，再进行升华性的思考，很有利于形成个人对学习内容的独到理解。

兴趣的发展 独立思考式的学习对于学习兴趣的发展是一种保持心理驱动力持久性和深刻性的有效途径。对于以学习专业知识为主要任务的大学生来说，学习兴趣的发展是为了提高学习效率，而学习兴趣的获得和保持，最开始可能只表现在某一门课程之中，取得经验后，应迅速向相关课程发展，争取在不长时间内扩展到本专业的主要课程，此为学习兴趣发展的初始层次。学习兴趣发展的第二层次是将专业课程所产生的独立思考问题联系起来，酿成更大容量的疑问，仍然依靠独立思考，在学习专业课的过程中求解、解惑。学习兴趣发展的第三个层次是创造性思维，古代大思想家王安石曾就独立思考的发展说过，对某一个问题的思考愈深，其见愈奇，其道愈难。长期独立思考式的学习，必然萌发与学习专业有关的、涉及专业内相关课程的重大问题，对这类问题的思考，不仅需要对所学专业系统理论的掌握和运用，还需要相关学科的知识，集中于所思问题的深入发展，这是由学习兴趣深入发展而激发的创造性思维，是学生在学业期间由学习性思考向研究性思考发展的重要桥梁。

2. 思考是认知的桥梁

学习兴趣的激发需要独立思考，学习过程的认知活动，更需要思考，学而优则思是一切学习过程的必由之路。

学习是一种认知性思维 学习是一种心理活动现象，它表现为一种过程。以学习知识为目的的认知心理过程，是以思考活动为主要心理活动，其过程主要包括知识信息的捕捉、知识信息的确认、知识信息的加工和知识信息的植入几个环节，其核心环节是知识信息的加工，知识信息加工过程就是大脑的思维过程。知识信息的捕捉，是学习者利用自身机体的感官主动获得知识信息，如读书，听他人讲授，或者观看影视。捕捉知识信息的关键是集中注意力，没有注意力投入的知识信息，很可能不全面、不准确，自然很难将知识信息输入认知思维的心理活动；知识信息的确认，是保证输入于思维加工活动的新知识的真实性和完整性；知识信息的加工是学习者利用已有的知识对新知识进行分解的过程；知识信息的植入，是新知识成为学习者个体知识大网中组成部分的过程。

由上可见，那种学习知识不加思考，仅凭阅读、朗读、背诵式的学习，只能使学习者的大脑表层建立暂时的信号联系，很难获得学习的效果，那些依靠期末考前教师画重点而死记硬背得高分的学习模式，绝不是认知性学习。

知识信息的加工 有人将获得新知识的过程称作“消化”过程，这是用人对食物从入口进而经消化成为人体内营养的过程比喻学习知识的过程，这是一个形象而贴切的比喻，听到或看到的新知识信息，就像进入消化道的食物，需要体内原有的营养物质如各种消化酶对进入的食物进行分解，新的知识信息一旦确认，学习心理活动会尽快调集学习者大脑中原有的与新知识相关的知识试图建立起某种联系。例如，中医课堂上捕捉到“心主神明”的知识描述，学习者立即调出关于“神明”“主”和“心”的理解，“神明”是指人的精神活动的外现，“主”是主管、主宰、职责之意。如果其中有什么不解的环节，教师的讲解、课后的讨论、资料的查阅都是完成对新知识进行分解式联系的思维活动，当这个过程完成了，学习者也完成了对新知识的理解。由此可见，学习新知识的过程也是一种辛勤的劳动，是复杂脑力劳动的过程。

学习中医学认知过程中对新知识的加工与学习现代科学文化最大的不同是，加工过程中所需要的原有的知识不是现代科学文化知识，而是中国传统文化的知识，只有在“消化”新知识的过程中，输入中国文化的知识，才有利于正确理解中医学中相关知识的含义。中医大学生学习中医学中一个明显错误就是用已知的现代科学文化知识去理解中医学相关知识的含义。

知识信息的植入　学习的直接目的是将新知识植入到学习者个体已有的知识大网中。所谓植入，含有如下几层意思：首先，由于求知心理的作用，学习者已经做好了接受新知识的思想准备。其次，是学习者大脑中原有的知识网中没有新学知识相应的“位子”。再次，当大脑中原有的知识与新学习的知识建立起一定的联系之后，新知识就会在学习者已知知识网中形成一个新的网上“结”，这时，新知识在学习者的知识网中就获得合适的“位子”，成为学习者知识网的组成部分。最后，植入不是输入，前者是新学的知识与原有的知识建立起了有机的联系，后者只是使知识的语言、文字信息暂时附着在大脑的表层。

3. 驾驭是认知的翅膀

驾驭知识是一种能力　所谓驾驭知识是指在学习过程中，对相关知识、观念、理论等文化形式的辨别、吸收、调控、梳理的能力，包括知识文化形态的分辨能力和知识体系的把握能力。知识文化形态的分辨能力含有如下意思：在宏观学习过程，对涉及的相关知识、观念、理论等文化形式，能自觉分辨其文化属性，是属于现代文化还是属于中国传统文化，不至于使之相互混乱、相互错解；能自觉运用中国文化的相关知识领会学习中的中医学的知识、观念和理论。知识体系的把握能力有如下含义：知识系统的分类能力，当学习活动进行到一定程度，获得一定的知识量时，学习者应对已学到的知识具备一定的分门别类能力。例如，学习中药学，应当及时按中医的功用在学习者的思想中有一个梳理过程，从同一类药的相同和差异去理解，要比只从单味药识记理解效率高；知识系统的定位能力，学习盲目性的一个表现是不了解所学知识属于什么知识系统，学到的知识总觉得杂乱无章，如果学习者对学习过程所认知的知识点，能及时定位于该知识点所处的知识系统的位置，非常有利于对所学知识的系统把握。

驾驭知识的能力体现　体现于中医学认知过程中的驾驭知识的能力，在学习中医学的过程中发挥着极其重要的作用。首先，它是在现代科学文化条件下学习中医学这个传统科学文化必须具备的能力。其次，它能帮助学习者自觉遵循中国文化的认知规律，提高学习效率。最后，为学习者学业的纵深和横向发展提供方法学的支持。

在现代科学文化环境中学习中医学驾驭知识能力体现在对中西文化的驾驭，对中西医学的驾驭和对专业知识体系的驾驭三个方面。在现代科学条件下学习中医学不可能不接触现代科学文化，但决不能以现代科学文化对事物的认识代替中国文化的理解；不能用现代科学文化的相关知识、观念和理论作为基础知识去理解中国文化；欲有效地驾驭中西文化，应当了解中西文化各自的来龙去脉，了解中西文化各自主要经过什么样的思维道路，了解中西文化各自在文化形态方面的本质、规律和联系。中西医学是关于同一类问题的理论和实践体系，特别是中西医学的课程同时开设于同一个教学过程，中西医学的文化碰撞时常出现于学习者的认知过程，在学习过程中，决不能把现代医学的概念、理论引用于对中医学的认知；在中医学相关课程的课堂上，应充分利用中国文化的知识理解学习内容，在现代医学相关课程的课堂上，应充分利用现代科学文化的知识理解学习内容。专业知识体系的驾驭，体现于对专业课程体系的宏观把握，学习者应当清晰地了解专业课程之间的必然联系，理解专业内各课程之间的相互作用。例如，中医专业开设的医古文，不能学完了考试过关就没事了，医古文对于学习中医学是一种工具；中医基础理论是中医类专业的基础，它对学习中医学各课程有绝对的指导意义；其他还有中医诊断学、中药学、中医内科学及中医各临床学科，学习者不仅要分别学好各科目，尤其要理解各学科之间的内在联系，最后从整体上对中医学形成一个宏观知识体系。